AQUARIUS

AQUARIUS

AQUARIUS

AQUARIUS

Catcher

一如《麥田捕手》的主角，
我們站在危險的崖邊，
抓住每一個跑向懸崖的孩子。
Catcher，是對孩子的一生守護。

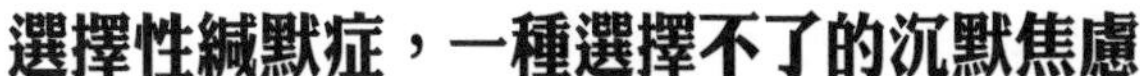

選擇性緘默症，一種選擇不了的沉默焦慮

為什麼孩子不說話？

SELECTIVE MUTISM IN OUR OWN WORDS:
Experiences in Childhood and Adulthood

卡爾・薩頓Carl Sutton（選擇性緘默者及研究者）
雪莉兒・弗雷斯特Cheryl Forrester（諮商心理師）◎著　黃晶晶◎譯

【推薦序一】

當聲音破繭而出

文◎王意中（王意中心理治療所所長／臨床心理師）

有一回，在某大學演講，休息時間，突然有個女孩朝講台走來，微笑地問我：「你還記不記得我？」

當時，我瞬間脫口說出：「當然，記得！」

隨後，女孩問了許多以前在醫院復健的人、治療的事，並回想了許多她所記得的事情。

一場看似很普通的寒暄，對我來說，卻是這麼多年來，在臨床心理實務工作上，最令人振奮的一刻！

推薦序一

當聲音破繭而出

你可能很納悶：「心理師，這有什麼嗎？」那當然！因為這個女孩，是我在實務上第一個接觸到的選擇性緘默症孩子。那一年，她還在讀幼稚園，原先是要安排智力評估，但當時以她緘默的狀況，很明顯地一定會使她的表現受到低估。因此，後來和女孩的父母溝通後，我先針對她的選擇性緘默問題進行協助。

那些年，陪伴著小女孩走了一段路，後來隨著我離開原來的醫院，再短暫於治療所見過幾次面後，有好多、好多年沒有了這女孩的消息。而這回，我剛好在她就讀的大學裡演講，她在得知訊息後，主動前來會場與我打聲招呼。

為什麼這遲來的招呼，令我如此感動與振奮？因為我知道，可以如此自在地和我在眾人（參與研習的學員）面前聊起天來，這對於曾經受選擇性緘默困擾的她是何等地不容易！我知道，這女孩走出來了！而我深深為她高興。

在演講過程中，我總是半開玩笑地說：「安靜，是一種美德。如果能夠長時間保持安靜，更是一種良好的美德。」

這句話，其實說得很心酸。因為在校園裡，看似安靜的緘默孩子，他們的內心是非常焦慮而不平靜的。在國內，「選擇性緘默症」就如同這些孩子在學校教室裡一樣，往往很自然地被忽略了。

選擇性緘默症，是一種好發於幼兒階段的焦慮性疾患，通常在四、五歲孩子的身上出現。這些孩子，很明顯地，在家裡開口說話很自然，但是在你預期他們應該開口說話的情境，特別是校園裡，卻表現出緘默不語，總是難以表達出自己的想法

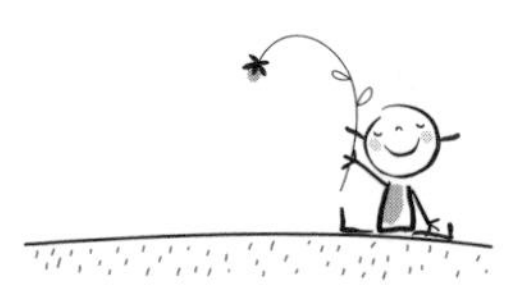

為什麼孩子不說話？

以及感受。曾幾何時，在他人面前開口說話這件事情，竟然變得如此地沉重與令人焦慮難耐。沒有人知道，這些孩子心裡到底在想什麼。

許許多多選擇性緘默症的孩子在成長的過程中，存在著許多不為人知的辛酸以及苦楚。在成長的路途上，他們總是容易被誤解、被忽略。對於許多選擇性緘默症患者來說，要勇敢地面對自己的緘默，有時宛如一座高聳入雲的門檻橫在眼前，讓自己難以突破、跨越，而持續在焦慮的漩渦裡打轉著。

從幼兒園開始一路不開口，經歷國小、國中，以至於高中職長期處在焦慮緘默的孩子，最後的結果會是什麼？我很難以想像，更不敢想像。隨著年齡的增長，受困於緘默的孩子，他／她的抗拒強度是更強的，畢竟不說話，在某個程度來說，相對地是站在一個控制的高度——我不說，你當然就問不下去。

在關於情緒行為障礙的演講場合裡，我時常詢問現場相關資源班、心評老師：「在校園裡，孩子因選擇性緘默症而取得情緒行為障礙特殊教育學生身分的，請舉手。」在偌大的聽眾群裡面，往往僅有三三兩兩的人舉手，或甚至掛零。以此取得特殊教育學生身分的比例，仍然微乎其微，更別說後續的相關支持與服務內容了。

在國內，目前以相關身心障礙服務為宗旨的人民團體或組織，無論是智能障礙、自閉症、注意力缺陷過動症、憂鬱症等協會、基金會，多年來，已有一定程度的相關團體、組織在經營及運作，而發揮影響力。

但是，反觀選擇性緘默症，執筆至現在，在國內僅有「台灣選擇性緘默症協會」籌備會進行會員招募中。另在網路社群上，以Facebook來說，針對選擇性緘默症，截至目前為止，也只有一個不公開社團「選擇性緘默症者&家長&老師的討論區──歡迎加入」在進行。

很明顯地，無論是醫療、教育、社福、心理諮商等系統，或甚至在虛擬的網路世界，對於選擇性緘默症的認識、支援與服務等，在台灣仍然是一片沙漠。

同時，國內關於選擇性緘默症議題的相關書籍，亦屈指可數。選擇性緘默症需要被關注，而每增加一本談論選擇性緘默症的作品，都能讓我們對這個族群多一些認識、瞭解與關懷。

很欣慰地，寶瓶文化出版了這本書：《為什麼孩子不說話？──選擇性緘默症，一種選擇不了的沉默焦慮》。書中，一段、一段又一段既真實且貼近孩子與成人的生命故事，正如同你我周遭正身受選擇性緘默症困擾的孩子、朋友、成人或自己。透過文字，你將看見他們是如何煎熬，如何不為人知地走過這一段漫長的沉默之路，又是如何破繭而出，或者，依然深陷困頓的泥淖裡。

書裡的故事很容易喚起孩子與成人的共鳴，而讓人願意嘗試面對自己，重新檢視自己這一路走來的所思與所想。在需要開口說話的殘酷世界裡，面對緘默與接納自己，對於選擇性緘默症朋友們來說，是一種非常重要的自覺與改變的機會。

在國內，選擇性緘默症的能見度就像一顆被深埋在土裡的種子，依然不太為人所知。然而，我相信《為什麼孩子不說話？──選擇性緘默症，一種選擇不了的沉

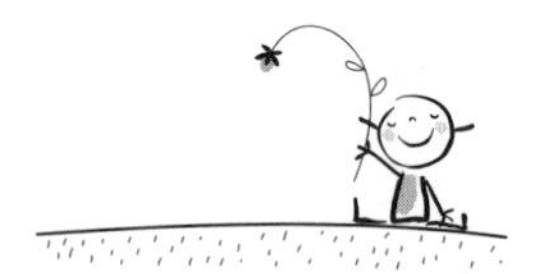

默焦慮》這一本書，將讓選擇性緘默症的議題逐漸發芽、茁壯，進而被看見，受關注。

知道選擇性緘默症，並不等同於就懂得如何協助他們。但至少你手上已經拿起一把鑰匙，你將有很多機會開啟他們緘默的心門，走進他們的世界，瞭解他們，陪伴他們。

在此，打破緘默，誠心向您推薦。

【推薦序二】

選擇性緘默症，不能定義一個人

文◎唐娜・威廉斯

人與疾病攜手共舞，彼此塑型。疾病並非一個人的全部，我們各有不同的人格、認同、動機、經驗、文化、性別、能力與機會，這些都在改變我們，讓看似有相同疾病的人，卻各自獨特地活著。選擇性緘默症便是如此。受其影響的人可能來自任何背景；可能有，或者沒有其他的障礙；可能備受呵護與照顧；也可能歷經挑戰和創傷。

本書呈現出了此種多樣性，探討其中的共同點與相異點、在不同人生階段造成的影響、選擇性緘默者所擁有的機會，以及什麼對他們有幫助，而什麼又造成情況

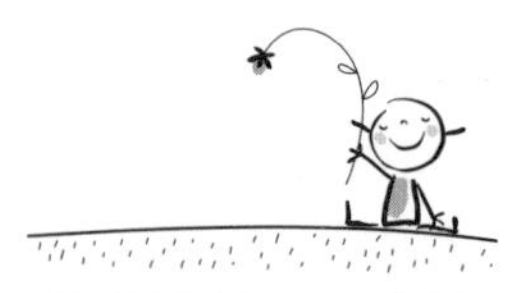

惡化。

書中的真實故事呈現出選擇性緘默症的多種面相，包括：非自願地自我保護反應，以及習慣、強迫行為和耽溺上癮，情感投入及安全感、焦慮障礙、自我認同，與環境交互作用的結果，先天氣質、弱點和主觀認知的強項。選擇性緘默者挑戰著這個習於說話的世界，使眾人慣用的溝通模式受挫。這個世界，也對選擇性緘默者帶來了挑戰。而最令人振奮的是那些決心挑戰自己極限的故事，有些人克服了選擇性緘默症，有些人則以積極的方式與其共處。此外，還有那些決心不讓自己受限於選擇性緘默症的故事。

※唐娜．威廉斯（Donna Williams）為榮譽文學士，擁有教育學文憑，並為作家、藝術家及演說家。網站：www.donnawilliams.net。

國外專家、作者好評推薦

終於有一本書，可以破除選擇性緘默症只發生於孩童的迷思。本書對於這個領域的寶貴貢獻，除了幫助大家瞭解選擇性緘默症的本質與深遠影響，我最希望的是，它能促成健康主管機關對孩童與成人都提供適當支持。——**美琪・強生**（《選擇性緘默症資源手冊》合著作者）

本書迷人而美麗的文字，帶領我們進入選擇性緘默者和愛他們、支持他們的人的生活。——**愛咪・科特爾巴博士**（著有《選擇性緘默症——給治療者、教育者和家長的評估與介入準則》）

這本必讀的書教育我們，所有受選擇性緘默症影響的人經歷了何種情緒挑戰。從被霸凌到克服障礙，兩位作者巧妙交織傷心與振奮的時刻，讓這些真人真事讀來如私密日記。每一位臨床師的書架上都該有這本書。——**喬琳・弗納爾德博士**（選擇性緘默症專家、臨床口語及語言治療師、兒童語言專科治療師）

❦ 謹以本書紀念 ❦

卡爾的母親莫琳與雪莉兒的母親艾芙琳。

她倆於二〇一四年本書撰寫期間相繼去世。

有些日子，我生鏽的舌頭自由了，
在光的呼吸和空氣的聲音之中。
先是低聲耳語，耳語是鑰匙，
慢慢開門，然後聲音奔馳而出，如熊吼。

有些日子，生鏽的門微開著，
耳語的影子飄蕩而出。
起初我的臉很近但聲音很遠，
然後我唱歌，登高呼喊。

有些日子，我向太陽呼喊沉默，
我掙脫牢籠，呼喊舌頭的自由，
但是黃昏時我失去自由，
我的嘴巴隨著每個傍晚降臨而生鏽關閉。

有些日子，我生鏽的舌頭自由了，
我狂吼，直到夜晚的鐵門關上我的牢籠。

——卡爾・薩頓

【前言】

囚禁在腦子裡的啞巴犯人

文◎卡爾．薩頓（「我說」網站，iSpeak.org.uk共同管理者）

這本書的源起，是因為我自己長期受選擇性緘默症所苦，深覺關於這種焦慮障礙，從個人經驗出發的出版品實在太少了。

關於選擇性緘默孩童的長期追蹤研究，尤其欠缺。一般以為無論是否獲得支持，選擇性緘默症的狀況在小時候就會好轉。正因如此，選擇性緘默的青少年和年輕人所面臨的艱難處境更需受重視，因為事實上，選擇性緘默症並不一定能在小時候痊癒，而且可能會持續導致受教育的困難、更嚴重的焦慮障礙與憂鬱症、找工作及維持工作的困難，以及嚴重的社會孤立狀態。

我不想形容得太生動，但當我剛成年時，選擇性緘默症的確帶給我一段悲慘的經歷，我只能把自己比喻為「囚禁在腦子裡的啞巴犯人」。因此，這本書對我而言也為個人旅程畫下了句點，從此，我能夠完全瞭解和釋懷，並將自己的經驗與其他許多人相連結。

之所以出版這本書，是想透過有親身經歷的人、他們的父母及照顧者分享其生命故事，來探索選擇性緘默者從幼兒一路到成人所遭遇的困難，同時強調：成功的治癒是有可能的。

選擇性緘默者、他們的家長、照顧者、朋友和親戚，與幫助過他們的專業人士——本書既是由這群人所寫，也是為這群人而寫。對於經歷了選擇性緘默症的讀者及其家長，我希望本書傳達的訊息是：雖然選擇性緘默症似乎很少見，但是，其實你一點也不孤單。對於可以伸出援手的專業人士（包括老師、校長、心理師、精神科醫師、語言治療師等），本書主要在強調：當孩子年幼時，盡早介入的重要性，將可避免後續的慘痛後果。而對於出於個人興趣的讀者，我相信你會和我一樣，發現這些真實的生命故事相當感人。

最主要的是，希望透過這本書，能讓選擇性緘默者、他們的家長及協助者的聲音被聽見，而大眾也能體會到，他們年復一年遭受選擇性緘默症之苦的感受。

目錄

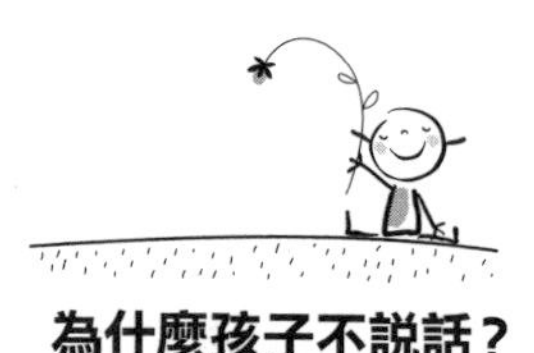

【第一章】

從個人親身經歷談選擇性緘默症

——卡爾・薩頓

「選擇性緘默症」（Selective Mutism，ＳＭ）是一種受情境影響的溝通焦慮障礙，關於罹患率，在幼童時期為每一百五十人中有一人①，到了青少年時期，則降為每一千人中有一人。

我自己針對選擇性緘默成人的研究，則估計年輕人的罹患率超過二千四百分之一。但是我相信，成人的罹患率極可能被低估了，特別是因為選擇性緘默症是泛自閉症（ＡＳＤ）常見的共病症。

和大多數焦慮障礙一樣，女性的罹患率高於男性。

選擇性緘默者恐懼在某個人或某些人附近的範圍內，開口說話或聲音被聽見。他們可能在某種特定情境可以說話（比如在家裡，與親近的親人在一起），在另一個情境卻無法開口、反應凍結僵硬、退縮害怕（譬如在社交場合、學校、面對醫生時，或甚至在工作會議上）。

選擇性緘默症主要是影響說話，但同時，也可能對所有的溝通管道造成妨礙：

- **選擇性緘默者可能無法書寫，尤其是當書寫關於自己的事情時。**因此，選擇性緘默症可能影響書寫語言。
- **選擇性緘默者可能感覺身體的動作會暴露自己的焦慮，因而看起來像木頭人，甚至完全無法動彈。**因此，選擇性緘默症可能影響身體語言。
- **選擇性緘默者傾向於隱藏自己真實的情緒，在引發焦慮的情境中往往表情木然。他們可能維持著微笑，或是不管心情如何都是一號表情。**因此，選擇性緘默症也可能影響表達性的身體語言。

①編者註：新版《選擇性緘默症資源手冊》的統計數據為每一百四十人中有一人，年紀較長者則是每五百五十人中有一人。一般比較會引用《選擇性緘默症資源手冊》的說法。

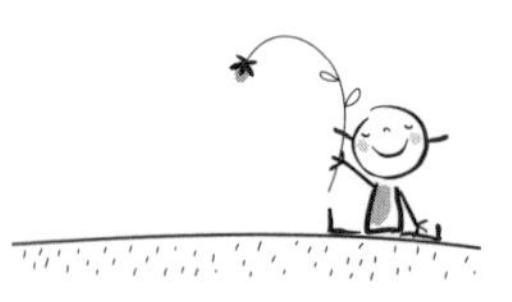

選擇性緘默者看起來似乎是自己選擇不溝通，所以這個病症，在過去稱為「自願性緘默症」（Aphasia Voluntaria或Elective Mutism），但事實上絕非如此。緘默／僵硬／躲藏的行為，是由某些人物或群體的靠近所引發。可能非特定對象，如任何陌生人、其他同學、老師、商店老闆，甚至同事；也可能是特定的某人，像是姑姑、舅舅、兄弟姊妹、繼父、繼母，甚至自己的父母。大多數選擇性緘默者則是受兩者相互牽連而引發。

選擇性緘默症最常從學校開始被注意到（有些人的整個求學生涯中，在學校裡都無法開口說話）。但是在學校緘默的孩子，也會在其他情境中緘默，比如與陌生人共處，或者遇見不常見面的親戚時。許多選擇性緘默的孩子只有在家裡才開口。在家裡不說話的情況較少發生，但是也有可能。

在《精神疾病診斷與統計手冊》第五版（DSM-5）中，選擇性緘默症的正式診斷標準為：緘默應一致地發生於需要說話的情境（如教育、工作或社交場合）；該孩童或成人在其他情境可以說話；障礙持續超過一個月（開始上學的第一個月除外）；緘默並非歸因於其他病症，如溝通障礙、自閉症、精神分裂症或其他精神障礙，或者其他因素，例如對於該情境所使用的語言缺乏知識或自信（該孩童或成人可能剛遷移至新的文化環境）。

值得注意的是，以上的診斷標準仍是有爭議的。其中之一是，它排除了孩童或成人在所有情境下都無法說話的情況。事實上，選擇性緘默症的確可能惡化至無法和任何人說話（詳見本書後續章節），我自己就曾經有好幾個月在所有情境中都緘默。

此外，選擇性緘默症是泛自閉症（尤其是亞斯伯格症）常見的共病症。威廉斯說明，較嚴重的自閉症患者有時也會因為焦慮而無法說話。

初到外國的孩童，在調適期的確經常出現緘默行為，但是這也可能真的引發選擇性緘默症。

關於選擇性緘默孩童的研究指出，平均罹患年齡為二・七歲到四・一歲。我自己針對選擇性緘默成人的研究，也得到三・八歲的平均初患年齡。因此，選擇性緘默症是一種罹患年齡非常小的焦慮障礙／溝通恐懼症。

選擇性緘默症的確診，通常是在孩子五到八歲之間。因此，孩子可能已經受選擇性緘默症之苦好幾年，期間情況明顯惡化，然後才開始得到幫助。

選擇性緘默的成人在孩童時代便接受診斷和幫助的比率，明顯偏低。不過，診斷和介入的比率正逐漸改善。

對於幼兒來說，選擇性緘默症似乎無傷大雅。但是，如果持續至青少年後期甚至成年，將可能嚴重影響心理狀況，出現憂鬱症、社交焦慮障礙（ＳＡＤ）、廣泛性焦慮症及廣場恐懼症等病症。此外，長期的選擇性緘默症也可能會嚴重影響社會功能，例如：二、三十歲的選擇性緘默者可能需要有人陪伴才能出門、無法工作，完全依賴年邁的父母等。

我自己就經歷了選擇性緘默症直接造成的心理問題，包括：憂鬱症、廣泛性焦

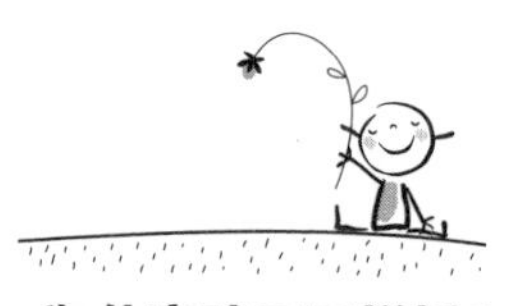

慮症，以及一些創傷後症候群的症狀。請注意，我將我的創傷後症候群視為選擇性緘默症的結果，而非原因。但我相信，選擇性緘默者如果在孩童時期就得到足夠的幫助或治療，大多數不會像我一樣直到成年仍深受其苦。

因此，我寫出自己的故事，希望凸顯本書的重點：孩童與成人的選擇性緘默症，都需認真看待。盡量在孩子年幼時及早介入，即使孩子的行為看似輕微無害也別輕忽，因為一旦錯過時機，未來的影響將難以預料。

在此，我想為即將分享的故事先做個摘要：從我有記憶以來，選擇性緘默症便是我人生的一部分。我十幾歲時，父母離婚了，我的情況大幅惡化，一直持續至成人；累積至我念博士班時，終於造成精神崩潰。此時，我在家裡已經緘默了十年。

我所經歷的困苦或許會讓一些讀者覺得沮喪，但我必須補充說明，後來我的人生仍然非常豐富而有意義。不過，我無法完成許多人生目標，其中之一是在學術界工作。

我（卡爾）的故事

我出生於一九六九年。小時候，我在某些情境下出於本能地不說話，這點和很多小孩一樣，但他們大多不會形成選擇性緘默症。我的緘默並非突然開始，而是在環境影響下的自然行為，隨著年紀增長而愈發凸顯出問題的嚴重性。

小時候，我無法和所有的大人親戚說話，我媽媽除外。至於其他大人，我必須確定他們不是我的親戚、沒有我無法說話的人在場，而且我媽媽也不在場，這樣我才可以和他們講話。因此，我的爺爺、奶奶直到去世都沒有聽過我的聲音。我在長大以前，也沒有和任何伯伯、阿姨等親戚講過話。在學校裡，我通常可以和同學一對一地說話，也可以和老師講話。對我而言，在較不熟悉的環境裡溝通經常較為容易，這一點與大多數的選擇性緘默小孩恰好相反。

在我整個童年時期，媽媽都為心理狀況所苦。她已經盡了全力，我從不懷疑她對我的重視。但是，她的狀況的確對我造成強烈影響。她的言語甚至動作經常具有侵略性。她特別在意的事，就是無法容忍「吵鬧」的小孩。在我小時候，她要是碰到好動喧譁的小孩，就會對他們的家長當面開罵。有小孩啼哭或嘻笑時，她會對我說她多麼受不了。相對地，我的安靜和節制總是獲得她的肯定。因此，我覺得我的緘默受媽媽的影響相當大。

媽媽在去世之前告訴我，多年來，她聽見腦子裡有許多聲音，其中最清楚的聲音來自於她嚴厲的母親。回想起來，我猜想她是不是一直會聽見聲音，而那是否就是她控制我音量開關的理由，因為腦子裡已經震耳欲聾，不需要再多一個聲音。

我的媽媽和生父都採取嚴格紀律的管教方式。比如小時候，爸媽會威脅我和弟弟，如果敢「回嘴」就鞭打一頓。因此，從小我所處的環境中，安靜聽話就是最合

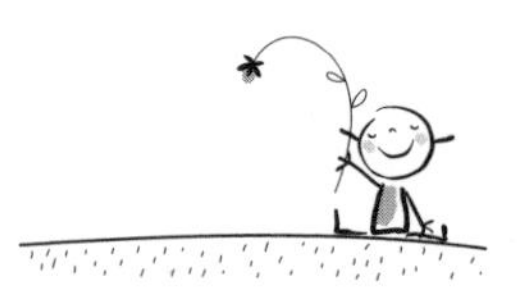

理和安全的生存之道。我很快地學習到，為自己說話辯解絕對不會得到寬容，事實上反而會招致危險。我被告誡，如果敢挺身頂嘴就得「飽受毒打」。

我在家裡循規蹈矩，卻會在學校和商店偷竊。小學時，我幾乎每天放學後，都到學校儲藏室去偷一本作業簿或一枝筆。在我的早期求學階段，我缺乏自信卻又十分霸道，會因為口吃和口語報告不及格而大哭，也會疾言要求老師讓我上台演戲。此外，我記得曾經對著老師大叫，說他把舊畫筆丟在垃圾桶裡很敗家（模仿我媽媽的行為），惹得老師哭笑不得。

我念小學時，有一天忽然被指名去校長室，事前學校並未告知我爸媽。然後，有一個人（我猜他是醫生）在其他人面前對我做侵入性檢查，看身體是否留有性虐待的痕跡。在當下，我並不瞭解為何要這樣做（我天真地以為他們在檢查我是否乾淨）。然而，後來我卻無法釋懷。事實上，這個經驗揮之不去，它讓我深受身體議題困擾好幾年。我覺得，對於像我這樣說話困難的孩子，這大概是學校所可能做出最糟糕的事。它讓我對自己的身體益發感到羞恥，也對自己的欲望、需求和願望更加極力隱蔽。結果，我不但說話有問題，連開水龍頭和沖馬桶都討厭讓別人聽到，總是想盡辦法做到無聲無息。

每經歷一個成長階段，我的選擇性緘默症就更嚴重。原本它只是我生活中的一部分，漸漸地卻主導了我的生活，讓我的生活變得無法忍受。我十四歲時，父母離婚。青少年的我支持媽媽度過那個關卡，感覺好像自己也經歷了一場離婚的巨變。

後來，我未來的繼父（對我而言是陌生人）搬來同住，我們搬進一棟需要大幅整修的老舊農莊。那裡沒有暖氣，而且只有一間臥房，是屬於他們的。我沒有臥房，沒有個人空間，在房子裡「流浪」了好幾年。我的床可能放在客廳幾個月，然後移到樓梯上方的平台。我沒有隱私，而且家裡來了一個新人物，使我完全無法說話。

媽媽和繼父剛結婚時，我的日子尤其難捱。他倆經常吵架，有時場面火爆。只要他們一靠近我，我就感覺心臟彷彿頂住喉嚨。例如：我可能放學回家，坐在校車上就看到他們在街上彼此咆哮。連狗都變緘默了。有一天傍晚，繼父掐住媽媽的脖子，我靜默地站在旁邊，靜默而無力，什麼事也不能做。後來，我媽媽打斷了他的牙齒。我們家兩隻牧羊犬安靜地坐在籃子裡，沒人叫，牠們就不敢出來，而且牠們從來不吠。深受媽媽和繼父行為影響的不只是我，連狗也變得緘默。

我的繼父常常威脅要「處理」我，這是他報復我媽媽的方式，因為她有時會妄想或神經質。繼父會拿陶器丟我，只因我坐在客廳，無處可逃。他從事勞動工作，經常叫我「受過教育的白痴」。我努力追求的教育，他認為一文不值。

雖然兩年後他們的關係改善了，我在家卻持續緘默幾乎長達十年。我感覺我的頭中間彷彿有一個黑洞，我的聲音被黑洞吞食，再也回不來了。我感覺我的聲音遙不可及。有時候我會覺得我的頭中間卡著一個東西（我想像是個沒有生命的蛋形物體），阻擋了我的內在聲音（它一直活躍著），讓它無法和聲帶連結。說話所需的傳導過程似乎無法想像且無法運作。從我的內在聲音到啟動聲帶，控制這個過程的

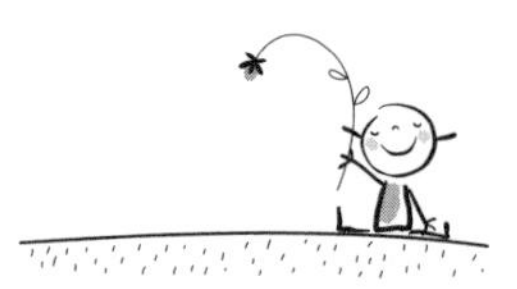

心理電路板上面，似乎有一根保險絲燒斷了。我沒有聲音可用。

許多青少年和年輕人老窩在自己的房裡，很少與人交談，尤其不願意和父母說話。但是，我即使想要跟別人講話也說不出來。我深陷於緘默的牢籠，只能點頭、搖頭、聳肩、微笑，和使用基本的默劇動作。每逢晚上、週末、假日、生日和聖誕節等時刻，我便每分每秒都沉默。每到暑假，無論小學、中學或大學的暑假，我就連續好幾個禮拜或好幾個月都靜默不語。我覺得自己好丟臉，但是我盡了全力還是只能點頭或演默劇。

在那十年期間，我過著雙面人的生活。我在學校有時可以說話，但我覺得在家不能講話很丟臉，所以從不向學校的朋友透露這個祕密，從小學到大學都是如此。我在一九八〇年代末仍無法在家裡說話。當時，我搭公車到倫敦攻讀電腦科學，但是週末或假日回到家，我還是完全緘默。我像是雙面人，在倫敦可以說話，但在兩小時火車行程之外的家裡卻不行。

最後，我極度迫切地想要改變。我想要過正常生活、想要談戀愛和組成家庭。我相信，不可能有人會接受無法和自己的父母及親戚說話的人。

我產生了一個念頭：如果讓自己吃盡苦頭，使緘默變成令人無法忍受的事，那麼我就被迫必須克服說話的問題。我決定為了打破緘默，我得先在所有地點、無時無刻都陷入緘默。當自虐式的痛苦讓我的人生無法忍受，我勢必被迫必須跟父母說話。達成這個目的的方法就是，和我所有的朋友、所有可以說話的人斷絕往來。這是我能夠想出來的唯一方法，我絕對不建議這麼做，但是當時我覺得別無選擇。

做出這個決定的同時，我來到了一個新城市，開始攻讀博士學位。在那裡，我不認識任何人。其實我可以選擇另一所大學的，那兒有朋友作伴。但是，我故意自我孤立，希望靠摧殘自己來逼自己說話。

然而，我沒有計畫，也不知道事情究竟會有多糟。接下來兩年緘默、孤立的生活，讓我的心理狀況加速惡化。到了一九九二年，說我受盡折磨，一點也不誇張。我自己一個人住、完全緘默，我想像自己被一面無法跨越的牆阻擋，我在牆的一邊，所有值得擁有的事物在另一邊。我只要開口求救，就可以到牆的另外一邊，可是我做不到。我急切渴望變得正常（如果真有所謂正常），變成可以說話，尤其是和父母說話。

我傾向數學的腦子浮現了說話等式：**開口說話＝受苦－說話恐懼**。換句話說，如果我受夠了苦頭，我就可能開口說話；如果我受的苦高過那面無法跨越的牆，我就可能說話。相反地，若我沒有吃足苦頭，我便將永遠困於牢籠，永遠孤立，永遠緘默，無法建立屬於自己的家庭，而且我的存在便毫無意義。

我感到極度受困與孤立。逃脫孤獨和緘默的機會非常渺茫。我完全被自己的說話規則綑綁了：無法和爸媽說話，也無法向其他任何人吐露這個祕密。我頭部的血管（愈來愈青筋暴露和痠痛），或是我說話的規則體系，最終總得有一方要毀滅吧！

我開始相信自己正經歷驚人的、天啟的頓悟。譬如：有一次我上了火車，忽然

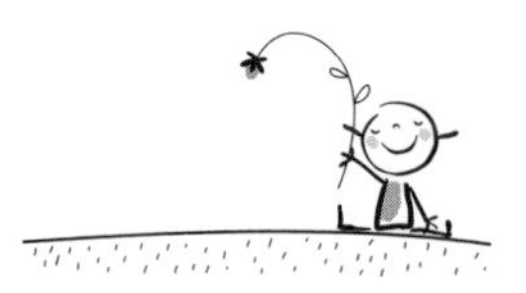

接收到一個強烈的訊息（那讓我的身體非常痛苦）：我能看穿事物，過去我所感知的生命和存在不過是幻覺（所有其他人仍持續如此感知），目的是維持我的和所有其他人的心理安全感。老實說，這一切彷彿要將我的心智撕成碎片一般，令我痛苦萬分。儘管這極具詩意，但我並未變成能夠透視所有事物的神奇天才。其實，孤立、嚴重憂鬱和選擇性緘默使我生病了，我正經歷一場存在感的崩潰。

大概過了一天，我坐火車經過一個轉乘站，感覺腦子裡發生喀嚓巨響。我震驚搖晃，然後短暫失去了知覺，但似乎沒有人注意到。回過神後，我怕自己有生命危險。我絕對不想死，但我覺得自己快要中風了。此刻，基本的求生本能終於戰勝了所有的恐懼。我整晚都抱住自己的頭（似乎只有這樣才能減輕恐懼和壓力，並抑制「在我腦中爬行的老鼠」）。

隔天早上，我從住處走路到附近的一家精神醫學中心，幸好路程只花了幾分鐘。一路上，我的眼睛無法聚焦，道路兩旁的牆壁似乎來回移動，建築物如脈搏般震動，而且所有的東西都好像浸泡在奇怪的顏色裡，尤其天空真的很黃。

我按電鈴之後，被引導到一間小候診室，由一位態度恭敬的精神科護理師進行初步評估。中間發生什麼事我記不得了，不過大概一天之後，我見到精神科醫師。他很棒，在接下來的幾個月裡，我持續看他的門診（他說我應該少去醫院，以免日後被貼上汙名化標籤），他對我主要的幫助是提供心理上的慰藉。

由於我的特殊緘默模式，我其實可以對醫師和護理師說話。既然在醫療情境沒有顯現緘默問題，我也就從未直接因選擇性緘默症而接受治療，醫師治療的是我的嚴重的慢性憂鬱症。他讓我服「帕羅西汀」（paroxetine），這是屬於選擇性血清素再吸收抑制劑（ＳＳＲＩ）的抗憂鬱劑，當時是新藥。但是更有幫助的，是基本的人道善意。

見到這位醫師大約兩天之後，我回家探望母親。我先打電話告訴她說要回家，並且大略敘述這幾天的事。可是一旦到家，我又無法說話了，選擇性緘默症就是這麼荒謬。我失魂一般地坐在沙發上，從早到晚都無法動彈。然後，我媽媽靠著本能，想出了一個讓我能夠說話的方法。此刻她完全知道怎麼做。

媽媽建議我去她的書架上拿《我們的約翰．威利》，這本書的內容說來諷刺，恰巧是描寫戴維和他又聾又啞的弟弟約翰．威利之間的關係（但聾啞的原因和我不同）。

我媽媽自然而然地變成了我的語言治療師。剛開始，她鼓勵我每天小聲地唸出書裡的幾個句子。沒有經歷過選擇性緘默的人可能覺得很奇怪，但是對我而言，光是發出氣音便已是無法形容的困難。漸漸地，我的音量開始增加了。當我說話時，我的聲音彷彿和我沒有聯繫，我好像靈魂出竅一般。

在我能以適當音量向媽媽唸書的幾天之後，終於第一次開口回應繼父，距離他搬進這個家已經有十年之久。雖然直到他倆去世，我和他們說話都只是為了達成某個目的，而非單純情感表達，但是至少我想說時說得出來。

才不過幾個星期之後，我便加入了一個業餘劇團，擔任《真善美》當中一個需要

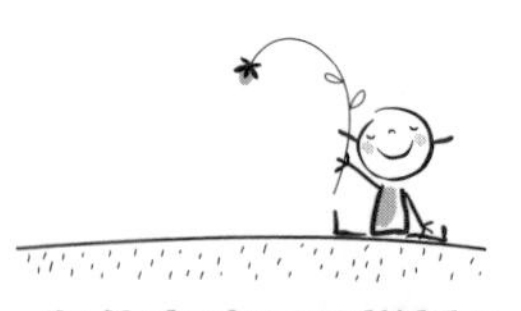

說話的角色，目的是想證明自己可以在任何地方說話。我囚禁於緘默的日子結束了。

很快地，我經由一位家族朋友遇見了未來的太太和繼女。然後我結婚了，擁有了我一直渴望的屬於自己的快樂家庭。我的太太雪莉兒是本書的合著者。

較為次要的是，經歷這些事情之後，我繼續攻讀並取得了博士學位。這是我個人的重大成就，不過，不是指學術成就，而是心理方面的。後來，我的職場生涯頗順利，我很珍惜這些福分。

挑戰選擇性緘默症的迷思與刻板印象

我首先要挑戰的刻板印象是，選擇性緘默症只發生於童年時期。事實上，它可能延續至成人。本書的選擇性緘默者可以作為見證，包括十幾歲的青少年，還有從二十歲出頭到接近六十歲的成人。我的研究顯示，選擇性緘默症如果延續至成人，嚴重程度通常在二十歲出頭達到最高峰。不過，也有一些人直到五十多歲仍有重大的社交和說話困難，甚至與較年輕時相比並未減輕。至於五十多歲以後的資料則少之又少。

第二個要挑戰的刻板印象是，選擇性緘默症只發生在學校。根據我的研究，它其實發生在各式各樣的情境中：和陌生人、老師、同儕、醫師、牙醫、叔叔阿姨、祖父母、繼父繼母，甚至少數人對著父母也無法說話。

第三個刻板印象是，大多數、或甚至全部的選擇性緘默孩童都曾被虐待。這當然是錯的，應該不必多加解釋。遺憾的是，社會大眾卻仍普遍認為選擇性緘默症是疏忽或虐待直接造成的。這個誤解源於過去緘默總被形塑為心理創傷的必然結果。因此，有些為孩子盡心盡力的父母，仍得面對老師或其他人不公平的偏見和質疑。

茱莉亞寫出了身為家長的經驗，老師指責她女兒的選擇性緘默症是她的錯：

> 我們私下與老師會談。老師說：「妮琪小時候一定發生過什麼事。」在我聽來，她就是間接地指責我虐待孩子。
>
> 那位老師還說，我送女兒進學校時從不親吻她。他們以為一切都是我的錯，這令我很震驚。其他家長都不想和我說話了。

茱莉則寫了以下的經驗：

> 和我們不熟的人經常大聲地問我：「當時她發生了什麼事？」賈絲汀也聽到了。他們以為我會說出什麼可怕的事情，讓我們美麗的女兒突然從此不能說話。其實什麼事也沒有。

滿分的、充滿愛的家長也可能有選擇性緘默的兒女。質疑他們對待小孩的方

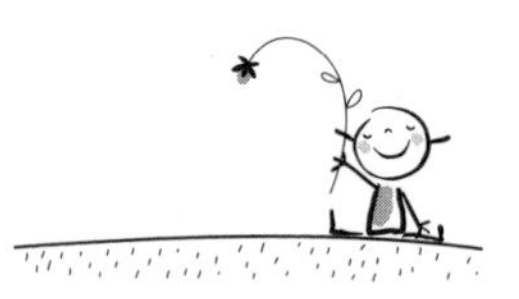

式，無疑是可惡的。引發選擇性緘默症的因素，經常是無法解釋的，和／或者是芝麻小事（至少從大人的觀點來看是如此）。

並沒有證據顯示，選擇性緘默的孩子比一般孩子更可能、或更不可能遭受過虐待或情感傷害。

在此引用英國選擇性緘默症資訊與研究協會（Selective Mutism Information and Research Association）的斯拉金和史密斯的話：

> 有些家庭中存有較複雜的問題，若有懷疑，應介入處理。假設所有的個案／或絕對沒有個案遭受虐待或者情感傷害，都是常見的錯誤。

既然選擇性緘默症是焦慮障礙，當然可能因引發焦慮的生活經驗而惡化。事實上，許多干擾或破壞性的生活經驗，都會加劇孩童或青少年的選擇性緘默症狀況，包括：搬家、父母爭執或離婚、父母有心理疾病、失去親人、霸凌、恥辱，和感覺自己與別人不一樣等。本書便舉出了各種實際例子。

其他可能造成選擇性緘默症的環境因素，包括地理位置孤立，例如：孩子在第一次上學之前，與別人互動的機會太少。

當孩子置身於不同的文化背景中，需要面對外語的環境時（比如住在英國倫敦的日本小孩），也可能發展出選擇性緘默症。

選擇性緘默症是一種保持安靜的強迫行為

許多小孩面對陌生人而感到焦慮、覺得脆弱或危險，或者和主要照顧者分離時，都會出現保持緘默的強迫行為，這是正常反應，並非選擇性緘默的小孩所特有。當這種行為持續超過學校生活的初期，或引起嚴重的人際互動困難時，才會診斷為選擇性緘默症。因此，小孩開始上學的第一個月被排除於正式診斷標準之外，而僅視為轉換情境的緘默反應，通常持續不到一個月。選擇性緘默症通常會持續好幾年，而非幾個月。在實務上，有經驗或者瞭解辨認方法的人，很容易做診斷。其實很簡單，選擇性緘默者在某些情境之下無法說話。

從演化的觀點來看，遭受威脅時保持緘默，只是為了避免引起獵食者的注意所採取的退縮行為。儘管人類發展出了精緻的文明，但是畢竟我們仍然都是動物。學者將選擇性緘默類比為動物「凍住」（freeze）的防衛反應。根據我的經驗，我同意對年幼的孩子而言，選擇性緘默症感覺起來的確如此。小時候，我對於某些人保持緘默，並非經由思考或出於什麼想法，那完全是「刺激」（威脅性人物靠近）和「反應」（保持安靜）的運作。

叢林裡的動物一發現飢餓的獵食者逼近時，便立刻變得安靜且小心翼翼。同樣地，選擇性緘默的孩子亦出於自動和潛意識的機制，本能地採取緘默來躲避威脅，雖然他們所感知的威脅是來自於易受傷和被注意，而非被吃掉的危險。選擇性緘默

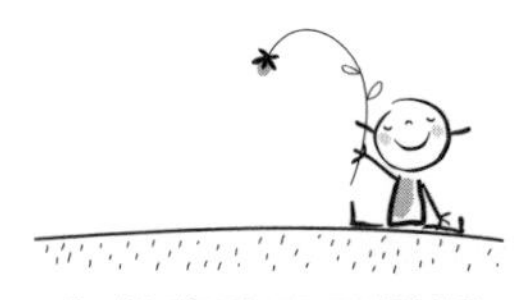

的孩子並非刻意選擇保持緘默，而是當他們在身體、情緒或心理上感受威脅時，反擊或逃跑的本能反應便迫使他們緘默。因此，「被注意」（例如：暴露於人際互動情境）與緘默反應之間有直接的連結。同樣地，與主要照顧者分離也直接和緘默連結，因為分離帶來了危機和不適感，對於幼童尤其如此。

根據以上選擇性緘默症根本原因的描述，它並不需要任何壓力或創傷事件來加以引發。有些小孩先天的氣質，便是較易受到暴露與脆弱感的影響，自閉症和焦慮傾向的小孩尤其如此。

緘默的牢籠——從我的經驗談起

根據我的經驗，在某些人聽得到的範圍之內，我絕不可能說話。只要他們靠近，我就感到一股無法承受的壓力，並且陷入緘默的牢籠。即使他們只不過出現在房間的另一端，我也感到私人的空間受到侵害。光是想到他們可能聽到我的聲音，便令我不知所措。

對於選擇性緘默的小孩（或大人）而言，說話可能是非常親密、令人緊張、困窘和備感威脅的舉動。選擇性緘默的小孩通常傾向於迴避風險，而保持靜默通常讓他們感到比較安全。他們的感受如此強烈，以至於在具有威脅的情境中，開口說話簡直難如登天。我的經驗是，只要說出一個字就好像將把我整個內在世界的鑰匙交給別人，向他們暴露出我的思想、感情、缺乏、欲望和需求。分享這些事情，總是令我感到非常不舒服。

即使我終於真的能夠與某些人輕鬆相處，我依舊無法和他們說話。雖然我通常很想講話，但我就是無法跨越說話的障礙。我小時候，對於保持緘默的原因覺得高深莫測，不瞭解自己為何不開口。現在回想起來，主要原因似乎是某些人原本就會引發我無比的壓力，我害怕說話會再度引起他們注意。只要我不說話，我就很安全。如果我開口了，就又得經歷壓力，而每一次感受到的壓力都會比以往更嚴重。我當然非常想要避免改變，尤其當改變可能會引起別人的注意或審視。

選擇性緘默的孩子或大人一旦保持靜默一段時間，周遭的人便開始不再期待他們開口說話。既然別人除了靜默別無期待，於是開口說話的恐懼（說話模式的牢籠）益發加深，一想到說話就覺得難上加難。在別人完全沒有預期之下開口，就好像自己是藏在盒子裡的彈簧玩偶，蓋子打開突然跳出來向每個人說：「驚喜！」而當初的緘默正是由這些人所引發的。

或許必須親身經歷過選擇性緘默症，才能瞭解受困於緘默的牢籠有多麼痛苦。然而，一般人的誤解更增添這份痛苦。人們認為緘默是自己的選擇，是自己「拒絕說話」，因此鮮少給予同情和支持。事實上，沒有比這個看法錯得更離譜的了。

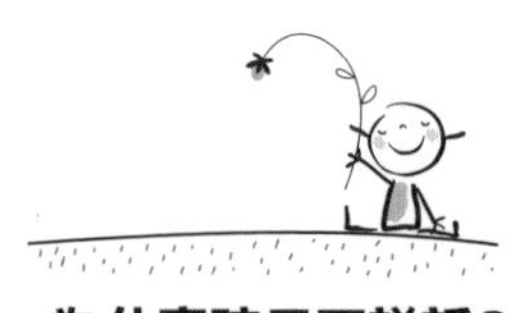

有時候，說話行為等於「分離」和「依附」行為

我先前描述過緘默、威脅和分離的關聯，當幼童面對威脅或與照顧者分離時，保持緘默完全是自然的反應。似乎有許多選擇性緘默的孩童，也同時有分離焦慮和／或依附障礙。事實上，有些學者將選擇性緘默形容為「缺乏安全感的依附行為」。

在此以實際例子（至少從我的經驗來看），說明說話行為與依附行為的關聯。我熟悉的人若和他們的親戚或其他有關係的人一起出現，總會引發我的緘默。例如：因為和繼父同住，我變成無法跟媽媽說話；我朋友的伴侶或朋友如果在場，我就無法開口；女兒的未婚夫或朋友也會引發我的緘默；在岳母或太太的朋友面前，我無法和太太講話。只有當在場的第三者與我熟悉的人沒有關係，我才能說話。尤其成人以後，如果第三者與「依附對象」完全沒有關係，我大概可以和他們說話，例如來我家修熱水器的工人。

因此，我這方面的說話行為呈現「三角形模式」：一個角是我自己，另一個角是依附對象，第三個角則是與依附對象有關係的人。我內省之後覺得，似乎我一方面預期「暴露於人際互動情境」（因而需要依附對象的支持），另一方面又預期當半熟不熟的人在場，我會「失去依附對象」。

上述三角形模式也可以解釋所謂的「進行性選擇性緘默症」（progressive

mutism），它是選擇性緘默症的一種形式，會讓人逐漸退步直到無法跟任何人說話。我小時候，緘默的行為持續擴散與惡化，因為我不但無法克服對第三者的緘默，也變得長期無法和依附對象說話。譬如我弟弟結婚時，我無法和他太太說話，連帶地也從此無法跟他講話。小時候，未來的繼父搬來同住時，我也從此停止和媽媽說話。當我無法對某人說話，我也就沒辦法對任何與他有關係的人講話。因此，很快地，緘默便擴散至我生命中幾乎所有的人。

直到現在，每當面對類似的三角形模式時，我還是會強烈感受到停止說話的強迫意念。

我並不認為上述三角形模式，存在於每一個選擇性緘默的大人或小孩的身上。但是我相信，這的確相當常見。本書第十三章有一位家長露易絲也寫到她女兒的三角形模式。我們可以說，「悄悄融入」（Sliding-in）這個治療技巧便是直接針對三角形模式而設計的。這個方法是循序漸進地將引發緘默的第三者，融入孩子和他信任的人之間的情緒空間，從而建立信任關係。

「悄悄融入」的治療技巧是美琪．強生和艾莉森．溫特琴斯②所提出。大致的方法是由孩子無法說話的一個對象（例如：老師），逐漸移動至進入聽得見孩子聲

②編者註：美琪．強生（Maggie Johnson）和艾莉森．溫特琴斯（Alison Wintgens）合著有《選擇性緘默症資源手冊》（*The Selective Mutism: Resource Manual*），中譯本由心理出版社出版。

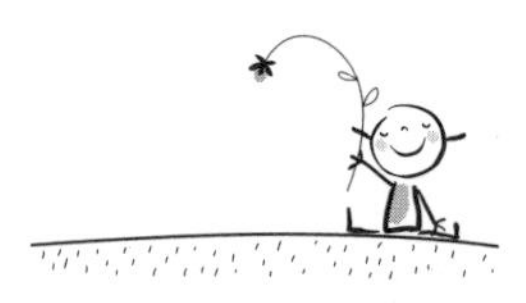

音的範圍（例如：由半開的門外聽到）。孩子由自己信任且可以說話的人陪同，整個過程都小聲地數著數字。關於「悄悄融入」以及其他治療技巧的詳細步驟，請參閱《選擇性緘默症資源手冊》第十章。

根據我自己的經驗（請見前述我的故事，第三十五頁），我靠著對我媽媽朗讀一本書開始恢復和她說話，剛開始只是耳語，漸漸增加了音量，直到可以使用正常聲音。這個過程類似另一個治療技巧，叫做「塑型」（shaping）。「悄悄融入」和「塑型」都遵循了「漸進暴露」與「去除恐懼」的原則。

對於像我一樣無法與父母／繼父母說話的孩子，父母離婚是常見的經歷。當然，離婚本身就是家庭環境中莫大的焦慮來源。接著，若父親或母親再婚或交男、女朋友，更是直接將陌生人帶進了孩子的個人空間，使得原已很焦慮的孩子更難承受。對於原本就是選擇性緘默的孩子，這種情況可能非常煎熬，尤其當繼父或繼母又充滿控制欲或敵意。但是我必須說明，即使是最善良、最溫和的繼父母，要與選擇性緘默的孩子建立關係進而彼此交談，也是極為困難的。在父母離婚之前，我已長期受選擇性緘默症之苦，他們離婚又使我的狀況大幅惡化。

繼父母要進入一個有選擇性緘默孩子的家庭，可能是艱難的過程。針對這個問題，〈附錄一〉是薇薇安（她的分享散見於本書多處）與美琪．強生所提供的建議（參見第三百二十六頁）。

複雜的說話規則——從我的經驗談起

選擇性緘默的孩子與大人可能被說話規則所綑綁，基本規則（本能）包括：可以和不能跟誰說話、何時和在哪裡說話，全都視不同的說話對象與情境所帶來的特定焦慮而定。我自己的說話規則，分析起來有五項：

- **規則一：對於某些人，我每一次遇見他們，都陷入緘默（緘默的本能）。**
- **規則二：從未聽過我說話的人，以後也不會聽到，即使我已認識他們許多年（緘默的牢籠）。**
- **規則三：任何人只要和我不能說話的人有關聯，我也無法和他們說話，只有少數人例外（為了合理化對某人的緘默，我只能對所有與他有關聯的人也都緘默）。**
- **規則四：不知道我在其他情境緘默的人，絕對不能讓他們發現我的問題（對於我可以說話的人，我不能說話的事必須保密）。**
- **規則五：只知道我總是緘默的人，不能讓他們發現我在其他情境可以說話（對於我無法說話的人，我可以說話的事必須保密）。**

我必須補充，我並未刻意去訂定或維持任何規則。然而，緘默的強迫行為模式一旦形成，事後回想似乎有邏輯可循。以下我將逐一說明這五項規則。

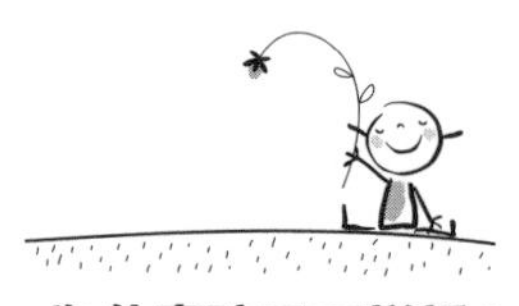

●規則一：對於某些人，我每一次遇見他們，都（出於本能地）陷入緘默。

我的緘默是出於本能或強迫行為，而不是自己的選擇。選擇性緘默者就像在魚缸裡游泳的魚，每當人類巨大的眼珠逼近窺視，牠就自動裝死。緘默既是生理、也是心理的反射動作，屬於「反擊或逃跑」反應的一部分，當自覺容易受傷或被別人過度注意時就會啟動。如我先前解釋的，我的緘默行為主要源自於孩童時期的依附恐懼，即使這種恐懼已不再適用，仍然一直延續至成年時期。

心理治療作家華克（Pete Walker）認為，「反擊或逃跑」反應是由四個主要的行為所組成：反擊（Fight）、逃跑（Flight）、凍住（Freeze）和討好（Fawn），即所謂的「四個F」。我主要經歷了其中三個：逃跑、凍住和討好。

緘默其實是逃跑的工具，比起真的起身跑掉，它可以較不引人注意。我有時候身體也會凍住，覺得很僵硬、很難做出動作。當處於困窘的情境中，我往往寧願待著不動，而非走開。至於討好，我緘默時完全無法表達不同意，無論別人問我什麼問題，我的答案都是「是」（以點頭表達），不管一連串的「是」是否彼此矛盾。

●規則二：從未聽過我說話的人，以後也不會聽到，即使我已認識他們許多年。

選擇性緘默症自有一套記憶體系。就我的經驗而言，它具有非常一致的連結與規則，來決定我和誰講話、不和誰講話。如果我碰到以前無法說話的人，我就會發現自己無法改變行為，因為打破規則會讓我非常不舒服。

老實說，一旦發展出了緘默的模式，要嘗試開口說話實在太可怕了。如果我說話了，就是踏進未知的世界，我可能會引起對方的注意，因而帶來不可承受的焦慮，事實上原本我就是無法承受才不說話的。此外，在已經不習慣聽到自己聲音的情境下，如果突然聽到了，我會害怕那不知是何感覺。我也相信我討厭自己的聲音，覺得它聽起來很奇怪。

一旦對某些對象和情境發展出了緘默模式，這個緘默的牢籠可能會持續好幾個月、好幾年、好幾十年，甚至一輩子。但有時候，可以靠轉換環境、有一個全新的開始，成功地掙脫這個牢籠，本書第十七章丹妮兒的故事便是例子。

●規則三、四和五：維持安全感和避免緘默行為受到質疑。

最後三條規則（規則三、四和五），都是為了避免任何可能發生的未來事件，將導致周遭的人期待我對緘默的對象說話。這些規則不只為了避免說話，也同樣為了避免羞辱。它們彼此套疊，便囊括了使我處於被期待說話位置的所有可能性。選擇性緘默的行為可能變得「滴水不漏」，讓家長、治療師或老師非常難以逃離與破解。

雖然上述溝通規則是出於我個人的經驗，不過，許多其他選擇性緘默者也有類似的自設規則。選擇性緘默的小孩和大人由於被這麼多溝通規則綑綁，因此他們時時刻刻生活於危殆不安的空間，幾乎關於任何想去做的事，他們都覺得自己做不到。

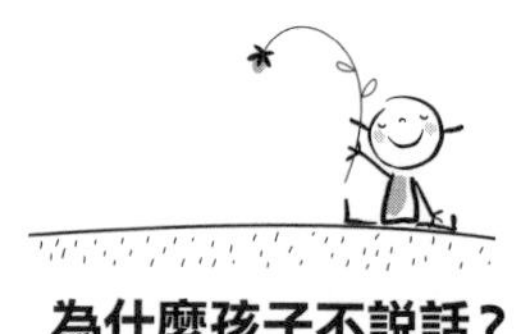

判若兩人的雙面生活

不同的說話規則可能會產生衝突，對於選擇性緘默的小孩和大人加諸相互矛盾的說話要求，造成可怕的情緒壓力。因此，選擇性緘默者傾向於過著雙面生活：每天從一種生活和性格③，轉換至另外一種。大多數孩童在學校保持緘默，在家則大聲吵雜。但我卻是在家靜默，在學校可以說話。總之，都是判若兩人的雙面生活。

至於我的說話規則，萬一我和只知道我緘默的人，還有只知道我說話的人，同時在一起，那麼我就必須既緘默又說話，這在邏輯上和情緒上都不可能做到。究其本質，如果這時我保持緘默，我就會在只知道我說話的人面前丟臉；然而，如果我開口講話（我在某些情境中做得到），就會在只知道我緘默的人面前丟臉。我無法清楚確知，到底緘默和說話哪一邊會贏。我會覺得「被發現了」，因為在我能夠說話的情境中，我總是努力隱藏自己的選擇性緘默。

為了避免說話規則發生衝突，過去，我必須將兩種生活完全分開，這是許多選擇性緘默者共同的經驗。我的情況是，在朋友面前，我謹守著在家緘默的祕密（當然，我從不邀請他們來我家）。對於許多緘默情境主要在學校的孩童而言，他們經常覺得必須把緘默的學校生活對家人保密。因此，當家長第一次接到校方告知孩子在學校不說話，和自己熟知的那個活潑大聲的孩子判若兩人時，通常會非常驚訝。而如果孩子在學校受到霸凌，因而覺得說話並讓霸凌他們的人惹上麻煩，會導致自己的處境更糟糕，此時，他們愈會視學校生活為祕密。

有些選擇性緘默者在發現無法維持雙面生活時，會陷入完全緘默，可能有的例外是對家裡的貓耳語，這是避免所有說話規則衝突、所有可能壓力及所有可能羞辱等，終極的解決方法。他們在所有情境中一致緘默，因此，從某個角度看來非常有安全感。但在其他方面的孤立、壓力和不安全感之大，卻絕對不可小覷。

我想說明，在所有情境下都緘默，而仍然是「選擇性」緘默症，這是完全可能的。事實上，這正（特別）是少數年輕男性成人的狀況。我認為，「選擇性緘默症」這個名稱並不貼切，我偏好的名稱是「情境性緘默症」，因為緘默並非出於選擇，而是視情境而定。不過，對於某些人，所有的情境都會引發緘默，因此本質上它甚至也不是情境性的，例子請見本書第九章裡，潔妮斯寫她兒子歐文的故事（參見第一百八十八頁）。

以下的例子，說明了說話規則的衝突：有一個選擇性緘默的小女孩，放學後喜歡上舞蹈課。她在舞蹈教室比較放鬆，因此雖然仍顯內向，但是還能說一點話，她甚至交了幾個朋友。一天，有個學校同學出現在舞蹈教室，而這個同學只見過她緘默的樣子。突然間，小女孩遭遇了說話規則的衝突：她必須對舞蹈教室的所有學

③作者註：當然，孩子的內在性格不會因情境不同而改變，改變的是他們「自在做自己」的能力。不過，我緘默的時候無法表達反對，因此在某個程度上，我的基本人格特質也受到扭曲。

生，尤其是她的朋友，隱藏自己緘默的祕密；同時，她又必須對學校同學隱藏自己會說話的祕密。這對小女孩而言，壓力無比之大。結果，她極有可能再也不去上舞蹈課了。她的父母永遠無法瞭解這是為什麼，以及她為何如此受挫。

本書的架構介紹

第一章〈從個人親身經歷談選擇性緘默症〉：是根據我個人經驗提供關於選擇性緘默症的概述，而非從學術或專業角度。本書的其他篇章則是透過許多人的第一手經驗，探討選擇性緘默症的不同層面。

第二章〈關於選擇性緘默症，親身經歷者的分享〉：由十三位親身經歷者告訴讀者，選擇性緘默症是什麼，以及感覺如何。

第三章〈選擇性緘默者的幼年生活〉：由選擇性緘默孩子的家長及親身經歷選擇性緘默症的人，談幼年生活經驗。

第四章〈選擇性緘默者在童年時期的學校生活〉：以親身經歷者和家長的觀點，探討選擇性緘默者童年時期的學校生活。

第五章〈選擇性緘默者的中學生活〉：由十位親身經歷者描述自己的中學生活經驗。

第六章〈中學與在家自學者的家長經驗〉：由三位選擇性緘默中學生的家長提供他們的經驗，其中一位選擇了在家自學。

第七章〈成為選擇性緘默的大人〉：本章的七位作者，直到成人階段仍受選擇性緘默症所苦，他們描述自己的生活。

第八章〈選擇性緘默症與霸凌〉：探討霸凌與選擇性緘默症的關係，包括有些小孩因為無法說話而成為被霸凌的對象。

第九章〈緘默、家庭關係與家庭狀況〉：探討選擇性緘默症相對於家庭狀況和關係，彼此的雙向影響。

第十章〈為我代言的人〉：包括一位家長代替女兒說話的經驗，以及一位選擇性緘默的成人描述別人如何為她代言，尤其在孩童時期。

第十一章〈選擇性緘默症與亞斯伯格症〉：由四位同時經歷選擇性緘默症與亞斯伯格症的人，以及三位家長，探討兩者的關係。

第十二章〈選擇性緘默症與學習障礙〉：本章的作者安陪伴同時有選擇性緘默症和學習障礙的女兒，並且以女兒為榮。

第十三章〈選擇性緘默者家長的經驗〉：由六位家長描述陪伴選擇性緘默孩子的親身經歷。

第十四章〈選擇性緘默症治療師的經驗〉：由兩位治療師瑪麗安・莫爾登與茱蒂・羅森菲爾德敘述幫助選擇性緘默小孩和青少年的親身經驗。

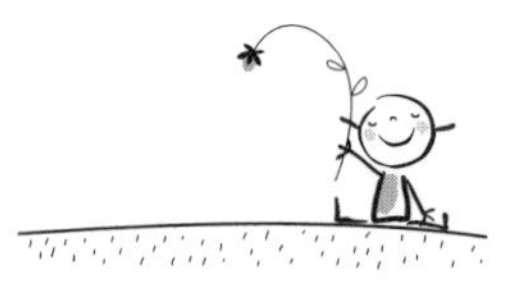

第十五章〈一位老師，幫孩子找到了聲音〉：由老師伊蓮娜．科恩敘述自己幫助選擇性緘默學生的親身經驗。

第十六章〈假如沒有選擇性緘默症，我的人生會有何不同？〉：由從小一路到成年皆受選擇性緘默症之苦的大人，表達他們覺得如果沒有選擇性緘默症的困擾，人生將有何不同，以及由一位家長表達對於孩子未來的希望和擔憂。

第十七章〈他們的生命故事〉：由親身經歷過的選擇性緘默者及家長，敘述他們的生命故事，與讀者們分享各式各樣的生命經驗。

【第二章】

關於選擇性緘默症，親身經歷者的分享

——卡爾．薩頓，與金柏莉、丹妮兒、海倫、艾希莉、克莉絲、艾莉森、溫蒂、凱莉、莎拉、薇薇安、桑雅、賈絲汀和貝蒂

目前有關選擇性緘默症的既有文獻，大多以專業的觀點呈現。本書的目標則是透過親身經歷者的文字，傳達選擇性緘默者從童年到成人時期的生活樣貌。

在第一章的概述中，我寫出了自己對於選擇性緘默症的看法，並且強調自己的經驗。本章則呈現一些親身經歷者的想法和觀點，試圖描繪選擇性緘默症的大致輪廓。

以下是十三位選擇性緘默者分享他們的生活經驗。其中只有兩位（丹妮兒和凱莉）覺得自己還有選擇性緘默症。本篇所有的作者都被要求避免寫到選擇性緘默症

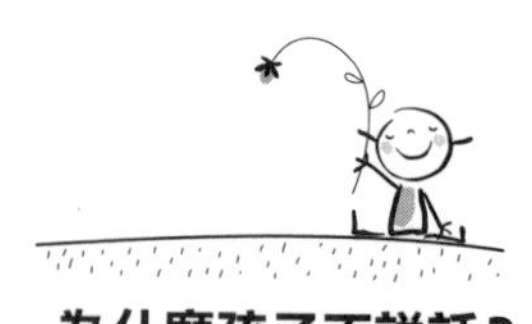

的正式定義，因為這只是重複現成的資訊，了無新意。他們被要求描述自己的感覺，以自己的方式體會選擇性緘默症。

值得注意的是，選擇性緘默者雖然經常口拙無言，但是若以紙筆書寫，有時也可以精采感人。

選擇性緘默不是自己的選擇

首先要強調的是，當選擇性緘默的孩子或大人不說話時，他們並非不願意說話。事實正好相反，他們急切地想要開口，但是在某些情境下就是說不出來，關於這個狀況，沒有任何例外（至少我還沒碰過例外情況）。

金柏莉是藝術家，也是一位作家，從小到大一直受緘默所苦。以下是她描述自己的選擇性緘默行為：

我根據親身經驗告訴你，緘默並非出於自己的意願。也就是說，這些選擇性緘默的孩子或大人不是故意不說話的。

我把喉嚨和聲音比喻為電梯。有時候聲音正常運作（尤其是一對一的互動，以及與少數的特定對象說話時）；但是有時候，電梯的鋼索斷了，聲音好像自由落體般在喉嚨裡往下掉，讓人找不到。

選擇性緘默不是蓄意操控的行為。怎麼會有人一肚子的話已經滿到嘴邊了，卻選擇不說呢？選擇性緘默也不是頑固地拒絕講話。其實，是想說卻說不出來。

雖然選擇性緘默症可能由創傷經驗引起，但是大多數的選擇性緘默者並未歷經創傷。事實上，選擇性緘默症可能經由遺傳，而發生於家族成員之中。

我可以告訴你選擇性緘默者的感覺：難以承受的感覺統合問題、自閉症、嚴重的焦慮……至於我，則是集上述所有困難於一身，再加上選擇性緘默症。

選擇性緘默症是否會隨著長大而自然好轉？許多人會告訴你他們就是如此。的確有些因應方法，但是我想，對於包括我在內的大多數選擇性緘默者而言，它永遠都在。

的確，像金柏莉這樣善於表達且文辭優美的人，為什麼會選擇不說話呢？緘默並不是一種刻意的選擇。如同金柏莉所指出的，選擇性緘默症不只影響孩童，也影響著許多不同年齡層的成人。不過，無論在學術上或任何其他文獻中，都鮮少提及選擇性緘默的大人。

丹妮兒是數學系學生，她也表達了類似訊息：

選擇性緘默症通常定義為：在某些社交場合中無法說話。但是，對我而言遠不止於此。表面上看來，彷彿選擇性緘默者是自己選擇何時和在哪裡說話。然而，真實狀況

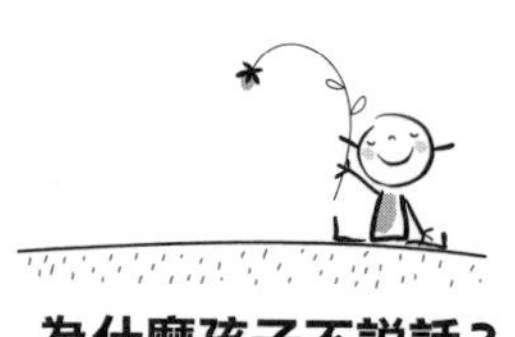

不是在某些情境中故意沉默，而是身體不允許你說話，就算你再用力，聲音也出不來。

丹妮兒曾出現在英國廣播公司（ＢＢＣ）的電視紀錄片《我的孩子不說話》（*My Child Won't Speak*），以及ＢＢＣ第四台的節目《找到你的聲音》（*Finding Your Voice*）中。

她在十五歲時克服了選擇性緘默症，歷程請見本書第十七章〈他們的生命故事〉（參見第三百一十二頁）。

海倫也同樣寫道：

選擇性緘默症是我的一部分。它不是我的選擇，而是一種焦慮障礙。我必須學習與它共處。但它並不必然定義我，我還有其他許多特質。

海倫說得很有道理，選擇性緘默症不能定義任何人，而是一種行為或心理狀態，視你的詮釋而定。但是，在每一張因情境而沉默的臉龐後面，是一個傑出而特別的人，他和其他任何人一樣可能都充滿了創意、聰明，並且善於表達。

生理反應與最初的引發因素

在生理因素方面，當大人或小孩第一次出現緘默，似乎有兩種相關的生理經驗。其中第一個，是由在場的某些或某群人引起焦慮／恐慌反應。這個恐慌反應可能非常強烈而深刻，非常類似丹尼爾．高曼④所說的「杏仁核劫持」。

每個人都有兩個杏仁核，左腦和右腦一邊一個，負責偵測威脅，也與海馬迴等大腦其他結構合作，負責形成情緒記憶、心情與社交認知，並做出反應。一個人可能因為「杏仁核劫持」而做出魯莽或衝動的決定，事後當意識和思考趕上來而足以反省時，便立即感到後悔。

同樣地，我覺得選擇性緘默也是一種本能反應，它比理性決定速度更快，或者直接跳過理性。在特定情境下，做出自己無法控制、立即迫切的緘默行為之後，選擇性緘默者事後會擔憂：「為什麼會這樣？」「我在怕什麼？」「為什麼我無法停止這些？」，以及「別人看我都不說話，會怎麼想呢？」

我再重複本書第一章的重點之一：**緘默不是自己的選擇**。選擇性緘默者的情緒記憶中烙印著固定的本能規則，決定誰或什麼會引發緘默。就像「杏仁核劫持」劫持了一個人的行動，選擇性緘默則是劫持了聲音。

④編者註：丹尼爾．高曼（Daniel Goleman），美國心理學家及作家，著有《ＥＱ》一書。

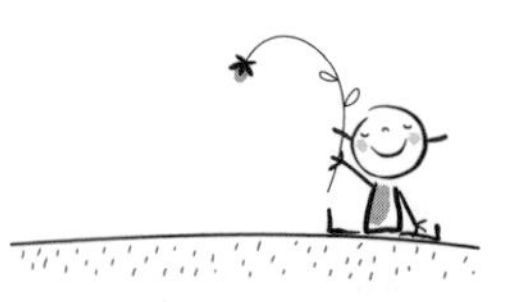

艾希莉寫道：

曾經有好幾次，我忘記我的年齡，甚至忘了我的名字。還有在非常多的情境中，大家期待我說話，我卻說不出來。我用盡全力想要開口，但每次都被焦慮打敗，好像我的聲音不見了。我試著微笑，卻經常因羞愧而臉紅。我覺得每個人的眼睛都好像要看穿我，我拚命尋找盡快逃離當下情境的方法。

第二個生理經驗似乎與第一個有關，是「反應遲緩」。我必須說明，這和智能無關。相反地，可能與所謂的感官超載或壓力有關。畢竟，有多少人在承受莫大壓力時還可以表現得好呢？

克莉絲寫道：

我小時候沒有診斷出選擇性緘默症，所以我必須設法瞭解自己到底是怎麼回事。我的選擇性緘默症源自於輕微自閉症（亞斯伯格症），因為我無法瞭解情境、反應很慢，而我的父母並未耐心地向我解釋周遭事物。我發現自己無法和老師說話，因為我處理資訊及回答問題的速度不夠快。我覺得我的大腦降低了我的同理心，因為這樣我才能因應自身的處境。

當我們陷入緘默時，感覺好像腦子裡有什麼東西被關閉了，聲音和思想之間的連結被切斷了。我自己的經驗是，在青少年時期，我把緘默比喻為「聲音被頭中央的黑洞吞食，再也回不來了」。

因恐慌而陷入緘默，是自動的生理反應機制。因此，就算對於親身經歷者來說，其中的原因也可能非常難以瞭解或解釋。

艾莉森便寫道：

選擇性緘默就像你的聲音被困在心裡面出不來。當你處於被期待要說話的情境，你想說話卻說不出來，感覺好像你的喉嚨被鎖住了。你感到非常孤獨，因為你是「那個不說話的小孩」，大多數人從未遇過任何像你這樣的人，他們不瞭解為什麼你不說話。你無法解釋你為何不說話，因為即使你能開口回答，其實你也並不完全知道自己怎麼了。

然而，引發緘默的因素，有時候可以辨認得出來，那通常是特定的一個人或一群人。艾希莉描述，陌生的人或不熟悉的人出現會使她陷入緘默：

只要任何陌生的人出現在情境之中，就好像我腦子裡有個開關突然被關閉了，我變得手足無措，我的聲音不見了。

溫蒂則寫道，當她感覺到潛在的敵意或反對時便緘默以對。這一點和我一樣。

如果我覺得別人在挑戰我，或是我感覺到別人的敵意或反對時，在這些我最需要勇敢為自己說話的情境之中，我卻總是陷入緘默。我並不覺得情況隨著長大而有所改

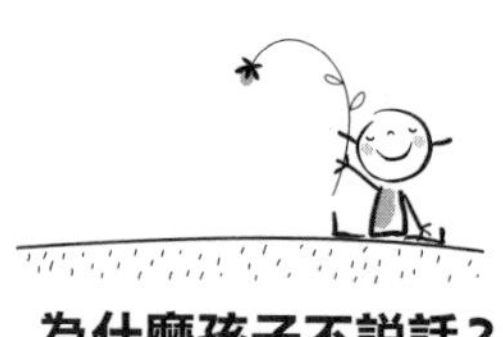

善，到了現在這個年紀，我還是一樣，這令我非常困窘。

有時候，找得到特定的最初的引發因素。艾莉森就提到她的引發因素是爺爺：

我的選擇性緘默症大概從四歲時開始。當時，我無法和爺爺說話，有他在場時，我也無法和別人講話。後來，上學後我也無法在學校說話。我從未受診斷或接受過任何治療。我在學校時因無法說話而非常焦慮，導致身體不舒服，經常請假待在家裡。十六歲時，我輟學了。我無法發展基本社交技巧，到現在的人際互動還是非常困難。成年後，在找工作及保有工作上充滿了挫折。

值得注意的是，艾莉森和爺爺的關係其實非常好。就任何有意識的層面而言，爺爺都絕對不是「威脅」：

我媽媽每個週末都帶我們去看爺爺、奶奶。我爺爺在場時，我就無法和他或其他人說話。我記得奶奶會責怪我對爺爺沒有禮貌，但是我爺爺非常能諒解，他從不讓我有罪惡感。

凱莉的引發因素則是對於負面評價的恐懼，這也是社交焦慮障礙的特徵。

選擇性緘默症讓我覺得自己跟別人不一樣。我覺得非常孤立，好像與人群切斷了聯繫。我也覺得非常悲傷和寂寞。我害怕說話。選擇性緘默症是對於說話的恐懼，也是關於別人怎麼看你的恐懼。我總是相信，別人一定會認為我有些地方很怪異或不一樣。我只要和人接觸就會感到很焦慮，我無法注視別人的眼睛。在別人面前做任何可能引起注意的動作，這對我來說也很困難。不管是進入擠滿人的房間，或是和媽媽出去買東西，我都會焦慮。我無法在別人面前吃飯，包括在學校餐廳或任何公共場所。我經常感受到與人互動的害怕。

選擇性緘默症似乎源於「情境性恐懼」與「預期性焦慮」

一旦形成了選擇性緘默症，要再重新開口是難上加難。這聽起來好像很簡單，無論是小孩或大人，身而為人都必須說話。外人看來，選擇性緘默症似乎可以立即解決，而親身經歷者也可能這樣以為。

然而，要恢復說話，選擇性緘默的小孩或大人必須同時克服兩件事情：

1. 第一次因恐懼而說不出話來的經驗。當時恐懼的原因通常無法解釋，而多年之後，這份恐懼已經無法辨識、無法瞭解，但只要想說話，恐懼就如影隨形。

2. 出乎所有人預期而開始說話的預期性恐懼。這意味著得徹底改變自己，成為

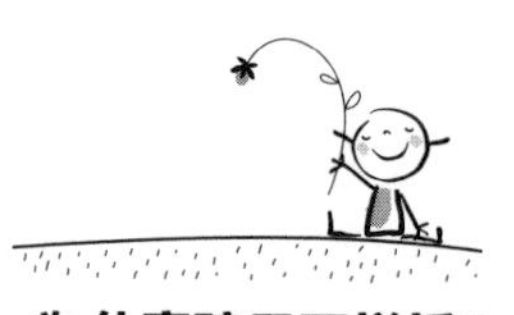

一個有聲音、會交際的人。選擇性緘默症有如煉獄，很難逃出來。

丹妮兒相信自己天生容易焦慮，選擇性緘默是她控制焦慮的方式。她解釋道：

我相信從出生開始，我就經歷了嚴重的焦慮。所以當我開始上學後，人際交往成為日常生活中重要的一部分，我便以選擇性緘默來避免焦慮。我藉由不說話來控制自己的焦慮，這引來了別人的誤解，以為我是故意選擇何時說話、何時不說話。由於我的高度焦慮，這個「因應策略」很快地發展成為選擇性緘默症。也就是說，無論我再怎麼努力，還是連一個字都說不出來。

艾希莉則寫到選擇性緘默症與預期性焦慮的關係：

當我想到將要去一個公共場合或人際互動的情境中，經常會開始覺得焦慮，擔心遇到我必須說話的情況。我會盡可能地不引人注意、不與人眼神接觸，深怕別人想跟我講話。不過，有時候我還是被迫需要開口。遇到這種情況，我會感到心跳和呼吸加速，然後我會在腦子裡一次又一次地預演回答，好怕自己張開嘴巴卻發不出任何聲音。我會盡量放鬆，並且清喉嚨準備說話。有時候，我可以說出一個字的回答。

預期性焦慮是選擇性緘默症難以掙脫的原因之一。首先，當緘默時，預期可能的說話壓力會帶來焦慮，因而使說話非常困難。此外，到底是真的有引發緘默的因素，還是因預期自己會緘默而導致緘默，兩者之間變得很難分辨。

說話規則和焦慮，使人備感挫折

選擇性緘默症具有一套充滿規則、焦慮和引發因素的複雜系統。在這套系統裡尋找方向和生活，是非常艱難、限制重重而且令人挫折的。莎拉把選擇性緘默症比喻為一個「迷宮」，有一天她終會逃離這座迷宮：

我覺得，選擇性緘默症是一個複雜的、迷宮一般的障礙，阻隔了我與外界的溝通。我試著做到看似簡單的事情來克服說話困難，例如：和同學或老師說話，與同輩親戚聊天，但每次總是撞到選擇性緘默症這道牆。一旦撞上這道牆，我就走上另一條歧路，結果撞上了另一道牆。選擇性緘默症點燃了我的怒氣，激發出最糟糕的我。總有一天，我將學會看懂這座迷宮的藍圖，然後逃離它。

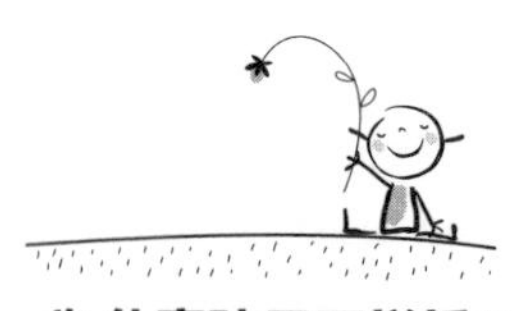

有時候，我們的聲音被困在喉嚨裡，或是聽起來很奇怪

相較於女性，選擇性緘默的男性嘗試說話時，較不容易感到身體不舒服。根據我自己的經驗，我從未因想要說話而身體不適（除了預期需要說話時，胃裡和心底有焦慮感）。原因可能是與女性相比，沉默寡言的男性較易被社會接受，以此估計，旁人對於聽我開口講話，可能沒像對一位女性那麼期待。

艾莉森描述她不舒服的感覺：

當你被預期要說話，而你也想要說話，但就是說不出來的時候，感覺好像喉嚨真的被鎖住了。

而當我們終於說出話來了，我們會覺得自己的聲音聽起來很奇怪，我就有這種感覺。

薇薇安形容：

我自己聽起來，我的聲音很大聲、不協調，即使我只不過是在輕聲耳語。說話總是讓我臉紅，手心流汗。

此外，根據溫蒂的描述，選擇性緘默的小孩和大人聽見自己的聲音時，可能會感到不真實而且很奇怪，包括聽到錄音：

當我覺得說話很困難卻需要說話，或是當我覺得被別人注意時，我的聲音聽起來就很緊繃、很怪異，彷彿我無法控制自己的聲音。在這些情況下，我的聲音有時候幾乎聽不到，別人經常要我再說一遍。嘗試說話常常令我困窘和丟臉。跟使我較為放鬆的人說話時，我的聲音聽起來很不一樣。但即使是狀況最好的時候，我還是不喜歡聽自己的聲音。聽我自己的錄音也讓我好害怕。由於這些障礙，我從來不曾放聲喊叫或好好運用自己的聲音。我常常覺得，要我運用聲帶來打破沉寂、引起別人注意或主動和人互動，比要我穿越火海或冒生命危險，還要來得困難。

我相信，不喜歡自己的聲音是常見的現象，許多沒有選擇性緘默症的人亦是如此。我發現，現在我有時候無法正確判斷自己的音量。在我能說話的場合中，我的聲音似乎在每個場合都不一樣。這或許是因為我仍然缺乏說話的練習，以一輩子說話的字數而言，我一直覺得自己嚴重落後，必須努力趕上進度。

選擇性緘默者受情境影響，傾向於過雙面生活

絕大多數選擇性緘默的小孩在學校靜默，在家則多話，他們將兩個情境完全區

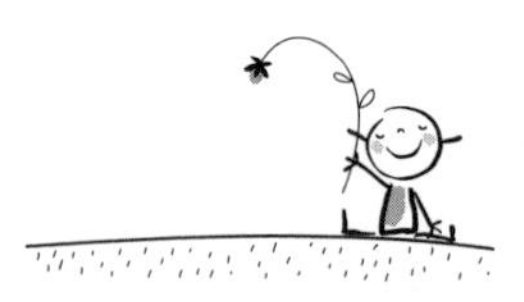

隔開來。

桑雅寫道：

我在家說話正常，有時候我很大聲，甚至是家裡的小霸王。但是，從我十二歲起的八年之間，除了親近的家人以外，我幾乎完全無法和別人說話。當時，我沒有把這件事告訴任何人，也沒有尋求幫助，我甚至不知道我需要幫助。大部分的時間，我急切地想要開口卻說不出來。我的家人並不曉得這個情況，因為我在家會講話。

我覺得選擇性緘默非常丟臉，於是我傾向於把自己的緘默行為視為祕密，不讓任何猜不到的人知道。

以我高中的朋友為例，他們從沒見過我緘默的樣子，因為我緘默的情境主要在家裡。我過著兩種生活：一種是緘默的「祕密」生活，我無力去改變；另一種則是「公開」生活，那裡沒有人知道我的祕密。當然，我的情況和大多數的選擇性緘默者相反。對他們而言，家是安全的避風港，是可以放鬆和說話的地方。雖然模式不同，選擇性緘默的小孩和大人仍然過著判若兩人的雙面生活。不過，或許他們不像我總是感受到保守祕密的迫切需求。

當人生受選擇性緘默症所宰制，活著，變得非常辛苦

賈絲汀十六歲，是一名優秀的音樂家，過去幾年來由母親茱莉陪伴，在家自學。賈絲汀描述自己的選擇性緘默經驗：

我只有對著最親近的家人才能自在說話，其實只有三個人：我的媽媽、爸爸和妹妹。我沒有年齡相近的朋友，我渴望遇到心靈契合的人，成為非常要好的朋友，相處起來很有安全感。

每天的生活都充滿了艱鉅的挑戰。一想到當天要做的事、必須面對的情境，以及要去的地方，我就非常焦慮。對我而言，任何交際場合都令我坐立難安。我身上的每一個細胞都想要逃跑，藏在陰暗的洞穴裡，這樣就不會有人批評我或和我說話。

我不管去哪裡都很緊張，總是避開和人眼神接觸，並且躲在媽媽身後以免被人注意。由於我無法說話，所以如果有人試圖與我交談，我會感到極度挫折。為了避免這種情形，我竭力讓自己渺小到幾乎看不見。

有陌生人過來和我打招呼時，我的回應就是完全沉默。他們會認為我瞧不起人、粗魯無禮，但這不是事實。他們不瞭解，其實我不想冒犯任何人，可是我無法說話，彷彿腦子裡有一股強大的力量阻止我開口。恐慌讓我當場凍住了，我無法控制肢體動作，也無法思考處境和設法解決。我就像探照燈下的小鹿一樣全身癱瘓。

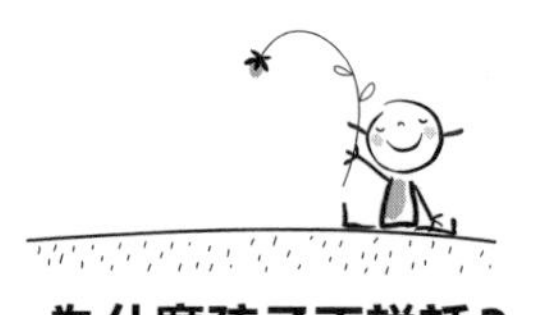

如果對方是熟人，我可能會報以微笑或輕聲問好。但是，我覺得注視別人的眼睛好難。每次和人目光相接，我總覺得需要倒退好幾步，別人的存在令我感到窒息。然後，我會尷尬地望向別處或看著媽媽，離開那個人可能的行進路徑。這時如果有人和我說話，我會默默微笑。

選擇性緘默者是非常寂寞的

很顯然地，選擇性緘默症可能使人非常寂寞。貝蒂深沉且動人地敘述了選擇性緘默症可能造成的寂寞人生：

孤單，這就是我對選擇性緘默症的感覺。

孤立、落單、被離棄、被遺忘，我就這樣默默佇立，看著別人體驗人生，而我只害怕說話、害怕交談，想說的話都被凍住了。

每當我鼓起勇氣和人說話，或是打電話、傳簡訊給朋友時，真的感覺到焦慮在我的胸中顫慄。選擇性緘默症的感覺，就像一個小孩獨自站在門後，看著其他小孩在一起玩，卻不敢開口問：「我可以玩嗎？」它就像一個青少年默默靠著牆壁，聽著同學大笑和聊天，自己像個隱形人似的，想像著如果有一個朋友會是什麼感覺。它也像一個五十歲的辦公室員工獨自坐在小隔間裡，而其他同事都聚在走道上談天說笑，忘記了他的存在。

我生活在一個殼裡，外表看起來像我，但那不是我。真正的我躲在殼裡面，可是別人很難看得到。

我好感謝我現在擁有的少數幾個親愛的朋友。但是，大多數人只看到外殼，他們因為我的沉默，而理所當然地認為我很冷淡、漠不關心。其實我的情感真摯深刻，我能強烈體會到別人的快樂和痛苦，但是別人卻鮮少知曉。

我安靜，不是因為我漠不關心，而是因為我很害怕。

選擇性緘默症讓人感覺被綑綁、受孤立

當選擇性緘默症延續至青少年或成人時期，人生到了某個時點可能令人無法承受。此時，選擇性緘默者可能難以自拔地感到無比孤立，因為自己無法說話而被批評、受羞辱，而且完全沒有機會追求人生中尋常的事物，譬如成立自己的家庭。

在我的青少年時期和剛邁入成年時，選擇性緘默症使我陷入極端孤立、折磨人性的處境。我真的覺得自己只剩一雙眼睛和耳朵，沒有身體、臉或嘴巴，我覺得我不過是行屍走肉。在這個階段，選擇性緘默症變成了悲慘的經驗。桑雅寫出了這段

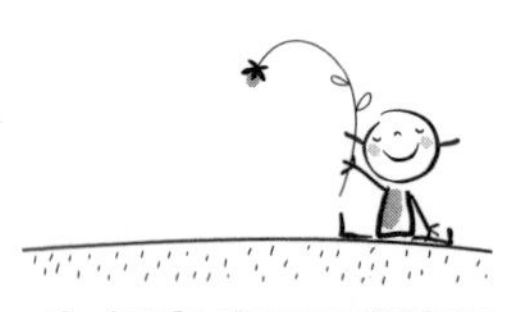

心路歷程：

我是囚犯，被困在自己的身體裡。我覺得無助、憤怒、愚蠢、混亂、丟臉、絕望又完全孤立，而且，這都是我咎由自取。我在家裡會說話，為什麼在外面不能說話呢？我一直找不到貼切的文字來說明這種感覺。

想像你這樣度過一天：除了家人之外，無法和任何人說話，尤其在學校或出去買東西時，而且沒有手語、手勢或面部表情。然後再想像你這樣度過了八年，但是沒有人真的瞭解。這一切像是酷刑，只有我曉得發生了什麼事。

大部分的時間，我的身體和臉都凍住了。只要出門，我就變得過度敏感、神經緊繃，我總是非常疲倦，直到回家才能放鬆。我想隱藏起這些困難（但這是不可能的任務），因為我覺得好丟臉。別人似乎都覺得說話這件事再自然、簡單不過了，但我卻做不到。有時候，我想自殺。

多年以後，選擇性緘默症的創傷依然如影隨形

雖然選擇性緘默症極少是由創傷經驗所引起，但是我可以肯定地說，我經歷選擇性緘默症的過程，的確是一場創傷。我覺得極度被孤立和綑綁，我的說話規則讓

我在某些情境中可以說話，其他情境卻不行。此外，有特定人物在場時（通常是朋友的伴侶或我的爸媽），我也無法開口。我承受的巨大壓力已經危及我的生命，我因為不能說話而感到無比孤立。在我處於青少年晚期與二十歲出頭時，說緘默是酷刑一點也不誇張。我過去的經驗，和桑雅所寫下的非常契合：

我依然感受到過去經驗所留下的創傷，工作中的某些壓力情境，仍然會引發我的緘默。我感到極度挫折，彷彿變回了十三歲那個在學校不說話的女孩，重新經歷了那份痛苦。我覺得不可思議地丟臉，因為我無法控制，我還是不知道怎麼去處理和面對。我驚訝地望著別人，因為開口講話對他們而言是多麼自然。對我來說，除非是和我非常熟悉的人在一起，或是融入某件我非常感興趣的事情，否則，我永遠必須刻意去努力，才有辦法開口說話。

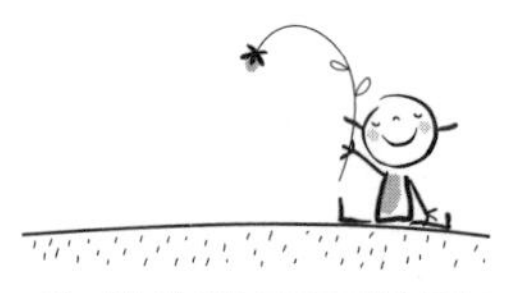

【第三章】

選擇性緘默者的幼年生活

——卡爾．薩頓、薇薇安、兩名家長（安潔雅和布朗溫），以及溫蒂、丹妮兒、莉茲與凱特

雖然焦慮障礙（包括社交焦慮障礙）大多開始於青少年或成年初期，然而，選擇性緘默症的平均開始年齡卻早得多，這點已在第一章的概述中說明。事實上，有許多選擇性緘默的成人覺得自己打從出生就是如此（通常因為父母是這樣告訴他們的）。

由於選擇性緘默症開始於幼年時期，因此許多孩子尚未進入幼兒園或小學，便已出現症狀。這些還沒上學的選擇性緘默小孩，無法和阿姨、伯伯、爺爺、奶奶、其他親戚朋友或家裡的客人說話。對於沒有上過幼兒園的幼童，家長、親友或陌生人經常（但並非一定）將此歸因於害羞，而願意加以包容。

記得小時候，每當陌生的大人靠近時，我都會躲在媽媽身後。大人們總說我是「恬恬吃三碗公」，其實在默默地觀察周遭。當下我的確是感到高度警覺，我聆聽所有人說的話，看著所有人的一舉一動。

然而，當青少年時期的我還是不能說話時，我很快就發現自己不再「可愛」了，並且對於自己的行爲感到難以接受。

選擇性緘默的小孩通常在第一次進入家庭以外的團體環境時，才引起注意，例如在幼兒園。家裡的父母和親戚覺得孩子的行為平常而自然，但是學校老師則覺得突兀且值得高度關注。他們所面對的小孩和同儕明顯不同，只要有任何大人或同儕在場，便緘默、面無表情，甚至可能肢體僵硬。

選擇性緘默症在幼年時期的可能特徵包括：懼怕成人、分離焦慮、在例行醫療檢查時感到焦慮或僵硬，以及對於觸覺或較大的聲音敏感。因此，選擇性緘默的孩子無論在心理或生理上，都似乎天生具有敏感的特質。以我自己為例，記得小時候，我不喜歡許多生理感官刺激，例如：吃太飽、赤腳走在草地或沙地上、潮濕或粗糙的紙張質感，以及被觸摸或擁抱，都讓我難以忍受。注意力缺陷過動症（ＡＤＨＤ）、感覺統合障礙、自閉症與其他狀況的孩子，也會討厭這些感覺。感官過於敏感，是某些發展障礙和選擇性緘默症的共同特徵，但是選擇性緘默症並不被視為一種發展障礙。

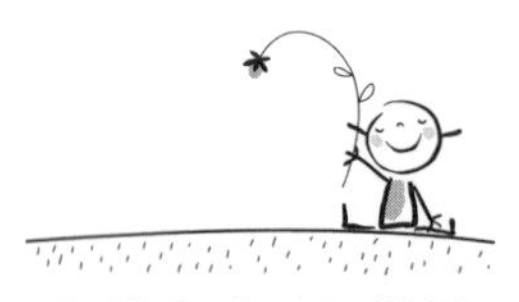

本章首先由薇薇安來描述她的女兒海柔。薇薇安自己也曾受選擇性緘默症之苦，所以她不但有親身經歷，也是家長，能夠以兩種角度來瞭解選擇性緘默症，提出非常寶貴的觀點。

海柔是在家裡出生的。嬰兒時期的她情緒穩定，進食情況良好，經常與我們目光接觸。很快地，海柔開始模仿我們的臉部表情和說話嘴型，當然她那時還太小，不會講話。滿月之後，她便經常對我們微笑，不過衛生所的家庭訪視員說她還太小，應該做不到。海柔樂於與家人親近和溝通，她喜歡坐著看姊姊玩，眼睛會專注地跟著姊姊移動。她和經常見面的親戚相處時，也一樣自在。

在發展進程上，我們並不需要擔心。事實上，海柔在很多方面的發展是領先的。她很早就學會走路，出生以來就有完美的肢體平衡和協調，從不像其他嬰兒般搖擺蹣跚，或一屁股坐在地上。她很早就開始說話，學習顏色、數字、字母和兒歌，都難不倒她。她的嗅覺格外靈敏，這點相當奇特。

順帶說明，**嗅覺敏銳以及對於觸摸、聲音和味道特別敏感，似乎是選擇性緘默者在嬰兒時期的共同特徵。**這可能意味著選擇性緘默者，先天在生理上比一般人更為敏感。當然，從演化的角度來看，這項特質具有優勢，有利於避開掠食者與保持安全。有些研究認為，選擇性緘默症（以及自閉症和厭食症）的孩童，腦部的杏仁核較大。杏仁核在感受威脅時會自動活化，它連結到記憶與感官。薇薇安的描述則凸顯了杏仁核與嗅覺系統的連結。

安潔雅描寫她的女兒：

> 從出生到大約六個月大，珍妮佛和人互動的情況似乎正常。她是個快樂的寶寶，經常微笑，而且很少哭。
>
> 後來，她漸漸變得愈來愈退縮，一有人接近，她就躲在我背後，如果我離開她太遠，她就顯得很痛苦。別人告訴我，她應該是太害羞了，長大就會好，但是事實並非如此。

選擇性緘默者在嬰兒時期，往往是快樂而滿足的。不過，他們**似乎很早就出現分離焦慮以及對陌生人的恐懼，一般是在六個月大到三歲之間**。從演化的角度來看，當生物感受威脅時，與照顧者保持貼近，顯然具有安全上的優點，而保持靜默也是如此。如同第一章概論的說明，安全、靜默和依附三者彼此相連，都是出於生存本能以及「反擊或逃跑」的反應機制。

薇薇安也寫到了依附和貼近照顧者的需求：

> 海柔不喜歡在嬰兒床睡覺，她非常喜歡靠著我，睡在我的臂彎裡。晚上睡覺是個

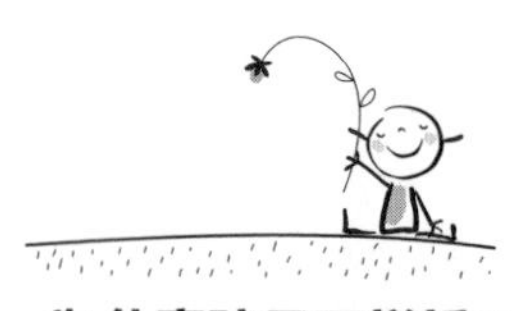

大問題，我必須先讓她在我懷裡睡著，再非常輕柔地將她放入嬰兒床，但是這時她常會醒過來，一切又得從頭再來，常常令我筋疲力竭。午睡時間也非常困難，她的姊姊會自己躺下睡一、兩個小時，但是海柔不一樣，她必須一直被抱著。

對陌生人／成人的恐懼

選擇性緘默孩童的家長常會注意到，孩子從很小的時候就顯現對陌生人的恐懼。

安潔雅寫道：

珍妮佛在幼年時期主要的困難，是與成人溝通。她在家裡和家人相處時，相當活潑、快樂，但是一旦與家人分離就顯得退縮，難以對任何大人表達她的感覺。要是有人和她說話，她就很害怕；只要覺得被注意，她就極度困窘。她和小孩溝通沒有問題，她很愛玩，同儕都喜歡跟她玩。但是如果有大人靠近，她就立刻變得沉默、僵硬，無法說話或做出動作。探訪親友時，珍妮佛會一直黏著家人，無法離開我們身邊。

在例行的健康檢查中，有可能顯現徵兆

幼童常常在進行例行健康檢查時，顯現選擇性緘默症的徵兆，至少事後回想起來是如此。聽力與聲音的相關檢測，尤其容易顯現出來。同時，做健康檢查時，幼童必須離開家庭，離開習慣的安全環境。

薇薇安寫道：

海柔在九個月大時，到社區健康中心做例行的聽力篩檢，由一位巡迴檢測員和護理師施測。她坐在我的大腿上，檢測員面對我們，用玩具分散她的注意力。此時，護理師拿著小鈴鐺，悄悄來到我們後方。

當護理師搖鈴鐺時，我感覺海柔開始身體緊繃，然後侷促不安。檢測重複了三次，因為海柔沒有轉向聲音的方向。最後檢測員判定她聽見了，因為她的確已經做出反應，不過，她似乎是表現出不舒服而非好奇。

海柔的姊姊同樣大的時候，也是由我抱著做聽力篩檢。鈴鐺一響，姊姊立即轉身去看是誰。她似乎很好奇，並不會像海柔那樣，彷彿擔心和人目光接觸或擔心背後有陌生人。

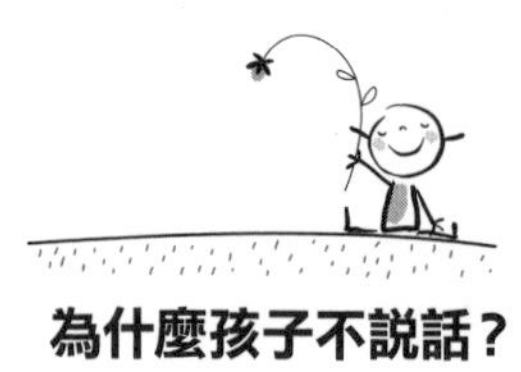

害怕巨大的聲響（驚嚇反應）

如同海柔在健康檢查時害怕聽到「鈴鐺」的聲音，選擇性緘默者在幼年時期往往懼怕巨大聲響，例如：吸塵器、熱水壺和煙火。

溫蒂寫道：

我記得小時候非常容易緊張、焦慮，常常被嚇到。我害怕任何會發出聲響的機器或電器，包括：家裡的吸塵器和鳴笛水壺。有一家店裡有一台研磨咖啡的機器，我覺得它會發出巨大聲音，所以不願意走進去。媽媽進去時，我總是堅持在外面等。

在托兒所與遊戲團體中的狀況

選擇性緘默症經常在托兒所或遊戲團體中，第一次引起注意。這是孩子第一個家庭以外的社交／團體情境，家長通常會離開，形成分離焦慮。事實上，丹妮兒記憶所及的第一次恐慌發作，便發生於幼年時的遊戲團體中：

我還清楚記得人生中第一次的小小恐慌發作。有一天，我的曾祖父母帶我參加一個遊戲團體，我發現他們要離開了，便無法控制地嚎啕大哭，感覺像是過了好幾個小時，但實際上不到五分鐘，一直哭到他們回來帶我回家為止。從此，我再也沒參加過遊戲團體，在三歲開始上學之前，我和年齡相近的人沒有任何互動。

引發幼童選擇性緘默的可能原因

在幼童的生活中，有時存在著引發焦慮的因素。本章的目的並非學術研究，因此並未完整表列出來。不過，在幼童和家長各種不同的經驗當中，可以整理出以下的主要因素。

幼年時期與主要照顧者分開

這是我自己的經驗。我三歲時，外公去世了，媽媽無法承受，變得「異常」哀傷，因此送我到親戚家住了幾個月。雖然我完全不記得那段時期，但是可以確定當時我必定是緘默且極度焦慮的。大概就在那時候，我爸爸不小心割斷了手腕的動脈，我記得他終於出院回家時，我躲在沙發後面。根據我自己的經驗，創傷（從小孩的觀點而言），以及我在第一章描述的家庭狀況因素，都可能引發我的選擇性緘默症。

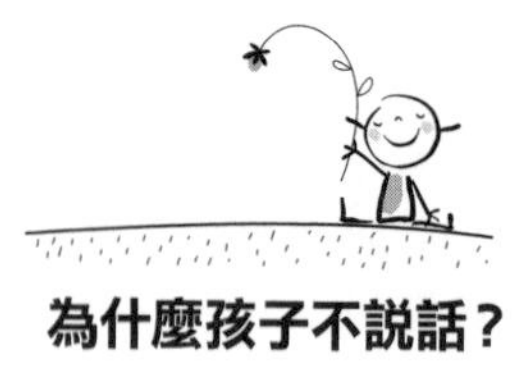

幼年時期的住院經驗

住院是引發選擇性緘默症相對常見的因素。家長現在可以留在醫院陪小孩，但就在不久之前，這仍不被允許。幼年時期住院可能是引發依附或分離焦慮的強烈因素，連帶地也可能引發選擇性緘默症，二到四歲的幼童尤其如此。

莉茲描述她在一九六〇年代的住院經驗：

> 我小時候充滿自信，希望成為別人注目的焦點。我深得爸爸寵愛，會調皮搗蛋，做出一些我長大後不敢去做的事。但是我最早的記憶之一，是躺在醫院的病床上。我還保存著醫院的信，上面寫著，雖然我年紀很小，仍應切除扁桃腺和腺樣體。當時我兩歲半，患有嚴重的耳朵疾病和喉嚨感染。我記得醫院的床看起來像嬰兒床，護理師們問我問題，但我無法回答。後來，我發現自己躺在另一張病床上。爸媽來看我卻又離開了，我不明白他們為什麼不帶我一起回家。

間接感受到的經驗

增加焦慮的家庭狀況，也可能引發選擇性緘默症。孩子大多能間接感受到父母所經歷的壓力，例如：祖父母去世影響了父母的情緒，間接也會影響年幼的孩子。

我個人的經驗也是如此。

布朗溫描述他的兒子海頓：

海頓看著我照顧臨終的奶奶，我們常常陪伴她。之後不到三個月，海頓目睹了他的舅公在病房中過世，而我是那裡的護理師。同時，海頓的一個好朋友意外過世了，他經常和這個朋友一起玩，因為他們是同一個保母。當時海頓六歲。雖然我無法確認是這些事情導致他的選擇性緘默，但在這段期間，他的焦慮程度的確增加了，他變得更獨立以便自我保護。

如同布朗溫所說，為了避免焦慮並維持安全感，緘默可能很快就變成最佳的心理工具。

地理位置與人際關係的孤立

除了來自環境的壓力，地理位置也可能是造成選擇性緘默症的原因，例如：上學前較少機會與同儕互動的小孩，入學之後的困難似乎較大。

莉茲寫道：

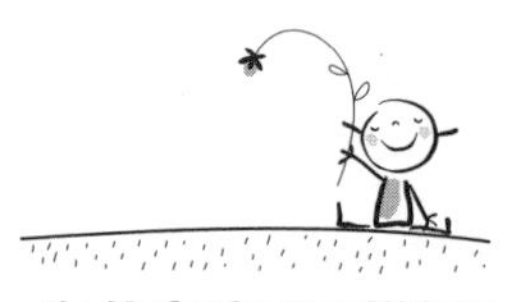

我們住在鄉下，那是個適合小孩長大的田園環境，但是缺少和同儕接觸的機會。哥哥常常欺負我，因為我很敏感而且太認真了，容易成為欺負的對象，但我還是仰賴他。當哥哥開始上學，我迫不及待想要一起去。可是現實和我的想像非常不同。我小哥哥三歲，所以和他不同班，而且我還沒準備好跟不認識的小孩相處，我感到迷惘又害怕。我只能和少數幾個人自在說話，整天處在焦慮而警覺的狀態。我變成一個戰戰兢兢、非常害怕又內向的孩子。我開始建造自我保護的藩籬，但那非但沒有保護我，反而鞏固並加深了我的恐懼和焦慮，侵蝕掉我的能量與自信。

搬家

搬家和遷徙也可能是形成選擇性緘默的因素，尤其是轉換在不同的國家和文化背景之間。我小時候搬了好幾次家，因為媽媽對於居住地點充滿嚮往。我認為反覆搬家影響了我在學校與別人互動的能力，搬家次數愈多，影響愈大。

凱特寫到搬遷至另一個大陸的經驗：

我兩歲生日的前一個月，弟弟出生了。我是個「快樂的小甜心」，我愛弟弟，自己一個人也玩得很起勁，話說個不停，基本上就是一個正常的兩歲小孩。那是一九八一年。

當時，我的父母正設法度過經濟危機，壓力很大。我並不確定自己是否受到影響，但我弟弟確實有反應，他不斷地哭。四個月後，我們從東北英格蘭，搬到了南非約翰尼斯堡的龐特城市公寓三十五樓。

後來，我們在六個月之內搬了五次家。每次搬家後，我都交到了新朋友，但是不久又得從頭開始。當時兩歲的我，似乎可以適應。但是漸漸地，我不再和朋友說話，除了家人之外，我不再跟任何人說話。我不但說話有困難，要直視別人也很難。拍照時，我無法對著鏡頭微笑，除非攝影的人是我爸媽。現在的我，要重新連結到當時的人生階段去理解自己究竟怎麼了，真的很難。不過，合理的解釋是，我感受到周遭的高壓情緒，於是以緘默來因應。

家庭狀況

家庭狀況並不是引發選擇性緘默症的常見因素，不過仍有少數這樣的例子。由於選擇性緘默症屬於焦慮障礙，顯然會因孩子生活中任何層面產生的焦慮而惡化。我在第一章寫道，家庭狀況的巨大變化嚴重影響了我的說話能力。

薇薇安的故事和我類似，她的選擇性緘默症因為繼父搬進家中而變得更嚴重，不過，她經歷的年紀比我小得多。薇薇安寫道：

當我還很小的時候，世界感覺很安全。在家裡，我是個不折不扣的話匣子。然後，我上了幼兒園，同時家裡住進來一個不熟悉的人——我繼父。

突然之間，我嚇傻了，世界突然讓我無法負荷，它曾經如此安全，現在卻充滿威脅而且無法預料。學校讓我心中籠罩焦慮的霧霾，有好長一段時間，我不發一言。

薇薇安並提供了成功幫助繼父融入家庭的寶貴例子，詳見〈附錄一〉。

面對選擇性緘默症，必須盡早處理

在幼年時期，選擇性緘默仍是可被接受的行為，此時最受苦的可能是父母與親戚。父母常會擔心孩子的未來，而孩子自己並不擔心；祖父母等親戚則因孩子不和他們說話而懊惱。幼小的孩子大多覺得自己的選擇性緘默是正常行為，不會造成不愉快，除非別人挑戰他們的行為，讓他們感到不舒服。

凱特述說自己的經驗以及她的父母的情況：

我不和朋友說話，除了家人，我不再跟任何人說話。但我不確定當時這對年幼的朋友或我自己，是否真的造成了困擾。小小孩之間的溝通，很多都以非口語的方式進行，這對我來說沒有問題。大家都說我玩得很開心，其他孩子也完全接受我。不說話並不影響我們這些小小孩的友誼，不過，這對托兒所的老師來說就比較辛苦，但據說他們還是找到了方法。我想像，最受選擇性緘默幼兒之苦的是家長。當孩子除了你不和其他人說話，你可能會感受到許多疑問、擔憂和恐懼。

儘管如此，幼年時期仍然是幫助選擇性緘默症痊癒的最好時機，一旦錯過了，便可能成為一輩子的障礙，就像我一樣。

舉例來說，安潔雅描述女兒的選擇性緘默症持續到成人時期：

珍妮佛擁有一個充滿愛的家庭，有媽媽、爸爸和姊姊，我們一直給予她全心的支持，但仍然無法減少她的恐懼、焦慮，也無法遏止選擇性緘默症的持續惡化。我們認為主要的原因是，她不斷碰到誤解她的各種專業人士，他們把珍妮佛貼上倔強和頑抗的標籤，但是事實正好相反。珍妮佛一直希望取悅別人，別人指責她沒禮貌或對她生氣時，她總是非常傷心。所有的誤解，都只因為她無法回答或表達任何情緒。

關於成人的選擇性緘默症，詳見本書第七章〈成為選擇性緘默的大人〉。

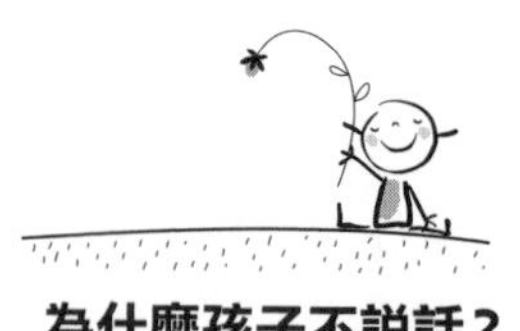

【第四章】

選擇性緘默者在童年時期的學校生活

——卡爾．薩頓、家長道恩，與瑪麗安、薇薇安、凱特、丹妮兒、凱莉、莎拉、尼基、艾莉森、貝蒂、雅德安妮和溫蒂

第三章描述選擇性緘默者的幼年生活，在這一章，接著描述童年的學校經驗。首先由臨床社工師瑪麗安．莫爾登簡短敘述自己小時候在學校的一段往事。她目前運用個人的生活經驗，在紐約幫助焦慮和選擇性緘默的孩子（請見第十四章〈選擇性緘默症治療師的經驗〉，第二百六十七頁）。

湯瑪斯自信地說：「珍。」輪到瑪莎了，她坐直身子說：「跑。」接著老師拿出下一張卡片，琳大聲而清楚地說：「看。」一年級同學圍著貝斯里老師坐成一圈，她將裁剪整齊的白色字卡逐一繞圈展示，孩子就輪流唸出字卡。新生們急於表現，大家屏氣凝神，除了翻開卡片和稚嫩童聲此起彼落以外，安靜無聲。

輪到我了。我喜歡學校和老師。那些字我每一個都認得，我覺得自己很聰明。我想要貝斯里老師對我微笑點頭，我渴望聽她說：「瑪麗安很棒。」就像她對之前的同學所說的。我不停地在心裡默唸字卡，為輪到自己時做準備。

終於輪到我了，但是我說不出任何一個字，一片靜默。

我呆看著字卡，彷彿過了好幾個小時，周遭沒有人講任何話。貝斯里老師什麼也沒說，只是盯著我，等著我。沒有人來救我，我只覺得生命好像被吸乾了。我無法呼吸，強忍著淚水，什麼也說不出來。更糟糕的是，字卡上面根本沒有字。

貝斯里老師不小心抽到了一張空白的字卡，但我無法告訴她。「不要哭。我無法告訴她字卡上沒有字。不要哭。救救我。貝斯里老師，你為什麼不幫我？請你看看字卡，難道你不知道它是空白的嗎？拜託你換下一位同學……不要哭，你哭的話，別人會更注意你。」教室裡鴉雀無聲。謝天謝地，終於，琳說：「貝斯里老師，卡片上面沒有字。」

貝斯里老師停止瞪我，她點頭微笑然後說：「喔，琳很棒。」我什麼也沒得到，只有灼熱的眼睛、羞紅的臉，以及貝斯里老師憎恨我的感覺。當下，我討厭她，討厭那些愚蠢的字卡，更討厭可以自在說話的同學。

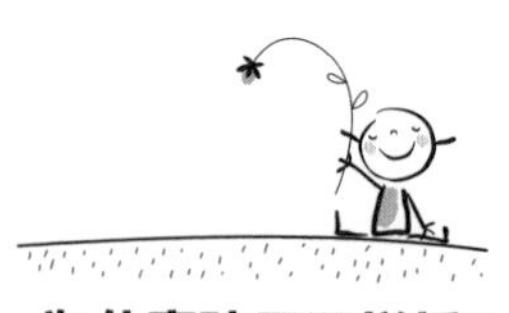

我一放學回家，就立刻發了一頓脾氣。我不確定自己為什麼暴怒，媽媽也摸不著頭緒。我死命地尖叫、丟東西和跺腳。我想讓媽媽知道我有多聰明，但我覺得失敗了。我無法告訴她學校發生什麼事，因為我感到羞愧，也因為我根本不曉得為什麼自己說不出話來。

我到底是怎麼了？此刻媽媽看我的眼神，就像當她的朋友問：「她到底怎麼了？」那樣地充滿疑惑、痛苦和絕望。

我希望自己能像哥哥和姊姊一樣，讓媽媽感到光榮，但是我卻讓她心痛。她知道我很聰明，並且每天如數家珍。她說，接生的醫師告訴她，我很特別……我超齡的聰明，我的反射動作不但達到標準，而且比其他嬰兒還好。我好喜歡媽媽講這些事，剎那間我感到自己好特別、好聰明，並且被瞭解和關愛。

但是，隨著我每天沉默地走向公車站，這些美好的感覺慢慢消失了。這段路是我每天沉默牢籠的開端，接著在閱讀和團體活動時間，我無聲地掙扎，強烈感到羞辱。每天我至少尿一次褲子，因為我無法說出想上廁所，只能低頭看著地上一灘尿。

在這段期間，媽媽的疑惑變成了惱怒。「我要寫信給老師，堅持她必須讓你隨時可以上廁所。」這聽起來似乎是個好方法，但是我根本無法站起來走去廁所。我永遠等不到好時機，可以突然站起來而不打斷上課，或不會引起大家的注視。

日復一日，我穿著媽媽精心縫製的花布洋裝上學，卻把它弄得髒汙潮濕。我已經習慣老師對我說：「你為什麼就是不能站起來去上廁所呢？」我曾經喜歡過這位老師，但她不瞭解我，沒有幫助我。事實上，我感覺到她的不耐煩，我實在是個沉重的負擔。

瑪麗安的敘述，表達了許多選擇性緘默者童年學校生活的共同回憶，本章接下來便要詳加討論。

選擇性緘默症的嚴重性常被忽略

氣質屬於焦慮或敏感的孩子，剛入學時呈現暫時性的緘默，其實很常見。這些孩子大多過了幾個月，適應嘈雜忙亂的學校環境之後，就會開始說話。因此，選擇性緘默症的診斷，排除了孩子開始上學的第一個月。

但是，一旦在學校發生緘默行為，可能會持續很久，將上學變成水深火熱的痛苦經驗。

道恩描述兒子湯姆的經歷：

湯姆的學校生活從來沒好過。學業方面他很聰明，但是整個小學階段，他只能勉強做到點頭或搖頭，即使最放鬆的時候，頂多也只能輕聲地模糊說出一個字。我送他

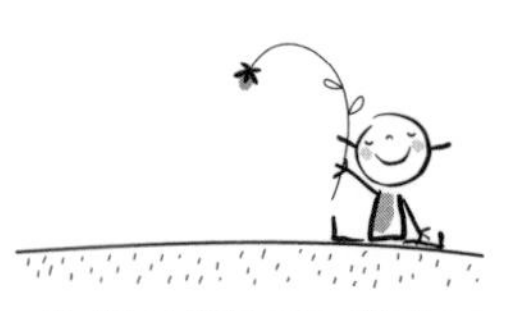

上學時，只要一停車，他立刻停止說話。在走向學校的路上，如果我跟他講話，他會狠狠地瞪我。上課時，他從來無法開口回答，即使心裡已經憋得快爆炸了也沒辦法。小學時他經常被忽略，因為他總是認真做事。他是老師心目中的「理想學生」——聰明、安靜、埋頭苦幹。他被遺忘了。

當孩子的緘默行為長期持續下去，學校甚至家長往往忽視了其嚴重性。很遺憾地，從孩子開始上學到得到正式診斷或介入處理，通常已經過了好幾年，因為大人誤以為孩子「長大自然會好」。

人們經常將選擇性緘默症與一般的害羞混為一談。

薇薇安寫道：

我相信不管是學校或我媽媽，都沒有真正瞭解這些困難的嚴重性。他們只是以為我極度害羞，長大了自然會好。

選擇性緘默的孩子在任何教室裡，都應該是最不干擾秩序的學生，因此他們的行為可能受到忽略。畢竟，他們不會、也無法引起任何麻煩！

莎拉寫道：

人們會注意到我的安靜，所有教過我的老師都曾向我爸媽提起。但是因為我功課很好，緘默的行為從未被認為需要認真看待。我在家裡說話正常，所以爸媽也沒有採取任何行動。

選擇性緘默兒童與同儕的關係

在班上，選擇性緘默的孩子所引起的反應不一，其中有許多是受到同儕的完全接納，以替代性方式來溝通；但是有些則遭到同學，甚至老師的霸凌。本章僅簡短探討霸凌，將在第八章〈選擇性緘默症與霸凌〉深入討論。

有些小孩對於不說話的人充滿了好奇。凱特在小時候曾經歷數次跨洲搬遷，她寫道：

我剛開始上學時，覺得自己和別人不太一樣。我想其他同學覺得我很有趣……記得總是有些同學想坐我旁邊或和我玩，雖然我不說話。我們找到了不必對話的溝通和遊戲方法，這對於五歲的幼兒來說似乎完全可以接受。

一位朋友在生日派對上向媽媽介紹我時，表現出她對我的看法：「這是凱特琳，她不說話，因為她來自非洲。」

或許她有一部分是正確的，我住在南非時已經有選擇性緘默了。搬回北英格蘭對我來說又是一個巨大而可怕的變化。我不但轉換在不同的國家和文化之間，同時也開

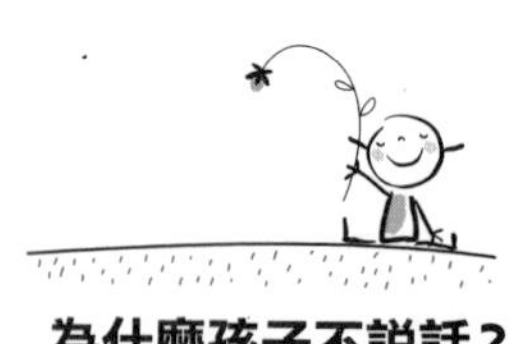

始上學，五歲的我又成了當地「新來的女孩」。

丹妮兒描述自己雖然不說話，但仍然擁有很美好的友誼：

> 我有一群好朋友，他們不管做什麼事都會找我。他們會和我暢快聊天，即使知道我不可能回答。他們會將所有的問題都改成只需要用「是」或「不是」來回答，好讓我以點頭或搖頭來表達。

凱莉則和一位朋友發展出簡單的溝通密碼：

> 我在學校有一個朋友，我們以碰手的方式溝通，碰一次代表「是」，兩次代表「不是」。

事實上，許多選擇性緘默的孩子會利用其他人代替他們說話，例如有時候，我弟弟會代替我講話。

有時，選擇性緘默的孩子並非完全緘默，而是可以對一、兩個小孩開口。莎拉無法解釋為什麼她能對某個小孩說話，對其他小孩卻不能，她寫道：

> 我記得曾跟一個同學成為朋友，她是我在小學和中學期間，除了家人之外所交的唯一朋友。我是在小學四年級認識她的，接下來的兩年我們是朋友，我偶爾會和她說

話（但只在學校以外的地方）。直到今天，我還是不知道為什麼自己能跟她說話，但和別人卻不行，我不記得是否與焦慮有關。

選擇性緘默的孩子比較缺乏承受無法預測事物的能力，對他們來說，其他小孩可能無法預測。尼基覺得有個女孩的友誼難以捉摸，她在某些情況下是朋友，別的情況則不是：

班上的另一個女孩在學校外面對我很友善，卻會在學校裡欺負我，我記得因此感到傷心和困惑。也許她這麼做是為了不想讓其他同學知道，她和這個怪異、不受歡迎的女孩當朋友。

艾莉森小時候嘗試和一個同學當朋友，但那個同學卻冷落她，從此，艾莉森在學校完全無法說話。她寫道：

小學三年級時，班上有個女孩想和我做朋友，那是第一次有同學真的對我有興趣。我逐漸試著和她溝通，剛開始是寫字條，後來，進展到以耳語說一個字來回答她的問題。有一天，老師派我們兩個到教室隔壁的老師辦公室去做事。在那個隱密的空間裡，我鼓起勇氣想和她說話，她卻斥責說我真是麻煩。從那天起，我在學校再也沒

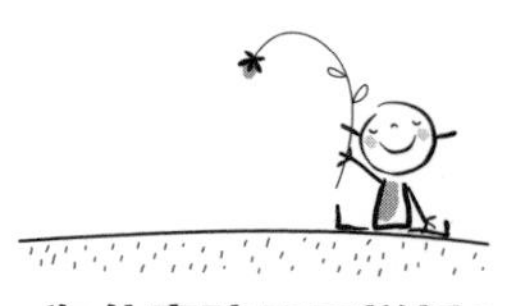

有對任何同學說任何一個字。

感到孤立、疏離與被排擠

孩子一旦在學校不能說話，便容易感到不受接納，他們經常覺得孤立、疏離和被排擠。貝蒂描述她在學校的孤立感受：

> 我渴望擁有朋友，卻不敢說話、笑出聲音或走近別人。大家都以為我只是太害羞了，同學問我為什麼不說話，我只是聳聳肩，其實我自己也不曉得。小時候玩的遊戲大多不需要講話，所以如果有人邀我加入，我會玩鬼抓人、輪流盪鞦韆或溜滑梯，或是打壘球。只要不必說話，我就沒問題。但是如果沒人邀請我，我就孤單一人，我害怕走過去要求加入。我經常站在校舍北側的後門，看著其他小孩玩。有一次，我記得獨自一人坐在操場邊緣的鞦韆上，幻想著如果自己在舞台上唱歌，大家聽到我的聲音一定很驚訝。我常常做白日夢。

雅德安妮寫到自己無法像其他孩子一樣和人溝通，因而受到排擠：

分組討論的時候，和我同組的同學總說：「她沒有幫忙。」雖然我其實是想要有貢獻的。

有時候，全班一起朗讀班規，是我在學校唯一發出聲音的時刻。下課時，我會玩教室裡的玩具。但是大家長大後逐漸不玩玩具，轉而玩團體遊戲。最後我不玩了，只在一旁觀看。我覺得因為選擇性緘默症的篩檢和治療不足，使我錯過了正常的童年。

在沉默中度過童年學校生活的孩子，可能覺得自己和同儕不一樣並且疏離。溫蒂不但有選擇性緘默，而且提早進入青春期，這更加引起別人的注意：

我大概七歲就進入青春期了，在這方面我領先同儕許多年。打從上學以來，我就和別人不一樣，因為我不說話也不和人互動，而提早進入青春期更凸顯出我的不同。這讓我從很小開始就感到困窘、害羞，覺得自己不正常。這也引起更多的注意，把我變成大家好奇和揶揄的對象。我記得大約九歲時，我小心翼翼地調整衣服，遮住我發育中的胸部。

老師的影響

身為專業人士，老師對於教室裡選擇性緘默孩子的反應差異極大。有些很棒的

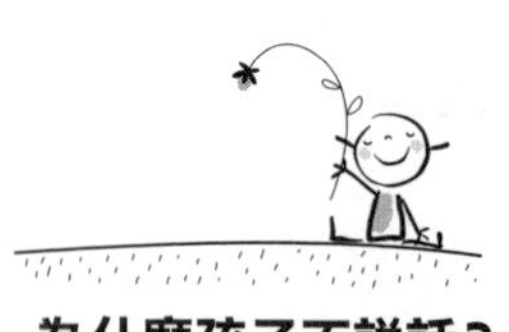

老師盡全力讓選擇性緘默的孩子融入班上活動，以同理心對待他們；但也有些老師似乎想盡辦法，讓選擇性緘默孩子的學校生活更難過。

丹妮兒提到小時候支持她的學校老師，雖然她不說話，但老師們仍然設法讓她參與班上的活動：

我在托兒所度過了最快樂的時光，因為我對於自己的任何問題都渾然不覺。老師們總是盡量讓我參與所有活動，演戲時我總是被分配到很好的角色，只是沒有台詞。我在家把朗讀錄音下來，讓老師評估我的學習狀況。儘管缺乏選擇性緘默症的知識，老師還是很支持我，盡力幫助我。雖然我不說話，但老師待我並未和其他同學有任何差別，所以同學們也接受我。除了讓我以非口語方式參與所有活動之外，托兒所的老師也盡力引導我說話，不過，總會以我覺得舒服的方式進行。

薇薇安也憶及一位學校祕書自願幫助她融入其他的小孩：

我在幼兒園經歷了困難的一年，然後媽媽再婚。五歲半時，我換了新學校，這真是我所上過最好的學校。我繼父有個熟人恰好在學校擔任祕書（在此我稱她為W女士）。入學前，我和她碰面，她說我將到一所很棒的學校，那裡的孩子很友善。她還說我不用擔心，因為她會照顧我。結果證明，W女士的話都是真的！

> 我六月才開始上學，但是大部分同學已經上學快一年，建立了穩定的朋友圈。我上學後的第一次遊戲時間開始時，我獨自站著看其他孩子玩，不知所措。不一會兒，W女士就從辦公室走出來，帶著我在操場到處走，介紹我認識同學（我並沒有說話的壓力，因為都是她在說話）。她發現有一群住在我家附近的女同學，正在一起玩，於是問我想不想加入。在這個新環境，我突然發現自己可以和其他小孩說話，不過還無法帶頭交談。W女士後來又幫了我好幾次，她彷彿以確保我總是有朋友陪伴為自己的任務。
>
> 我的導師也很棒，她總是不動聲色地關心我，在我卡住時適時伸出援手。學校散發出溫暖和歡迎的氣息，使我這個敏感的孩子得以成長。我的閱讀突飛猛進，對於數字建立了信心，同時我也開始在學校以外的地方說話了。

有些老師願意做一切的嘗試來幫助孩子開口講話，其中還算好的例子是使用獎勵。雖然這不是錯誤的做法，但是事實上，孩子的焦慮可能無法光靠獎勵來減輕。況且，我們必須小心過度誇獎和注意孩子在說話上的努力，因為這樣可能增加孩子的焦慮，因而提高困難程度。

雅德安妮寫道：

> 除了在家裡以外，我總是非常安靜。小學一年級時，導師會將我抽離教室，安置

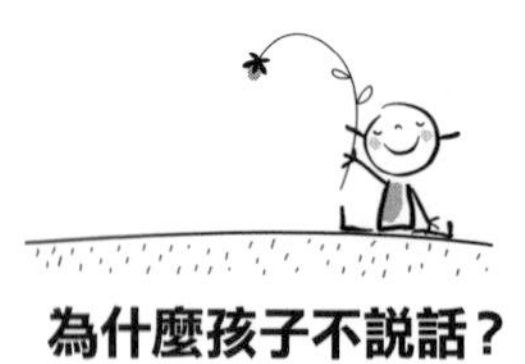

在小組裡。在那裡，有一位老師鼓勵我多說話，我只要有說一個字來回答問題，她就會給我一顆珠子，練習結束時就可以串在手環上。

需要注意的是，獎勵和賄賂通常沒有用，因為孩子會看透背後的企圖！

例如，尼基便寫道：

學校以賄賂的方式企圖讓我說話。只要對選擇性緘默症稍有瞭解的人都知道，賄賂沒有用。有一個賄賂方法，我到現在想起來還覺得好笑，就是如果我講話了就可以吃冰淇淋。我記得當時心想：「我無論如何都不會得到冰淇淋，因為根本就沒有冰淇淋販賣車！」

很遺憾地，有些老師可能採取更不明智的做法，想要拐騙孩子說話，卻總是招致反效果。

丹妮兒寫道：

雖然我上學時不說話，但是有時放學後，當大家都已回家，我會待在學校操場和爺爺玩。此時雖然在學校，我卻可以正常講話。有一次，老師們躲在牆後面想要聽我說話。我和爺爺正要離開時，他們忽然跑出來，說能聽到我說話真好，但這使我又退

> 回緘默的硬殼裡。一旦意識到他們可能聽見我講話，我立刻閉緊嘴巴，變得比以前更內向。當時很少有人瞭解選擇性緘默症，老師們以為鼓勵我是對的。現在回想起來，相反的做法可能比較有正面作用。

有許多老師盡力而為，但是也有相反的例子。有些老師似乎特別針對班上選擇性緘默的孩子，刻意殘酷地對待。這種現象並非只存在於過去，現在也有。有的老師面對選擇性緘默的孩子時，似乎會在某些層面上感受到威脅或挑戰。

艾莉森寫到一位老師指責她沒有禮貌，並且對她大吼大叫：

> 我五年級的導師不斷地指責我不說話沒禮貌。有好幾次，她點我回答我卻做不到，她就在全班面前對我大吼，我當場哭了。
>
> 在她班上幾個月之後，我請求父母讓我轉班，後來雖然如我所願，但我永遠不會忘記那個老師，以及她對我有多麼殘酷。

溫蒂寫到，有一位老師特別針對她的選擇性緘默症，對她百般排擠：

> 在學校的歌唱時間，我從不開口，可是我知道所有歌曲的歌詞，回家還會教玩具唱歌。但我記得老師曾因點名時我沒有回答，而在說故事時間罰我坐在教室外面。我也記得老師企圖迫使我開口要回作業本，我無法開口，於是被罰站在教室前面，而其

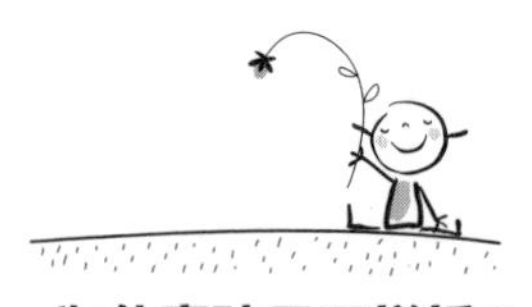

他同學則繼續寫作業。

最後，薇薇安寫到一位老師對於她的臉部表情覺得嫌惡（表情木然、僵硬，是許多選擇性緘默孩子的特徵）：

有一位老師特別討厭我的表情，認為我傲慢不屑。她因為我們班在遊戲時間結束時沒有立刻排好隊，已經很不耐煩了。不過，我的面無表情才是惹她暴怒的導火線。

上廁所的問題

在早期的文獻資料裡，選擇性緘默症與遺尿（尿褲子）之間有著近乎神祕而玄妙的連結，年幼的孩子尤其如此。其實顯而易見地，選擇性緘默的幼童之所以尿褲子，是因為學校或老師面對無法說出想上廁所的孩子，並未設法照顧到他們的生理需求，這一點都不神祕！然而很遺憾地，許多幼童的確會尿褲子，因此所造成的尷尬和困窘，只會使選擇性緘默症惡化。但是非常明顯的，這不是孩子的錯，而是學校的錯。學校應該提供簡單又不會引起注意的方法，讓選擇性緘默的幼童可以上廁所，這應是幫助他們適應學校生活的優先措施之一。

上廁所是選擇性緘默者經常碰到的問題，我撰寫本書的過程中蒐集到非常多的例子，但是在此我只選出一個。選擇性緘默症可視為令人失能的障礙，因此，剝奪幼童如廁方便的權利，可能構成一種制度性的壓迫。凱特寫道：

> 當時我可以跟一個女孩說話，她充當我和老師、同學之間的翻譯，但是有些事我無法對她說。
>
> 我最大的恐懼是上廁所，因為我不可能說得出來。我試著利用遊戲和午餐時間去上廁所，但有時候並沒有這麼順利。
>
> 記得七歲時，有一次我想上廁所，我鼓起勇氣試著說出來。那時候我已經可以講一點話，但通常是耳語。此時我聽到有同學說要上廁所，正想趁機說：「我也要！」但話還沒出口，老師的反應卻讓我僵住了。
>
> 「你不應該問『能不能』上廁所，你當然能！你應該這麼問：『請問我可以去廁所嗎？』」
>
> 這使我更無法開口，只好全力專注於憋尿。不幸的是，接著是集會時間，我們都得進禮堂。我記得自己坐在一大灘尿之中，失控哭泣，然後在眾目睽睽之下被帶出禮堂。

家長和老師可以積極合作，找出方法因應孩子的個別需求，例如：孩子可以做手勢或打暗號，低調地讓老師知道；或是大部分或全部同學不在時，讓他有機會上廁所。

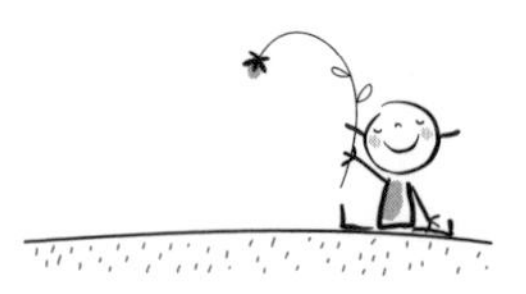

吃東西的問題

除了上廁所之外，選擇性緘默孩童另一個常見的困難是在公共場所吃東西。

貝蒂寫道：

記得我在學校餐廳不敢站起來倒盤子，因為怕別人看到我沒有把食物吃完。我一直等、一直等，直到餐廳只剩下我和廚師，最後我終於鼓起勇氣偷溜出去，回到教室。

吃東西和選擇性緘默的共同點是，都和「嘴巴」有關。事實上，我碰過的一些選擇性緘默孩童，都會經常碰觸或遮蔽嘴巴。我也記得自己曾經這麼做，不過我吃東西沒有問題。

丹妮兒寫道：

我的選擇性緘默症嚴重到使我無法張開嘴巴，我吃東西時必須緊閉著嘴唇。

凱莉除了寫吃東西，還寫到有關發出聲響的困難，例如：咳嗽、打噴嚏，或笑。這些恐懼都是關乎想要避開別人的眼光或看法。我小時候對聲音極度敏感，幾乎可以觸摸和感應到別人的想法。

凱莉寫道：

我在學校餐廳吃東西也感到非常不自在。走進禮堂參加集會時，會因感覺受注意而緊張。我不只無法說話，也無法咳嗽、打噴嚏，或大聲笑出來。集會時，我彷彿冰凍在座位上，連站起來都很困難。我無法向前看，總是往下看，好像我很怪異或和別人不一樣。我無法直視任何人。

我總是獨自在操場站著，無法參與任何遊戲。我無法在學校餐廳吃三明治，或是吃得很慢，彷彿永遠吃不完。我覺得好像所有人都在看我。

情緒問題

如同第一章所描述的，我自己的選擇性緘默症似乎源自於依附障礙，而表現在我可以或無法說話的模式。某些人因為和我生命中的依附對象具有關係或連結，所以令我感覺受到「威脅」。我也傾向於對幾乎完全陌生的人產生情感依附，雖然我盡力加以抗拒，但有時仍會失敗。在我童年時期，依附障礙則顯現在學校偷書和偷筆的行為。

我們在第三章曾提過，依附障礙與分離焦慮常見於選擇性緘默的幼童。

凱莉寫道：

我在學校經常哭，老師以為我生病了，就讓我回家，其實我只是很不自在、焦慮

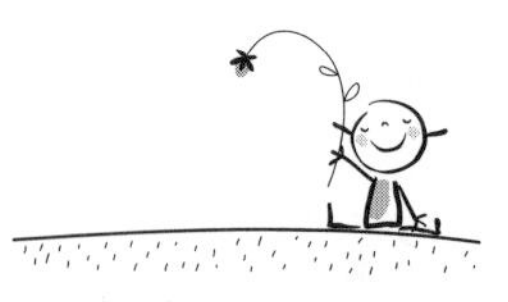

和害怕。我覺得很不快樂、孤單，還有和別人不一樣。我也感到困惑：為什麼我不能說話，而別人卻可以？那時候，我完全不知道自己到底怎麼了，我只被貼上「自願性緘默症」的標籤，這是當時的名稱，後來才改成「選擇性緘默症」。

學校生活對於選擇性緘默孩童而言壓力非常大，以至於他們往往在學校忍了一整天，回家馬上情緒崩潰。

道恩描述兒子湯姆的情緒問題：

> 湯姆無法承受任何不一樣的事物。便服日會令他沮喪到無法上學。他在家裡的行為就像定時炸彈，隨時準備爆炸！他在學校不斷壓抑和控制自己的情緒，一旦回家之後，任何小事都可能讓他大發雷霆。他嘶吼叫罵，好像憋了一整天的每一個字都得釋放出來。

在此必須說明，有些選擇性緘默孩童把最糟糕的行為留給了父母。他們在學校裡嚴重壓抑，回到家和父母或兄弟姊妹起衝突似乎是不可避免。我認為一些（但絕非所有）選擇性緘默孩童，其緘默所隱藏和壓抑的，不只是內心的焦慮，還有幾乎所有其他情緒，包括但不限於快樂、不快樂、關愛、親密、溫柔或生氣。我絕對不可能對我的父母情緒崩潰，他們不會容忍這類行為，因此我猜想我比大多數選擇性緘默孩童更壓抑。即使在最近，當我無法說話時，我仍然感到幾乎被所有情緒淹沒。在這些時刻，我好像又回到小時候，多年以前那些無法處理、封藏已久的情緒，再度將我淹沒。一旦陷入緘默，我的說話規則和情緒都屬於小時候的我。

精神科醫師與心理醫師

由於選擇性緘默的幼童在學校可能會哭泣，或是表現出明顯的焦慮（不過我在學校裡不哭，據我所知也並不特別焦慮），他們可能會接受精神科或心理醫師的治療。在這方面我所蒐集到的訊息大多是負面的——精神科和心理醫師無法幫忙或不知如何幫忙。但也可能正因為治療有效，所以不會收到成功例子的消息。

哪些治療方法有效？哪些無效？有多少選擇性緘默的孩子痊癒？有多少沒好？這些問題需要更多研究來證實。請注意，有些治療師（尤其是曾親身經歷選擇性緘默症的治療師，以及具有特殊專長的語言治療師）的確能讓幼童奇蹟般地好轉（詳見本書第十四章）。

丹妮兒寫到幼年時期接觸到的許多精神科醫師：

> 我看過成串的精神科醫師，沒有一位知道我怎麼了或可以如何幫助我。其中有一個我看了兩年，她甚至曾到學校評估我的狀況，讓我尷尬不已，因為她真的束手無策

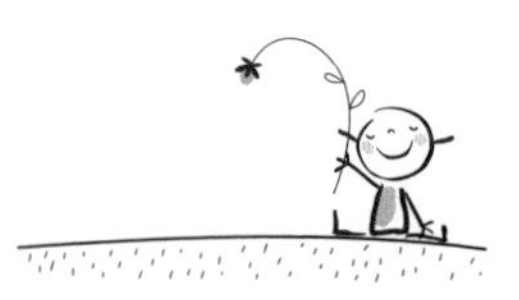

> 了。那時我尚未接受診斷，所以沒有清楚的計畫，不曉得下一步要怎麼做才能幫助我進步。
>
> 我曾經每週一次在放學後到鄰近的醫院就診，精神科醫師用盡方法想讓我說話。通常他們會問我問題，我把答案寫在紙上。接著是半小時的舒緩運動，我躺在地板上，閉起眼睛，跟著錄音帶的指令想像一些畫面。對成人來說，這可能是個好方法，不幸的是，當時我只有八歲，一心只想著待會兒回家要跟誰去踢足球。

尼基也寫到有個陌生的大人（兒童精神科醫師）進教室觀察她：

> 七歲時，媽媽問我為什麼在學校不講話。我指著肚子說，這裡好像有東西阻止我在學校裡說話。
>
> 我記得有一個男的在教室裡四處走動觀察。我把作業藏起來，因為我有一題不會，我不想讓他發現我無法開口求助，這樣會很丟臉。現在回想起來，我才知道他其實是兒童精神科醫師，特地來觀察我的狀況。事後，他要我爸媽不必擔心，我功課跟得上，沒有什麼「問題」。我想，他治療過類似狀況的孩子，但他並未提供任何幫助我克服困難的建議。

我們應該注意到，以上敘述中的評估及治療幾乎沒有效果。選擇性緘默者若在幼年時期接受細膩而適當的治療，便可能完全痊癒，例如：經由語言治療師，或者受過一些訓練的幼兒園或小學老師的協助。然而，教育體系錯過了很多、很多的選擇性緘默小孩，讓他們長期孤立無援，不但影響教育成就，也可能會影響到心理狀況（這是我自己的情況，而不是丹妮兒或尼基的）。

讓親人融入學校環境

有些幼兒園或小學老師試著讓選擇性緘默孩子的親人融入學校環境。這個方法的確值得採用，以便發展為一次一小步的計畫，來幫助孩子在學校裡說話。

對尼基而言，將她哥哥融入學校環境的做法很成功。可惜沒有持續下去，否則這可能是幼年學校生活中，解開選擇性緘默的一把鑰匙：

我上學的頭一年，雖然沒有說話，但是仍然努力交到了一些朋友。老師對我充滿諒解和耐心，她提議讓我哥哥進教室，看我能否能對哥哥朗讀，讓老師坐在後面聽到。雖然我記得老師就坐在附近，但我感到自在，很樂意在教室裡對著哥哥朗讀。我哥哥也很樂意過來幫忙，他說因為可以躲掉數學課！直到今天我都相信，如果我一直待在那間學校，那我早就克服選擇性緘默症了。

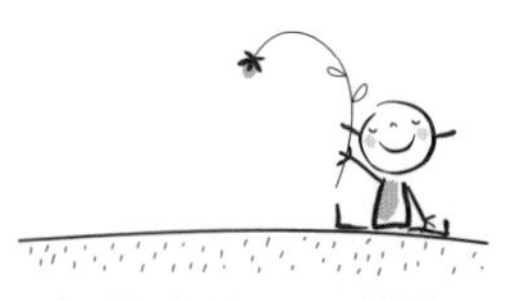

然而，尼基就讀的下一所學校拒絕了使用同樣的方法，使得她的進步情形完全停擺：

轉學之後，我每天早上都害怕點名。老師會叫我的名字好幾次，我無法回應時則需要找我，然後我想我會點頭。我的閱讀跟不上進度，讀得很慢，我猜是因為我無法對老師朗讀。媽媽提議讓我哥哥進教室，我對他朗讀，就像之前學校的做法，但是老師不予理會。我其他的科目也退步了，大概是因為我無法說話，就算遇到了困難也不會開口求助。

聽力問題

為這本書蒐集資料時，我發現有些選擇性緘默者在小時候曾有耳鼻喉方面的問題，例如在第十七章裡貝絲的故事，以及金柏莉的故事（散見於本書各章中）。

道恩寫到她的兒子湯姆：

湯姆有耳鼻喉方面的問題，他有一點聽障。多年來，我們將他的口語發展遲緩歸因於此。但以我現在的知識回想起來，那時他已經開始出現溝通困難的情況了。湯姆在六歲前一直在接受口語和語言治療，大家都認為湯姆不說話是因為他很害羞，加上曾有一段時間因耳朵生病而輕微耳聾。

道恩繼續寫道，湯姆的選擇性緘默症使他連經歷痛苦的手術時，也發不出任何聲音：

湯姆九歲時，耳朵開刀切除良性腫瘤。基本上是從耳朵後面劃一刀，把耳朵往前拉開，再鑽進顳骨乳突部清理耳骨，最後全部回復位置。過程非常痛苦，但湯姆卻沒有發出任何聲音。三週後，湯姆突然嚴重肚子痛。在急診室裡，他不管被按或戳都沒有表現任何情緒。即使得了急性盲腸炎，他仍然不出聲音也不掙扎。我這個做媽媽的，在這種情況下才深刻瞭解到選擇性緘默症的影響多麼巨大，他就算再痛苦，還是開不了口！

當然，有些亞斯伯格症的孩子也傾向於活在自己的天地裡，對外界充耳不聞。溫蒂到了成人時期才被診斷為亞斯伯格症，她寫到自己的經驗：

媽媽曾說有人問她，我的聽力是否有問題，因為老師叫我們收拾玩具到外面玩時，我都不理她，繼續做著自己的事。我的聽力沒有問題，媽媽會回答：「沒有問題，我想她是忽略了你的存在！」

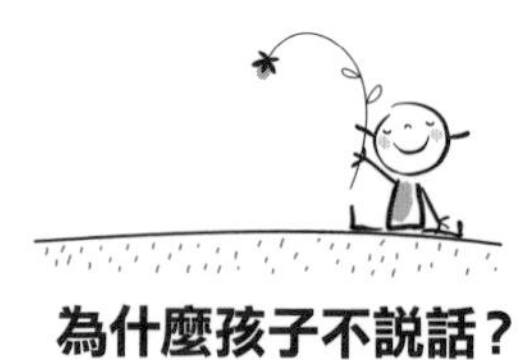

漸漸長大之後

就我自己的經驗而言，記得我小時候不說話，別人會說我「可愛」。但是隨著我長大，這種形象漸漸消失了。事實上，我對於不再被說「可愛」，不再被理所當然地接受，感到相當失落。

凱特敘述在學校裡，因為自己的選擇性緘默症，大家接納她的態度隨著她長大而有所轉變：

當我漸漸長大，過去我所感受到同儕對我的接納，起了變化，還有身邊的大人也是如此。我發現自己遭受愈來愈多的質疑，尤其總是被問：「為什麼？」當我長大了些，周遭對我的疑問更加頻繁。

對選擇性緘默的人來說，沒有比向別人解釋自己更困難的了。所有別人曾經問過我的問題，彷彿被綑綁在一起丟入時空隧道，當又有人問起時，炸彈就引爆了。「你為什麼這麼安靜？」這些字印在書上看來多麼無辜，我不知道如何表達當時我聽在耳裡的強烈感受。這真是我最無法回答的問題，總是讓我完全卡住，喉嚨被一大坨情緒噎著。在那當下，我不可能將情緒化為文字，我真的感覺時間凍住了，混亂扭曲了我的視線，而周遭則繼續如常。

最令我不解的是，我從不真的認為我很安靜。在學校，大家都說我是「安靜的人」。但是我的腦子很忙碌，充滿創意並且大聲表達。所以，我總覺得說我「安靜」沒有道理。

我一向對於所有微妙的溝通方式都非常敏感和注意，包括：臉部表情、身體語言、想法與感受。有時候，訊息強烈而繁複，超出了我的承受範圍，所以期待我精確挑選幾個字來回應這一切，似乎是不可能的任務。

現在，我會這樣回答問題：「我並不安靜，是你沒有好好聆聽！」因為口語上的緘默其實是我所用過的溝通方式中，最大聲的。遺憾的是，在童年和部分的成人歲月中，我真正想說的話並沒有被聽懂。我感受到一股龐大的壓力，因為周遭人要我說話，加上我的個性會急切地想要取悅別人。

後來，我漸漸在每一種情境下都能說話。一旦開始可以講話，我便老是為了融入團體和被人接受而說話。我以說話來滿足別人的期待，我說的話不是自己的，我只不過假裝是自己的。

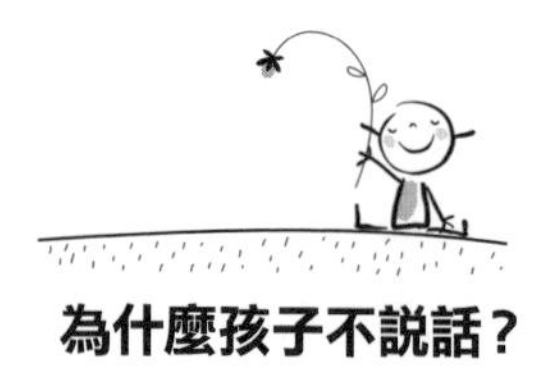

【第五章】

選擇性緘默者的中學生活

——卡爾．薩頓、凱莉、蘿西、凱倫、金柏莉、薇薇安、丹妮兒、琳恩、泰莎、萊絲莉與莉茲

對於許多選擇性緘默的孩子而言，上中學是一大挑戰。小學可能是小型的社區學校，每學年只有一、兩位老師，能夠包容孩子說話的困難。但是，中學的環境可能冷漠而忙碌，許多老師不一定有意願或時間來注意個別學生的情緒或教育需求。事實上，並非所有選擇性緘默的孩子都能順利度過轉換的關卡，因此有些孩子會在家自學（比率未知，但並非少數）。他們可能一上中學就在家自學，或是適應一段時間，無法承受之後才開始自學。在下一章便包括在家自學的例子，以及其他選擇

性緘默中學生家長的經驗。

第五章

選擇性緘默者的中學生活

開始上中學了

選擇性緘默症可能成為非常長期的障礙。進入中學的選擇性緘默孩子，很可能已深受其苦許多年。雖然他們勉強可以度過小學階段，但是，中學的環境卻可能讓他們無法承受。

凱莉在長大之後克服了選擇性緘默症，她描述自己孤立難耐的中學生活：

上中學時，我已經受選擇性緘默症之苦九年了。我一點進步也沒有，只有更嚴重。我發現中學的日子比小學更難過，因為我更需要說話，也更被期待說話。整個中學期間，我都沒講半個字，我感到非常的孤立和寂寞。老師們並不諒解，他們以為我故意引人關注。我不但說話很困難，連點頭或搖頭都很難。我害怕做任何可能會引起別人注意的事。集會時，我走進去和走出來都舉步維艱，我僵硬地坐著，動彈不得。我害怕在別人面前咳嗽或打噴嚏，總是試圖憋住。我也無法放聲大笑，只能微笑。

我多希望能融入大家，但就是做不到。我不只不能說話，任何可能被人注視或引人注意的事，我都做不到。我無法在學校的餐廳吃午餐，覺得大家都在看，所以有時

候會躲到廁所去吃。我無法注視任何人，走路時總是看地上。上課時，我總是用手遮住臉或嘴巴，應該是想要把自己隱藏起來。

有些選擇性緘默者形容中學是「生命中最艱困的時期之一」，有些人則對中學感到失望，因為想要改變自己的希望落空了。

蘿西寫道：

上中學的第一天，我覺得自己長大了。我先到一位朋友家（她是極少數我可以稍微說話的人之一），再一起和其他幾個人走進學校。我感到被接納，我想，或許這是我改變自己的機會。

可惜，事情並未如我所願。一進校門，到處都擠滿了人，我感到壓力排山倒海而來。點名時，我勉強擠出聲音應答，但是很多老師沒有聽到。很快地，他們點到我時，會抬頭看我在不在。

其他同學不瞭解我為何不說話，因此拿我開玩笑。由於我從不回應，他們很快就失去了耐性，有些同學甚至非常殘酷。我開始害怕去上某些課，並且經常在廁所裡吃午餐，因為我不敢一個人坐在外面的椅子上。

如果有人被安排坐在我旁邊或和我同一組，他真的會咳聲嘆氣。我老是一個人度過每一堂課，不說話、不出聲笑，甚至不微笑。我只顧低頭做事，盼望時間趕快過去。我非常孤單，有時候難以忍受。如果可以像別人一樣正常，根本連想都不用想，要說話就說話，那我願意拿所有東西來交換。那時，我厭惡自己和別人不一樣，總是感到自己格格不入，不發一語。

孤立的感覺

很自然地，選擇性緘默的孩子在中學階段，可能感到非常孤立，無法融入群體。他們可能覺得自己很突兀，格格不入，好像鎂光燈永遠照著他們。

凱莉寫道：

我剛上中學時，交了兩個朋友。我從不跟他們說話，但是可以碰手來溝通。碰右手表示「是」，左手表示「不是」，兩手都碰表示「不知道」。我覺得教室裡其他人比老師更能諒解和幫助我。雖然有兩個特別的朋友，但我還是覺得自己跟別人很不一樣，感到孤獨和寂寞。我和別人之間似乎隔著一道牆，我真的很想和大家一起開開心心地有說有笑，但是，恐懼阻擋了我。上課需要幫助時，我無法求救，只能呆坐著，祈禱有人會注意到我需要幫忙。

凱倫描寫自己因選擇性緘默症在學校所受到的焦慮和壓力，隨時處於高度警覺

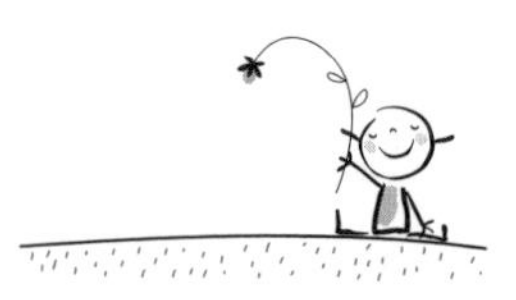

狀態令人非常疲累。

如果可以選擇，我會盡量坐在大教室靠最後方的位置，那裡讓我感到比較安全，方便看到任何進入教室的人。我可以看到所有同學，並且躲在他們的頭後面，希望能避開老師的視線。要是不能坐在後方，我就幾乎無法專心上課，我忙著想更重要的事情：他們在看我嗎？為什麼看我？在看什麼？他們在想什麼關於我的事？我做錯了什麼？……以此類推，沒完沒了。每天都彷佛參加馬拉松賽跑，覺得好累。當然也有相對好過的時候，但是差別不大。

金柏莉寫到中學時期的痛苦經驗，包括自我傷害：

上工藝課時，我用機器裁剪鐵片，然後試著用工具把它摺成盒子，完成之後將用來評分。有些男生提早做完，正到處幫忙女同學。此時，喬凡尼向我走來，露出歪嘴咧齒的「把妹笑容」。

「需要幫忙嗎？」他問：「你看！像這樣。」

我微笑了一下，心想他竟以為我和其他任何女孩一樣正常。但他馬上摧毀了一切。

「你好害羞！難道你都不說話的嗎？」他問。

我用力吞口水，找到了我的聲音。

「難道你都說個不停嗎？」我反問，以其人之道還治其人之身。

他放下我的盒子。我看著他手掌朝上，倒退著走開，後來他再也不和我講話。

那天晚上，我偷拿了媽媽的打火機，點燃火，在手臂留下一些半月形的傷痕。我該如何解釋我的聲音消失了？我不是害羞，而是有更大的問題。我討厭「害羞」的說法，這就好像你被診斷得了憂鬱症，卻有人對你說：「快樂一點！」我無法「開口就說」，因為話都卡住了。我的許多意見、想法和感受，都無法表達，每天晚上我都為這不公平的一切而哭泣。無論我多麼努力，就是無法改變！我就像一隻精緻繁複的紙天鵝，外表絢麗奪目，但摺紙會撕裂、會崩壞……

日復一日的壓力

在學校一整天緘默，日復一日，這會讓孩子精疲力竭、壓力破表，導致生活錯亂和健忘。

薇薇安寫道：

我焦慮到變得健忘和糊塗，造成多次遲到。我似乎一直惹惱導師，他經常對我吼叫。我上的閱讀輔導班有許多密集閱讀課程，我特別討厭這些課，因為必須在班上朗讀。我很難提高音量讓別人聽見；一旦專注於音量時，往往就會口吃，而且找不到在唸書上的哪裡。我的朗讀聽起來一定糟透了，但是在我腦袋裡，我認得每一個字。

此外，日復一日處於緘默和壓力之下，還可能讓孩子感到完全困住，找不到出口，甚至造成恐慌症發作。孩子也可能很快就感到無法適應學校環境，導致數日、數週，甚至數年的失學日子。

丹妮兒寫道：

> 在我十二歲，上中學快滿一年時，焦慮程度到達了頂點，開始出現恐慌症發作。起初，我和爸媽不知道發生了什麼事，但很快地，情況明顯地非常不對勁。剛開始，我在上學的路上會覺得非常想吐，而且頭很痛，因此，那天送我上學的人就會帶我回家，我回家後一小時之內就會恢復。我因此一整個禮拜沒有上學，於是爸媽發現這不是鬧肚子而已。我去看家庭醫師，他囑咐我每天吃貝他阻斷劑（beta blocker），嚴重焦慮時則另服用煩寧（Valium）。我持續吃了貝他阻斷劑一年半，但只吃過煩寧幾次。接下來的兩年，我的恐慌症並未減輕，我每天被學年主任和教育社工員帶進學校。週末過後開始上學時，社工總是說我有「週一憂鬱症候群」，如果是這麼容易就好了。
>
> 最嚴重的時候，我一個晚上恐慌症發作多達六十次，每次五到十分鐘，這樣的狀況持續了三年。因此，我必須在每晚只睡兩小時的情況下，參加中學會考。最後，焦慮實在太嚴重，我甚至無法出門，因而我十二和十三年級大多沒有上學。結果，我的

會考不及格，必須重讀一年再考。

我小時候在家是緘默的，雖然曾經有恐慌症發作，卻必須獨自承受，因為無法告訴父母。我會坐在床上，緊抓著胸口，感覺快要「發瘋」。從我自己的經驗來看，即使克服了選擇性緘默症，恐慌症發作和巨大壓力仍然可能持續。即使現在，選擇性緘默症最嚴重的時期已經過了二十多年，我還是經常重新經歷當時的壓力，以及當時深陷其中無法自拔的無助感。

其他的情緒問題

選擇性緘默的孩子每天承受了高度的壓力和焦慮，因而可能爆發憂鬱症、飲食障礙等其他問題。許多這樣的孩子會感到自卑，因為覺得自己和同儕非常不一樣。也有些孩子出現強迫行為，比如摳皮症（因焦慮而不停地挖剝皮膚）。我不想嚇到孩子年紀還很幼小的家長，但是有些選擇性緘默的孩子後來確實傾向於濫用酒精或毒品，甚至更嚴重的自我傷害。

薇薇安寫到她在高中時期，出現了憂鬱症及相關的飲食障礙：

我的導師告訴我，九月開學後，我得留級。她說這和考試成績無關，我只是需要

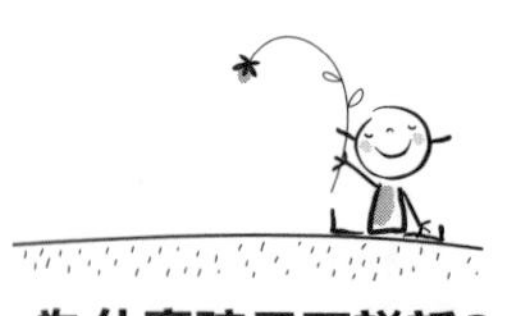

提升自信。

我傷心得不得了，試著告訴她我想和朋友在一起，但她只是笑著說我會喜歡新同學。我央求媽媽介入，但她早已厭倦學校裡處理不完的麻煩。

慢慢地，我陷入了憂鬱症。

那時我並不知道自己有選擇性緘默症，所以把缺乏自信和趕不上同年齡女孩，都歸咎於性格缺陷。我開始討厭自己，負面的想法啃食著我。

我有肥胖的問題，多年來家庭醫師屢次要我節食，都沒有用。但是十三歲那年，我節食成功，達到了體重目標，然而我卻沒有感到高興，反而覺得自己很醜。我開始暴飲暴食，接著又以絕食來彌補。後來這變成飲食障礙，它宰制了我的生活。

我覺得自己很噁心，不配在公共場所露臉。我開始不搭公車，總是繞很遠的路，只為了避免碰到人。

凱倫寫到她在學校時，覺得自卑：

雖然隨著長大，在學校裡，我漸漸懂得事先避開可能的狀況，但是，其實學校生活愈來愈糟，愈來愈複雜。

青春期的確來了，帶來了所有青少年都會經歷的生理和心理變化。如果我以前很自卑，那麼現在更是盪到谷底。外在形象變得更重要了，但是我又矮又瘦，而且發育不良（尤其胸罩早該取代我的兒童內衣了！）。

> 那是一段混亂的時期，我無法相信自己的判斷。我以為是朋友的女生，結果沒那麼好。男生想約我「出去」，即使我避之唯恐不及。我討厭自己的想法、討厭自己的感覺，還討厭自己的生活。

金柏莉寫道，她非常需要改變，因而對中學生活滿懷希望。在這個新環境裡，她不認識任何人，不必面對他人的期待，所以可以扮演全新的角色。她達成目標的方法是喝酒：

> 中學開學前一個月，我差點死掉。我心想，酒精可以讓我「打開話匣子」，所以喝太多伏特加喝到暈倒了。那時我十三歲，不知道酒會毒害我的身體，讓我昏迷，最後死掉。幸好媽媽發現我，叫了救護車。當我從昏迷中甦醒過來時，發現實驗失敗了，自己還是和以前一樣……

最後，琳恩寫到酒精濫用和自我傷害的情況：

> 大約十四歲時，班上有一個住在我家附近的同學邀我出去，我只想要有朋友，就答應了她。我想，喝酒或許能讓我說話，但我喝得爛醉了還是講不出來，連毒品也沒

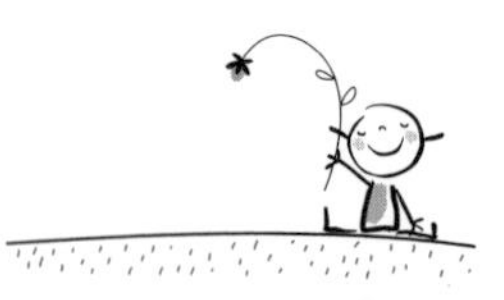

辦法讓我說話。我整晚在街上亂晃、惹麻煩，只有這樣才覺得融入朋友圈。

我無法自拔，於是爸媽阻止我和這些人來往，所以基本上我又沒有朋友了。想到自己的寂寞，我甚至自我傷害。我無法和任何人溝通，表達情緒也極為困難。

爸媽並不知道有選擇性緘默症，我沒有告訴他們。

中學畢業後上大學時，我擁有四張中學會考證書，但沒有朋友。

酒精濫用也見於選擇性緘默症的成人（見本書第七章）。目前沒有資料顯示，選擇性緘默症的青少年或成人濫用酒精和藥物的比率，是否比一般人高。但是我猜測應是如此，因為這是選擇性緘默者親身故事裡經常出現的主題。根據美國焦慮和憂鬱症協會的統計，約有兩成的社交焦慮障礙患者濫用或依賴酒精。酒精濫用或依賴也是其他大多數焦慮障礙的顯著現象。因此，我們可以合理推論，選擇性緘默症的青少年和大人也有此一特徵。

介入治療

在學校環境中，緘默的行為可能「高調」而明顯，因此，有些人會尋求專業幫助。關於在中學階段介入治療成功的比率（包括哪些介入方式最容易成功），目前還沒有相應資料，這個領域仍有待研究。然而，應該補充說明的是，即使是選擇性緘默已經非常固著的青少年，仍然可能有效且成功地加以介入治療（見本書第十四章）。

不過，金柏莉描述了自己接受無效的介入治療的經驗：

> 學校注意到我經常缺課，而且舉止怪異，他們「評量」的方式是送我去做羅夏克墨漬測驗（Rorschach Inkblot Test），然後叫我去看精神科醫師。那位醫師從第一天就打開錄音機，但在所有治療時段中，我從沒說任何一個字。

薇薇安描述一次不舒服的身體檢查經驗，類似我在本書第一章所寫到我小時候的經歷。她在中學時期沒有得到「幫助」，反而被強迫接受檢查和治療，結果完全無效。

> 我爸媽收到一封信，要求父親或母親到學校去，陪我讓校護做身體檢查。當時，學校還要求另一個女生也做檢查。我們被帶到了一間空教室裡，接著，老師要我們把衣服脫光，只剩內褲。我認識那個女生，因此意識到學校是刻意針對「不合群的怪咖」（這還算客氣的說法）。那個女生難過得哭了出來，不願意脫下胸罩，所以督導的老師請來副主任，聯手抓住她，脫掉她的胸罩。
>
> 整個情況讓我非常焦慮，但我勉強脫下衣服，然後被帶到了隔壁教室裡。有個護

理師靠書桌坐著，我媽媽坐在書桌另一邊。我站在護理師前面，她上下打量我一番，但沒做檢查。接著她提到上次媽媽帶我去兒童心理診所的事（那是四年前了），並且詢問為什麼沒有繼續去看診。她規定我從下週開始要去兒童心理診所。

後來，薇薇安和媽媽到兒童心理診所。

在診所裡，媽媽和我被分別帶到不同房間，每個禮拜都是這樣。

第一次和我晤談的是一位教育心理師，他問我為什麼學校成績很差，但是測驗（四年前做的）卻顯示我智商很高，閱讀年齡也超前。我無法回答他。

隔週，我被轉給另一位專業人員，他問我關於家庭和學校的問題。我努力地回答，勉強說出「是」或「不是」，偶爾可以講出簡短的句子，但是緊湊的眼神接觸和問話又讓我陷入沉默。他認為我是針對他，一直說我不信任他、排斥他。他認為學校裡其他女生霸凌我，儘管我一再否認。我想談談老師的行為，但他卻堅持說：「你被其他女生霸凌了。」

泰莎則決定向外求助，請爸媽幫忙聯繫「兒童及青少年心理健康服務中心」。很遺憾地，該機構卻連嘗試伸出援手都沒有。事實上，在我所經營的支持團體「我說」（iSpeak）中，這個機構無法或不願意幫助選擇性緘默症青少年的例子，時有所聞。

第五章

選擇性緘默者的中學生活

上中學後，我再次「嘗試」尋求幫助，因為選擇性緘默症影響了我的學校生活。我和爸爸一起找當地的醫師，希望能轉介到兒童及青少年心理健康服務中心。醫師說她會處理轉介的事。等了好幾個月，那個機構終於回覆了，說他們無法幫我。這真是亟需幫助的我最不想聽到的。

我在成人時期罹患了急性憂鬱症，由家庭醫師轉介到一個心理治療機構，那所機構讓我接受了密集的認知行為治療。但是經過兩次的面對面晤談之後，我的療程突然終止了，因為我要求針對選擇性緘默症的協助。治療師詢問整個服務機構，得到的回答是：「我們對於選擇性緘默症沒有經驗，所以無法幫忙。」因此，成人的選擇性緘默症似乎沒有協助管道。泰莎的故事顯示，青少年透過兒童及青少年心理健康服務中心尋求協助選擇性緘默症，似乎也會碰壁。

泰莎接著尋求學校輔導室的幫助，但是因為缺乏對於選擇性緘默症的清楚瞭解，這條途徑也沒有助益。

我們決定嘗試另一個方法，就是透過學校的輔導體系，結果還是沒有幫助。學校為我安排每兩週一次、每次半小時的輔導時間，因此，我在高一時必須固定錯過半節課。輔導老師只不過是另一個不懂選擇性緘默症的人。如果從來沒有親身經歷過，你

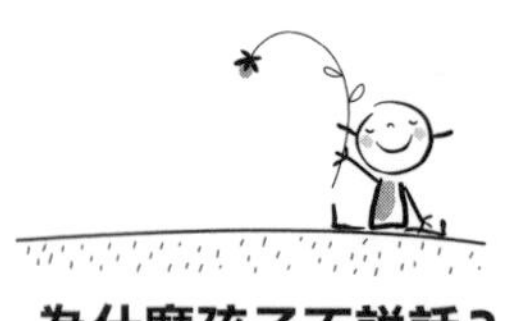

不會真正瞭解它。

雖然現在已不像我當年那樣（那時根本沒人聽過選擇性緘默症），但是，選擇性緘默青少年的相關協助資源還是太少了，也難怪有許多選擇性緘默青少年，長大後還是繼續緘默。

老師的正面影響

有些中學老師雖然沒有直接幫助選擇性緘默的青少年說話，卻為他們的生活帶來顯著的正面影響。丹妮兒就遇到了一位很棒的老師：

> 我的老師非常支持我，而且似乎真的瞭解我的困難。當時我痛恨她，因為她強迫我去上課，就像把羊送進屠宰場。但是過了一段時間之後，我才明白她是真的在乎我、為我好，即使其他人不把我當一回事。為此，我永遠感激她。

相反地，有些老師卻可能成為孩子恐懼的對象，尤其是不想瞭解選擇性緘默症的老師，以及沒有時間認識每個孩子的代課老師。丹妮兒繼續寫道：

我很怕代課老師。我們學校很大，所以不可避免地，代課老師並不會被告知我選擇性緘默的情況。結果幾乎總是導致我因為點名沒應答而惹出麻煩，然後我的朋友必須幫我解釋。這不但讓我感到自己很沒用，而且老師責罵的語言經常使我憤怒。曾有老師問我是不是自認聰明，或是問我耍什麼把戲。因為我無法說話反擊，於是只好惡性循環，直到朋友幫我化解。

我升上九年級之後，每次和代課老師發生衝突，總會和我最好的朋友一起去見導師，因為她真的很支持我。

有一段時間，我們固定會有代課老師。如果我知道當天是代課老師，我就會很怕上學，因此經常裝病待在家裡。

一些特定科目的狀況

選擇性緘默症是取決於情境的說話恐懼症，因此，比較強調說話或唱歌的科目，自然就比較有問題。

●音樂課

丹妮兒寫到，音樂和歌唱課特別令她困擾：

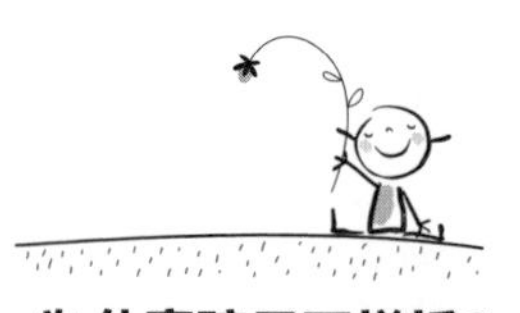

聖誕節是我最感到孤立的時刻。歌唱課時，大家都快樂地唱著聖誕歌曲，我卻默默坐著、看著窗外，希望時間快點過去。此刻，我真正感受到選擇性緘默症的嚴重打擊。

類似的經驗還有一年一度的音樂會，也造成我極度焦慮。每年，學校裡每一個跨年級的家族都必須表演一首歌參加比賽，每天都得強制參加合唱練習。如果我試圖逃避，負責召集的高年級學長就會來找我。由於他們塊頭大我很多，令我很害怕，所以中學一年級時，每次練唱我都會去，雖然我根本唱不出來。顯然，我不能說話反擊，因此必須聽話。每次練唱時，我總會遭到高年級學長的數落，後來我甚至為此焦慮到無法上學。

即使為選擇性緘默的孩子提供合理的調整方式，他們還是可能會感到孤立。但是此時老師可以怎麼做得更好，這很難說。

丹妮兒寫道：

我們隔週會上一次歌唱課，雖然我無法參與，但一開始時，仍樂在其中。音樂老師起初把我排除在外，我並不介意。後來她慢慢認識我之後，開始讓我演奏各種打擊樂器，而其他所有人則都在唱歌。雖然在音樂方面，這對我而言不是問題，但我討厭當唯一演奏樂器的人。彷彿鎂光燈都照著我，因為我做的事和別人不一樣而成為關注的焦點，萬一我犯錯就會被指責，使我受到更多關注。

升上九年級之後，老師不再要求我做事，所以我上課時放鬆許多。但是孤立以及和別人不一樣的感覺，仍然揮之不去。

時事課

需要團體討論的科目，對於選擇性緘默的青少年也很困難。金柏莉寫她怕上時事課，因為需要對全班說話。

有時事課的日子非常難熬。我整晚輾轉難眠，到了早上我會選擇無聊的新聞，避免同學後續的提問。我也會選最短的新聞，這樣才不用唸太久。

上課時，我忐忑不安地等著輪到自己，但該來的總是不可避免，我在全班面前開始唸第一句：「星期二……」

老師打斷我：「放大音量，從頭來！」

「星期二發生火災……」

一位男同學嚷著：「聽不到！」

我全身發抖。

潔咪湊到隔壁女生的耳朵旁，大聲地說：「她看起來快嚇死了！」

我終於唸完了，坐下之前偷瞄一下潔咪，她正憋住不笑。

「這種表現只能得丙。」老師說，「真可惜……你那麼聰明。」

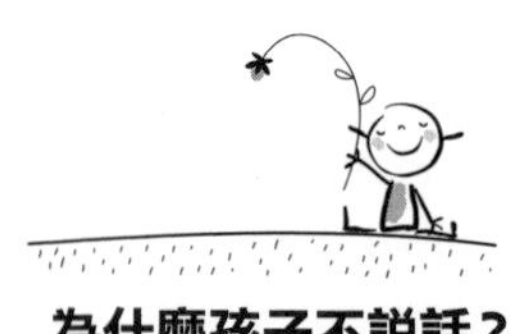

下一位是潔咪，她口齒流利、舉止大方，非常迷人，唸完長篇新聞之後，她大聲而簡潔地回答了無數問題。

●語言課的口試

我的經驗是，讓我中學會考英文不及格的唯一原因，是因為我無法參加團體口試。現在想來，我不能獲准免除口試，似乎是一種重大的壓迫。聽障者不會被要求測驗英語聽力，為什麼口語困難／焦慮障礙的人卻被迫得說話，針對他們的障礙打分數呢？由於英文口試是那年夏天會考的第一個科目，嚴重影響到我的成績，我只有工程製圖和數學過關。事實上，在夏末收到成績單之前，我還以為所有科目都不及格。

同樣地，琳恩也因選擇性緘默症而口試不及格。琳恩寫道：

我所有的口試和語言考試都不及格，因為當老師問我是否學到了任何東西時，我只能搖頭。一想到要和人對話，就讓我恐慌症發作。我曾經好幾次恐慌症發作，但那時我並不知道是怎麼回事，當然也沒有告訴任何人。當老師問我問題時，我總是聳肩、裝笨。我唯一享受的科目是藝術和體育，我天生擅長這兩件事。沒有上學的時間，我都在房裡寫功課、玩電腦遊戲或運動。

●戲劇課

泰莎覺得戲劇課是最難的一科，原因同樣是必須在同學面前說話和表演，沒有辦法避免。

> 我最討厭戲劇課，但那是九年級之前的必修課。三年來的戲劇課，我都必須在同學面前說話和表演，那真是恐怖的經驗。更糟糕的是，我的朋友圈很小，所以每次分組可以和朋友同組的機率微乎其微。和人相處很困窘，又要自信地說話和演戲，戲劇課真是糟透了。

雖然泰莎最討厭戲劇課，但是我也聽過並遇過一些年輕人只能在戲劇課說話，在其他情境都沒辦法開口。這是因為說話的焦點在於戲劇的文字和扮演的角色，而不是在於他們自己。其中有個年輕人是很棒的演員，她雖然有選擇性緘默症，還是申請進入皇家戲劇藝術學院。

我並非暗示英國喜劇演員羅溫·艾金森（Rowan Atkinson）有選擇性緘默症，不過他大學時感到在社交場合說話困難，扮演角色時卻很能發揮。他最有名的角色「豆豆先生」喜歡接近人、富有創意，但講話時非常不自在。如果說豆豆先生有選擇性緘默症，也不無可能。

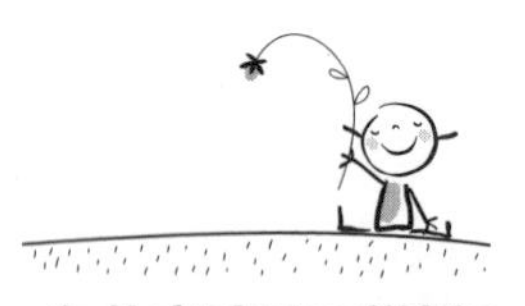

法文課

就我自己的經驗，在青少年時期，我通常沒有在想說話的問題。我也沒想到，我不能或不應和別人一樣參與學校的活動。當我報名海外交換學生時，難以理解為什麼法文老師那麼驚訝。但是一旦到了法國接待學生的家裡，我兩個禮拜都幾乎沒有說話。沒有干擾時，我可以和那個學生講話，但都無法和他的家長或親戚說話。家長向當地老師疾聲抱怨我不和他們說話，也不吃他們的食物。不過，那位老師找我並直接批評我時，我的法文老師積極地為我辯護。我記得在回家的車上，有幾個女生（其中一個我習慣拉她的馬尾）說：「……你現在總算可以開始說話了吧？」那時我不瞭解她們的意思。選擇性緘默在我的個性中根深柢固，我自然而然如此。以當時的年齡，我沒想那麼多。

做出改變

選擇性緘默的青少年可能會採取幾個方法來克服學校裡的困難，包括：

1. 採取轉學的激烈做法。
2. 對於自己的選擇性緘默採取比較開放的態度，以淡化說話的焦慮。
3. 進行許多小步驟來開始講話。

萊絲莉描述要做出改變、在學校說話有多困難，她試著與老師建立聯繫，卻未能如願。

我每天都會遇到一位老師，她總是對我微笑。我也微笑，至少我認為是微笑，但也可能只是扭曲的表情。她會說：「你好。」然後繼續走。這樣持續幾天之後，我比較有自信了，開始期待我們的對話（我是如此看待我們彼此的微笑）。

幾天、幾週、幾個月過去了，我想做更多，想延伸對話。我回家後會思考這個問題。這位老師非常給予支持，從不批評，也從不期待回應。她似乎瞭解我，瞭解我很想有禮貌但是做不到。我知道我必須說：「你好。」思考了好幾天，終於有一天晚上，我下定決心去做。本來我想說：「嗨！老師，你好嗎？」後來我發現這太難了，「老師，你好。」應該比較好。最後，我決定只說：「你好。」就這樣起個頭，我要的就是一個開始。

到了那天，我在上學的路上練習著。突然有一些想法冒出來：萬一她今天不在呢？萬一她沒有說「你好」呢？萬一……

不，我一定要做到。如果她今天不在，我就改天再做。如果她沒有先說「你好」，我可以主動開始，我還是可以說「你好」。這樣就是一個開始，如果那天我都沒有再說話，仍然是美好的一天。我覺得好興奮。

然後那位老師出現了。

> 我的喉嚨緊繃、下巴痠痛、肚子滾絞，恐懼和慌張一定都寫在我的臉上。當她開口說：「你好。」我拔腿就跑，連微笑都沒有。接下來整天什麼也沒發生。
>
> 那天晚上，我躺在床上痛哭。
>
> 隔天，我又看到那位老師走過來，我強作鎮定。我又想逃跑，但好不容易克制下來。她走過我身旁，沒有打招呼、沒有微笑，什麼都沒有……
>
> 她已放棄了我，而我喪失了一個機會。
>
> 我現在瞭解，她可能以為自己嚇到我了，所以才沒跟我打招呼。我發現我的肢體語言出賣了我，製造了一道圍籬。

丹妮兒大膽地決定轉學，結果克服了選擇性緘默症（但焦慮仍然持續）。這個方法可以成功，是因為在新環境中，別人不會預設孩子不講話（孩子感受到他人預期自己不說話，是延續緘默的主要因素之一）。但是孩子必須在新環境中馬上開始說話，才能避免整個模式再度重演。丹妮兒回想自己的經驗，寫道：

> 在學校又過了地獄般的一天，我回家告訴爸媽，如果我轉學，或許可以戰勝選擇性緘默症。我們開始研究，很快就排除掉附近的公立學校，因為有一些我無法說話的小學同學在那裡。
>
> 我們找到了一家稍微遠一點、規模很小的私立學校，初步看來似乎很完美。不

過，我必須一踏進校門就可以說話，這是計畫成功的唯一希望。

過了不到兩個星期，我第一次參觀學校，我做到了！我和每一個人講話，甚至積極參與科學課。接下來在那所完全中學裡，我經歷了起起伏伏，但是選擇性緘默症中不說話的部分，真的已成過去。

轉學後的一年之內，我在兩齣學校戲劇中演出，在課堂上也都能朗讀。我還參加了第一次中學會考，這是先前學校老師認為我永遠做不到的事。我甚至在英文口試中拿到A，而兩年前我還需要在白板上寫答案。

蘿西採取另一個方法，她請老師幫忙向同學解釋她的說話焦慮。這個方法有效，是因為舒緩了選擇性緘默者對於別人如何看待自己所形成的焦慮。在對的情境下，營造團體接納的氛圍，這樣可以減輕孩子或成人因自己的緘默不被接納而恐懼，進而漸漸感到比較可以說話。蘿西描寫她非常正面的經驗：

國中二年級時，我爸媽認識了選擇性緘默症。經由他們的說服，我寫了一封簡短的信給同學，說明選擇性緘默症以及我為什麼不說話。老師在學期最後一天、我不在教室時，在班上唸出這封信。

假期後回到學校，有幾位同學過來和我說話，就像對待其他任何人一樣。以前有些人以為我聽不懂他們的話，所以會湊到我的面前查看。但是自從我寫了那封信之

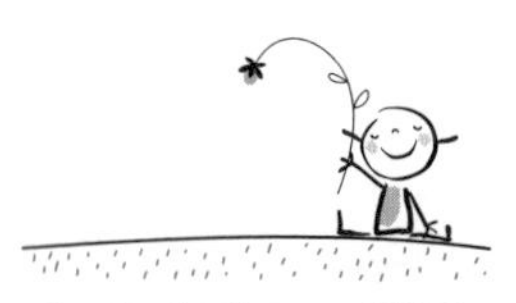

後，他們不再以奇怪的表情看我，懷疑我是否聽得懂。相反地，他們告訴我，他們瞭解。這真是我夢寐以求的事。

此後事情順利多了。我開始用ＭＳＮ和一些同學交談，第一次讓他們看到我真正的個性。網路交談讓我的學校生活好過了一些，我和同學相處變得比較放鬆，而同學也比較會主動找我，即使我還是無法和他們面對面說話。

另一個可以克服學校裡選擇性緘默的方法是：**一小步、一小步地前進**。事實上，這也是青少年時期的我在學校環境所用的辦法。晚上，我經常在床上戴耳機聽音樂，來鼓舞自己的信心。我想讓自己充滿搖滾歌手布魯斯·史普林斯汀（Bruce Springsteen）的自信與活力。隔天，我會嘗試帶著這股能量面對生活。雖然說話方面的進步非常緩慢，但是我的確有感到比較自在。

選擇性緘默的孩子可能難以發揮潛力

在此必須指出，許多選擇性緘默的孩子在學校並未完全發揮潛力。先前提到，我自己的中學會考成績不好（因為英文口試壓力太大，加上我罹患青少年憂鬱症），但是我後來追上了。在中學最後一年，我在較小的環境中專注於有興趣的科目——數學和物理，而且自己或說話這件事比較不是焦點。雖然我在家裡還是完全緘默，但是我的學業成績比前五年好太多了。

莉茲寫道：

> 對於其他和我一樣，因選擇性緘默症而無法發揮潛力的人，我感到很難過。這個障礙足以摧毀一個人，一旦學會以緘默應付恐懼，就很難加以逆轉，尤其是它延續到了成人階段。我的學校生活當然不是生命中最好的時光。事實上，它是最糟糕的一段時光。

中學時期的凱莉在學校裡完全緘默，她認為自己有潛力在課業上表現得更好。

> 我記得自己大部分時間都被忽略了，好像是個隱形人。我在學校經常哭，老師會叫我去保健室，因為他們以為我身體不舒服，結果我通常因此回家。我哭是因為不快樂，難以承受。我勉強撐過中學前幾年，去考了會考，但是我沒有發揮應有的水準，我應該可以考更好的。

我相信，任何在學校經歷選擇性緘默而未受適當支持的孩子，光是能夠完成考試，不管成績如何，都已經非常傑出了。

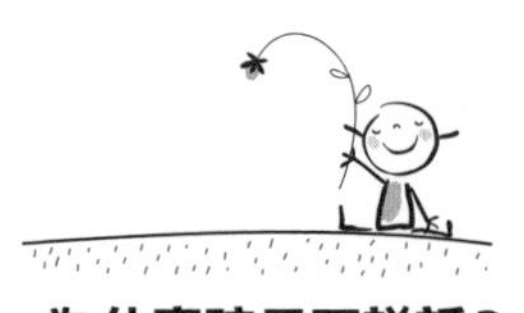

工作實習

對選擇性緘默的孩子來說，工作實習可能是艱難的挑戰，但也是擴大個人界線的機會。丹妮兒轉學之後克服了選擇性緘默症，但是她選擇回到舊學校實習，在原本無法說話的環境中，挑戰自己。

我十七歲中學第六年時，必須完成一個星期的工作實習。我決定藉此理由回到舊學校，面對縈繞不去的惡魔。

回到舊學校的第一個小時，是我生命中最難熬的時刻。但是度過了之後，我開始覺得比較輕鬆了。我慢慢看到許多離開前的朋友，但是這次非常不同，因為說話的人是我。我也看到以前在這個學校支持過我的老師，並且和他們敘舊。這絕對是我所做過最難的事，但無疑地，也是最棒的事。

我在中學時期承受了選擇性緘默症所帶來的種種挑戰，沒有任何孩子應該如此受苦。但是隧道的盡頭就是光明，我只是必須不斷奮鬥，才能夠到達。

對泰莎而言，工作實習太困難，她因而無法完成。儘管如此，她還是認為工作實習促使了她說更多的話。

十年級時，我們必須進行一週的工作實習。這令我非常害怕，因為必須自己一個人到陌生的工作環境，而且必須講話。我沒有完成工作實習，因為對我來說實在太難了。我努力試著說話，勉強度過第一天。但是第二天使我更不舒服，因為必須對著一群人做示範。我相信這對大多數人來說都很可怕，對我而言更是無法承受。我黯然離開，之前建立起來的一點自信也消失了。但是，工作實習仍然給了我力量，讓我努力變得更有自信，並且盡量說更多的話。

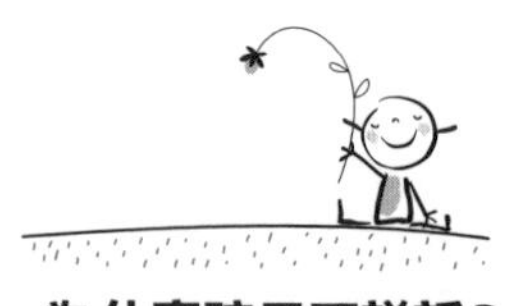

【第六章】

中學與在家自學者的家長經驗

——安、布朗溫與道恩等三位家長

前一章是中學階段選擇性緘默者的第一手經驗，本章則由三位家長——安、布朗溫和道恩，坦白分享孩子的中學經驗。其中道恩迫於必要性，決定讓孩子在家自學。

母親安的分享

要是你問我女兒（她有選擇性緘默症）中學生活如何，她會翻白眼、哀嚎。如果你拿同樣的問題問我，我也會有一樣的反應。學校和政府部門應該幫助她過渡到中學以後的生活，但是我光要應付他們，壓力就大到受不了。

如果你想要考倒所有的教育專家，只要說出「選擇性緘默症」，問他們擬訂什麼計畫來幫助你的孩子，就行了。他們會呆看著你，彷彿你有三個頭。但是話又說回來，不管在當年或現在，選擇性緘默症的資訊都嚴重不足，使得老師、心理師和社工人員無法瞭解問題的全貌，更不用說設法因應孩子的需求。

我女兒布魯克因為選擇性緘默症和聽覺處理障礙，在所有求學階段都接受特殊教育服務。她因為不說話，學業成績受到影響。如果她有不懂的地方，也無法發問、請老師解釋，只能盲目地去做眼前的事情，結果很慘。那真是一個看不到終點的惡性循環。

中學時，她被安置在集中式特教班。原本我相當反對，因為一旦孩子被隔離開來，可以確定的是，他們不會有一般學生的「正常」經驗。儘管特殊教育當局要你相信，孩子仍是學校的一分子，但其實並不是。一般學生看待他們的眼光絕對不一樣，他們被標籤化了，這是無法避免的。我女兒在學校是出名的「不說話的女孩」。進入中學時，大部分的人都知道她的情況，所以都不理她。她不曾被霸凌或欺負，這一點我一直非常感激。但是她在學校就像隱形人，尤其在中學時期。小學高年級形成的小團體大多延續至中學，但是布魯克並不屬於任何小團體。

她極少向我抱怨朋友很少，但我知道她內心深處很在意。她每天都上學，幾乎

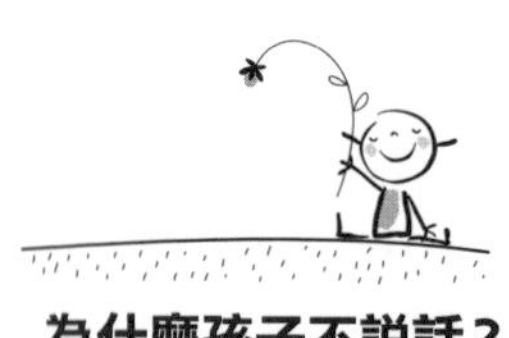

沒有缺席過，總是認命地接受自己的生活。但是她知道自己不一樣，也會暗自希望可以像「正常」女生一樣大聲說話，擁有外向、活潑的個性。

有幾個晚上她躺在床上，看起來非常悲傷，然後開始痛哭，想不透為什麼自己天生這樣？為什麼自己必須如此？為什麼不能像學校裡其他女生一樣？對她來說，她們多麼完美，只因為她們可以說話。我為女兒感到很不捨。

布魯克只有幾個朋友，都是班上的同學。六個朋友當中，她只和一、兩人有時會在校外見面。她下午都到一所職業學校進修，學習當美容師。這是一個相當不適合選擇性緘默者的職業，但這是她的夢想，所以我盡可能地支持她。布魯克選擇了需要高度社交和溝通能力的職業。是的，當美容師需要天分，但是在布魯克中學畢業後的幾年裡，我學習到一個人的社交能力比任何天分都還要重要。

身為母親，我眼見自己的女兒無法融入社交圈，也缺少同齡青少年的共同經驗，因而感到無比痛苦。她在中學的那幾年，讓我必須面對家庭的嚴酷事實，因為選擇性緘默症不只影響到小孩的人際關係，也影響了父母的人際關係。我發現其他家長無法理解我們夫妻倆所經歷的狀況，而我們也不瞭解他們的世界。我感到疏離又孤立，無法和其他家長聊我的女兒。沒有人瞭解，因為沒有人聽過這個可怕的障礙。

如果我的孩子有自閉症、亞斯伯格症或過動症，我至少會有一些支持網絡，因為這些障礙相對地廣受討論。不管在過去或現在，都很少人聽說選擇性緘默症，因此，很難找到可以和你分享經驗的人。聽其他媽媽談論女兒繁忙的社交生活、約會、派對等，令我痛苦；她們則對我女兒的掙扎一點興趣也沒有。我因此失去朋友，也妨礙了家族關係。布魯克上小學時，我和幾個媽媽所建立的友誼，過渡至中學時開始鬆動了。她們的女兒邁向新的生活領域，布魯克被拋在後面。我通常不求別人幫忙，但此時我開始向「朋友」提議，如果她們的女兒要看電影或逛街，可以偶爾邀請我女兒，這對我女兒和我都是莫大的幫助。我瞭解這些女孩比我女兒活躍、成熟，也正發展新的人際關係，但我並非要求每天邀請，只希望她們偶爾為之，即使兩個月一次也好。但是她們從沒邀請過，我的「朋友」也突然不再打電話來。此時，我才恍然大悟，原來這些人並非真正的朋友，只是生命偶然交集的過客。我們的友誼似乎建立在女兒們的友誼上，一旦她們的友誼結束了，我們也不再是朋友。真正的困難是向布魯克解釋，為什麼她的朋友遺棄了她，而最終的原因就是選擇性緘默症。

除了偶爾和唯一的朋友去看電影或逛街，布魯克的中學生活絕大部分是安靜而孤獨的。我成了女兒最好的朋友，與她共度週末，帶她去逛街、看電影、去海邊，我先生則帶她去聽音樂會。我們不希望她因為沒有朋友而錯過這些經驗，所以我們當她的朋友。但父母還是很難取代和朋友分享的那份感覺。所以直到今天，我還是很不捨她錯過生命中的這個部分。

在中學時期，布魯克的臉上一直保持著笑容。即使現在，求職之路充滿挫折，她還是昂首面對。我發現她的幽默感，有助於減低焦慮、面對問題。沒有人知道，

一個人必須多麼勇敢，才能面對選擇性緘默症。你既害怕聽到自己的聲音，但又殷切盼望能被聽見，這簡直是酷刑。布魯克的堅定讓我讚嘆不已。

我總是相信，只要堅持下去，就有希望。身為家長，我們必須為孩子挺身而出，因為我們比任何人都瞭解他們真正的限制。我曾被告知，布魯克永遠沒辦法正常上學，但她做到了。我曾被告知，她永遠拿不到高中文憑，但她也做到了。我曾被告知，她永遠無法完成美容師的成人進修課程，更別提拿到國家級證照，但她兩件事都做到了。我還被告知，她因身心限制而無法開車，但她不只學會了開車，也拿到了駕照。我曾被告知，她不但無法在美容沙龍工作（這是她最愛的職業），而且根本不能工作，這方面她還在努力。但我們要謹記，對她而言，每做到一件事都得來不易。

她歷經許多細小的步伐，才達成了這些目標。所以旅途必須繼續——無論需要走多少步才能到達目標！

母親布朗溫的分享

中學提供了海頓所需要的嶄新機會。在小學的最後一年，所有孩子都必須填寫一份表格，列出進入中學後，想在同一個輔導小組的三個同班同學，這將成為日後分組的參考。海頓在小學裡雖然受同學歡迎，但是並沒有交情深厚的朋友。學校安排了一位曾在校外和海頓說過話的朋友，與他同組。這是一個安全的選擇，但海頓卻傾向於有個全新的開始，不要和小學同班或同年級的同學分在一起。學校起先不同意，可是海頓堅持重新開始才是最好的方法。

海頓發現，中學的環境較允許每個人運用自己的長處。例如：小學的畢業表演當中，通常沒有人單純負責幕後工作而未演出。但在中學，這不但被接受而且被積極鼓勵，因為製作人、攝影師和音效也同樣重要。

海頓很享受課堂上好玩的事，經常一放學回家就急著告訴我們。不過，他也小心翼翼地不惹任何麻煩，比如有朋友們翻臉絕交時，他總是冷靜地保持客觀。

海頓瞭解自己有選擇性緘默症，我聽說他雖然不講話，但仍對輔導小組貢獻很多。在小學時，有些女生會因為他不說話而刻意照顧他，這樣的事在中學就不曾耳聞。我們外出散步時，同齡的孩子會和他打招呼，雖然他們知道海頓頂多以非口語方式回應。

海頓所上的中學稱他的選擇性緘默症為「溝通困難」，班上同學也都這樣理解，海頓對於這個說法感到很自在。就我記憶所及，在學校只發生過一次狀況，當時，一位代課老師連說三次：「你要是不回答問題，就得待在教室外面。」班上有個男同學說：「老師，海頓很少講話。」然後他就因為上課說話而被罰。下課後，這位同學到學務處報告這件事，後來我接到學校的道歉電話。

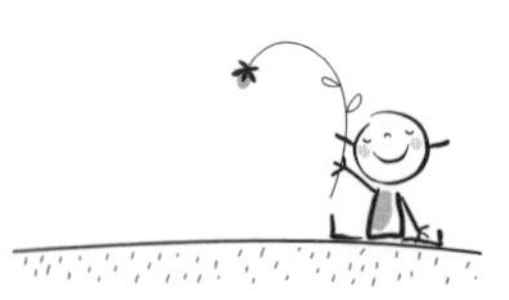

我覺得四年來只發生這一件事，實在不足以抱怨，重點是海頓如何因應這個狀況。他當時十二歲，已經處理得夠好了。我相信現在十四歲的他，一定做得更好。我的想法很清楚：海頓必須去面對這些狀況，而他的確以自己的方式面對了。那次的事件平靜解決了，而海頓一輩子都要面對類似的事。有趣的是，他上中學的第一年拿到了一張護貝小卡，上面寫著：**當我感到焦慮時，可能無法說話。**幾年來，他隨身帶著這張卡片，可是從沒用過。

學校是採取「融入」的方式。當海頓在課堂上無法回答問題時，他就把答案寫出來。這個方式通常可行，也不會引起同學過度注意。海頓通常是用白板或練習本的背面來溝通，不過他溝通的舒適程度則視科目、老師和班級同學而有不同。

以家人的觀點，我們覺得海頓中學時期的進步，主要歸功於他逐漸成熟懂事。我也看到他在完成選課之後，自信心頓時提升不少。想到海頓是如何度過藝術、戲劇和音樂課，而仍然享受學校生活，我總覺得很神奇。不過，現在他十年級，開始準備中學會考，所以不再需要上那些課了，學校生活因此輕鬆很多。那些課程非常注重表達、創意和口語能力，因此對海頓而言非常具有挑戰性，但是他總是盡量參與。

海頓所面對的另一個挑戰是，他必須放棄德文課。他嘗試了兩次模擬口試，都無法開口回答，所以選修這門課不切實際，因為德文課的考試包括了口試。這兩次模擬口試都是海頓主動要求的，學校也盡可能地支持，讓他自行選擇教室、老師和時間。結果沒有成功，令海頓大失所望，因為這是學校和家長第一次直接挑戰海頓，要他講話。我要再次強調，海頓想要這麼做，也以為自己做得到。失敗的結果，讓他釐清了許多對自己的疑問。德文老師說，他明顯看出海頓非常努力要說話。第二次模擬口試時，老師提供了答案紙，以確認海頓的焦慮是否因為不知道答案而引起。學校和家長都很清楚，這件事讓我們更瞭解他的困難，往後不會再用類似方式了。

其實海頓可以選擇只修一半的德文課，不考口試，但是他想要改選其他科目。更重要的是，模擬口試是在暑假前完成的。海頓主動發電子郵件給德文老師和特殊教育需求協調人員，以確認他的課表，知道他九月開學之後要做什麼。

有趣的是，海頓的工作實習很成功，他和老闆、接待人員與技術員等同事說話，而且自己搭車來回。但是一個禮拜之後的學校家長日，他又無法開口了。他很想要盡快畢業，去當學徒。我猜想，到那時才是他進步的最佳機會，因為我不認為他在中學的最後一年能夠開口講話。

母親道恩的分享

首先我應該說明，在湯姆念小學的最後一年，我就決定了，如果他上中學時沒有好轉，還是一樣焦慮，我就會讓他離開學校，開始自學。

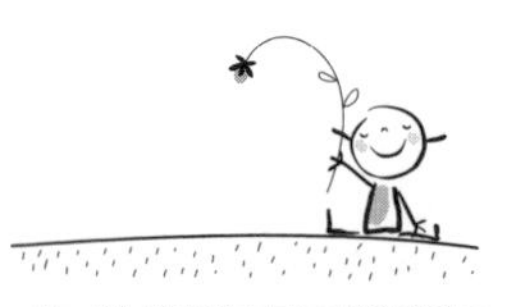

中學課程正式開始之前，湯姆已經參觀了學校六次，並且參加了為期四天的暑期課程，目的只是弄清楚所有位置、認識一些教職員，以及其他轉換環境時需要多點協助的孩子。所以我不知道還可以怎麼做，才能讓湯姆更容易適應。但是對他而言，此刻卻是為先前熟悉的生活畫下句點，開啟向下盤旋的苦難，導致他最後完全離開學校。

第一次參觀學校時，我就應該瞭解到這對湯姆是多麼艱鉅的挑戰。當我們走在學校裡時，只要有其他任何人出現，他就會躲到樓梯間或門旁邊。走在外面時，他盡可能貼近建築物或圍欄走著，彷彿突擊隊員在進行偵察任務。旁觀者可能覺得好笑，可是其實並不好笑，這代表對他而言，和好幾百個人混在一起有多麼困難。

我一一確認自己認識特殊教育需求協調人員、學習協助人員、家長聯繫員、口語和語言治療師等，所有可以幫助湯姆適應這裡的人。學校裡從導師到午餐阿姨，都上過口語和語言治療師舉辦的課程，所以都知道湯姆的情況，也都曉得不要對他施加任何說話的壓力。湯姆知道他需要去哪裡、誰會帶他去，但他最大的困難之一是，他需要學習協助人員陪同，才能真正在學校走動，這樣如果半路有人和他說話，他就知道協助人員會介入幫忙。在下課或午餐時間，當他想要完全自己一個人獨處時，有一個安靜的地方可以去——他有鑰匙可以打開殘障廁所，全校只有另外一個人有鑰匙。所以他的學校非常周到。

開學不到兩週，就開始出問題了。每天早上，湯姆都覺得身體不舒服，頭痛欲裂，全身疼痛。他拒絕準備上學，直到我們快要上車出發了，他才穿好衣服。在過程中，他會因為我逼他上學而罵我一些不堪入耳的髒話，也會哀求我別送他去學校。這一切真的很恐怖……

很快地，他的出席率掉到剩下三成左右，學校迅速採取了行動，在口語和語言治療師以及兒童及青少年心理健康服務中心的建議下，湯姆開始非常緩慢地回到學校。先是一天去學校一小時，持續幾個星期，再增加一小時，最後增加到午餐時間。然後就沒有繼續增加了，因為在這段期間，我們夫妻倆思考，除了送他去一個他這麼討厭的地方，生命一定還有別的出路。

湯姆一放學回家就躲進浴室好幾個小時。他會一直啃和摳指甲，直到有些手指完全沒有指甲。他也會搓皮膚，留下傷口，然後再挖摳傷口直到變成大洞。我們明顯看到焦慮對他的影響，他不願意走出房間，也很少和我們說話。接著情況到達頂點：有一天，我們的車拋錨了，於是走路回家，湯姆班上的一個女同學走在我們後面，聽到他對我說話。從那天起，湯姆沒有再回去學校。他完全拒絕。他簡直變成了隱士，不願踏出房門一步，深怕我逼他上學，即使我承諾不會這樣做也一樣。

我們真是受夠了，人生不是只有學校。在學術知識方面，湯姆已經懂得比我多，他熱愛資訊科技。我希望有一天，他可以去參加考試。不過，現在擔心這個也沒有用，如果一個人足不出戶，即使他是天才也不重要了，沒有人會知道。

所以，這就是我們現在的處境。湯姆十三歲，在家自學。他當然平靜多了，不

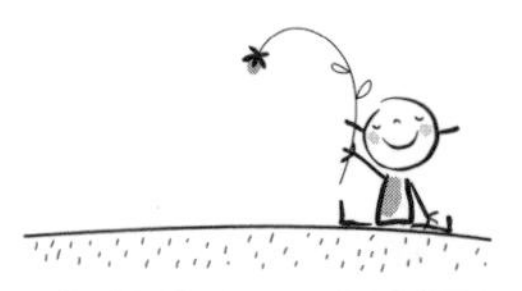

再有自殘行為，看起來也比較快樂；如果問他快不快樂，他會說快樂。他還是像個隱士，大部分時間獨自一人。我們找他說話時，他會回應，可是從來不主動開始話題。他想說話時才會說，想出門時才會出門。我們鼓勵他一次一小步，每天練習進步，因為我們希望有一天，他能應付家裡以外的生活，稍微享受一下人生。

我們唯一後悔的是，沒有早點帶他離開學校。如果我們一開始覺得教育體系對他沒有好處，就馬上帶他離開，那麼他就不會變得如此不快樂，焦慮也會少非常多。教育體系設立的目的，並不是為了幫助像湯姆這樣的孩子。

【第七章】成為選擇性緘默的大人

——卡爾・薩頓、桑雅、凱特、克麗絲汀娜、溫蒂、莉茲、蘇菲亞與金柏莉

過去這幾年對我來說，是意義非凡的探索之旅。我經營一個支持團體叫做「我說」（iSpeak），來幫助選擇性緘默的青少年和成人，以及他們的家長。我也針對成人的選擇性緘默症進行研究。到目前為止，我遇到了數百位選擇性緘默的成人，其中有許多人到現在仍深受影響。知道自己並不孤單，讓我感到情緒和心裡得到了撫慰。每當收到選擇性緘默成人或其親戚初次聯絡時，我也總是試著讓他們知道，他們也不孤單。

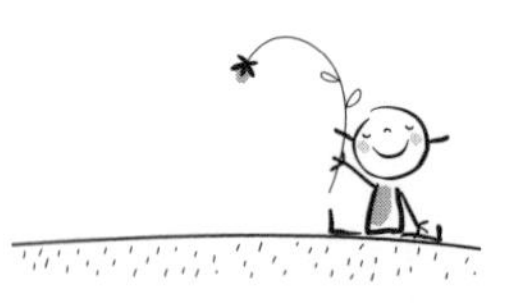

我所遇過的許多選擇性緘默成人都是富有創意的，包括：藝術家、製圖家，和已經出書的作家。我自己不算，我認識五位出書的作家，他們都是選擇性緘默的成人。其中有幾位更進一步成為公眾演說家，包括將出現於本書第十七章的貝絲和瑞秋。海倫·基恩則成為一名廣播主持人和著名喜劇演員，她曾在英國廣播公司第四台主持《找到你的聲音》節目。

我自己是軟體工程師。我的工作大部分是安靜地坐在角落的位置，尋找創意。我對這份工作極為精通，因此保護了自己，因為我從不需要開口問問題。

還有一些選擇性緘默的成人從事護理工作。另外有一些甚至是幼教老師，他們會特別注意不講話的小孩。

有的人是講師，他們可以自在地教課，因為是有目的地說話，但是他們無法放鬆做人際溝通。還有許多人是學生，在大學裡努力求生存；也有一些人由於人際溝通問題而沒能拿到大學學位。

許多比較年輕的選擇性緘默成人是所謂的「尼特族」，就是沒有去上班、上學或受訓，他們完全依賴父母，很多人都足不出戶，除了選擇性緘默症之外，還有憂鬱症、焦慮和廣場恐懼症。

年輕的選擇性緘默成人在求職櫃檯前無法說話，由父母代言，這樣的表現當然不討喜。同樣地，要念到高學歷對他們的情緒來說也是很大的挑戰。即使他們勉強進入了成人教育環境，也可能遇到束手無策的老師，給不了他們任何幫助。我就認識一位選擇性緘默的年輕女性，被逐出花藝班，原因無他，竟然是因為她「干擾上課」，因為她不說話，老師不知如何處理。

選擇性緘默症的研究大多是針對孩童，選擇性緘默成人的生活情況則被忽略了，原因是大家誤以為沒有這種人存在。但是如我在第一章所言，我自己的選擇性緘默症在青年時期變得最嚴重，剛好是我嘗試在社會上獨立的時期。因此，成人的選擇性緘默症是我主要的個人興趣和關注焦點。

從十八、九歲到二十出頭，我念大學時，覺得自己受困於無法克服的心理問題和說話規則。我無法和別人討論自己的緘默，所以無法向外求助。原因很諷刺，「緘默」是我深藏心中的祕密（即使我的緘默再明顯不過）。我被說話規則所撕裂和綑綁，能不能和某人說話，端賴我的情緒記憶是否把他詮釋為具有威脅性。我在本書第一章的親身故事裡說過，最終我精神崩潰，導致長期的後續影響。

念博士班時，我幾乎完全緘默。我無比地孤立，二十三歲、一個人住在公寓、一個人漫遊街頭、離家一百英里（一個令我完全緘默的家），而且幾乎不曾和任何人說話。只是走進超市買食物，也會讓我變得失去理智，因為立即的壓力讓我的頭和身體都疼痛。我覺得每一道門、每一扇窗戶和每一個生命機會（除了教育），都關閉了。世界像是一個不友善的荒涼之地，沒有我容身處。每一個平凡的願望都遙不可及，其中對我而言最重要的是尋找生命伴侶。

我並不覺得「體系」耽誤了我，因為在我的青少年到青年時期，幾乎沒有人瞭

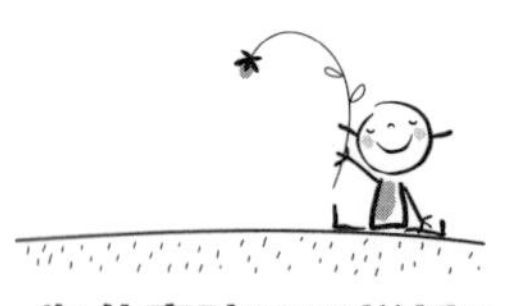

解選擇性緘默症。雖然如今對於選擇性緘默症的理解遠多於我當年，但是，在聽過許多年輕的選擇性緘默者的經歷後，我深深覺得他們的確被耽誤了。許多二、三十歲的選擇性緘默者，在念書時過著水深火熱的生活，到了畢業的時候，能力和資歷幾乎是零。當他們離開學校之後，即使父母用盡全力，卻仍無法為已是成人的孩子找到支持管道。教育體系與兒童及青少年心理健康服務中心，在選擇性緘默者圈子中名聲不佳。

本章接下來的內容，是由七位經歷選擇性緘默症的成人寫出了自己的故事。每一個人的生命故事都不同，但是，他們都以各自的方式讓未來充滿了希望。

桑雅的故事

我十八、九歲時，經常把自己灌醉，這樣我才能與別人來往，才有自信和別人說話，並且打破嚴重的選擇性緘默行為模式。二十幾歲時，我經常癱瘓和暈倒。三十幾歲時，因為我一直生重病，所以戒酒了。在這段期間，我在家裡以外可以說話的地方慢慢增加了，但是，只要是工作及任何工作相關場所，我到現在還是無法克服。而且在令我覺得焦慮的情境下，我還是會全身僵硬，無法說話。

三十幾歲時，我會在去面試之前故意喝醉，開會前也會買一杯酒躲到廁所去喝，目的只是讓自己平靜一些。

有一陣子為了應付面試和開會，我嘗試服用貝他阻斷劑，但是那讓我頭昏腦脹，全身發冷，而且對於自己擅長的事情也喪失了熱情。現在，我完全不能喝酒、對大多數藥物過敏，也對一些食物無法耐受。我想，我的很多健康狀況都受到了影響。

我是直到長大後才積極求助，開始研究選擇性緘默症的。當時還稱為「自願性緘默症」。但是我查到的所有資料，都說小孩才會有這個病症，我以為自己一定是唯一還受影響的成人，必須獨自面對。同時，我時時刻刻都在害怕著自己會陷入無法說話的窘境，而讓問題暴露出來，被人發現我的缺陷和失敗。有時候，我覺得選擇性緘默症已經遠離，我已經痊癒了；但是事實上，我只不過是在那段時間未經歷無法說話的情境罷了。

每次發生緘默，我都覺得無比混亂和受傷，自信也被粉碎了。我相信，這些影響會累積，每一次都是創傷，每一次都沒有真正恢復。我自認天生有缺陷，從沒想過尋求幫助。但是即使我想求助也無法開口，而且也不知道究竟有誰可以幫忙。

因為選擇性緘默症，我在教育和工作上一直有著程度不一的困難。我無法按照別人的期待做出反應，甚至一點反應也沒有，這影響了我的課業成績。我也曾被霸凌或受責罵。

我沒辦法告訴別人我在做什麼，我只能去做。如果你無法回應，或是回應得不夠快，幾次以後，別人就會開始忽略你，或者認為你很「遲鈍」、你沒興趣、沒禮

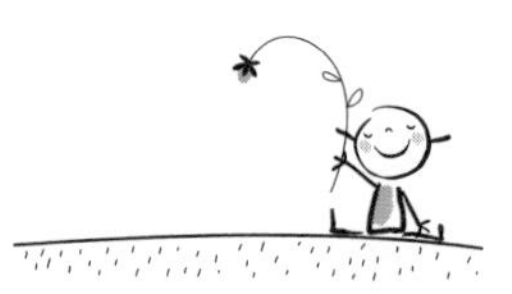

貌，或是沒有工作能力。你要如何解釋呢？你何時可以解釋呢？人們大致瞭解，口吃的人需要多些時間來表達，具有明顯障礙的人並非啞巴。但是當你已經習慣因自己無法控制的困難而被忽略或排擠，要向人解釋真的很難。因此，就算是再簡單的事，像是某個人明明可以和我說早安或打招呼卻沒這麼做，都會影響我當天的焦慮程度。這讓我對於別人的感覺非常敏銳，所以當我感到聊天時有人被冷落或孤立，我總會設法幫助他融入。

我很幸運能擁有一項專業技術，而且一向專精於此。我做過許多工作，有些跟這項技術有關，有些無關。現在，我可以說是「成功」了，因為我自力更生，做我這行的人大多都是父母的專業或教育程度很高，或是背景優秀。然而，我無法隨心所欲地發展事業，因為只要必須向同業發表、拓展人脈或去面試，我就會因嚴重焦慮而無法發揮。在我這一行，無論你技術多好，還是必須有人脈才有「前途」。

我曾經受邀演講和參加座談會，談我的工作，但是我回絕了這些機會，而且無法解釋原因。最後，大家不再邀請我了。我曾經爭取承包工作，也入選了，可是在面試時，我卻不擅表達或根本無法溝通。不過也因為如此，我的事業朝不同的方向發展，帶給我很大的滿足感。如果沒有我的另一半支持，我一定無法擁有現在的成就。我的伴侶是我的嚮導和顧問，他帶給我所有另一半能夠帶來的美好。

一路走來，雖然我有選擇性緘默症，但仍有些成就，回顧起來這彷彿是別人而不是我。因為選擇性緘默，我的人生充滿挫敗感，我總是試圖把緘默隱藏起來，這樣才不會被認為不正常或被指為騙子。應徵工作時，被問到是否具有良好溝通技巧，我都回答「是」（因為我在某些情境下是善於溝通的），不然怎麼解釋我的狀況呢？我覺得自己說謊，所以工作時總籠罩在謊言可能被揭穿的威脅之中。我在許多工作情境中遭遇困難，特別是必須說話的正式場合，包括：任何的發表、面對權威人物，及身處於一群我不曾說過話的陌生人之中，尤其是面對曾經目睹我陷入緘默的人。要我上台發表幾乎是不可能的任務，有時我連自我介紹也做不到。

除了前面所寫出的這些事情，如今在大多數家庭以外的情境中，我可以開口說話了，但這是我花了一輩子學習和鍛鍊才做到的。不過，偶爾不小心「卡住」總是令我很難應對，因為這樣的情況出乎別人所意料。

最近，我發現了「我說」（iSpeak）網站，並觀看選擇性緘默症的年輕人在YouTube發表的影片，還有閱讀其他同病相憐者的故事，我才開始接受與瞭解這個病症，開始體會並欣賞每一個選擇性緘默小孩和大人的勇氣、堅毅和決心，最後，我終於能夠肯定自己了。

凱特的故事

我喝酒時並非是想要融入人群或變成另外一個人。我還是我自己，純粹覺得喝

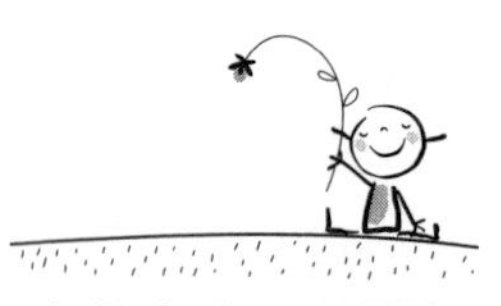

酒很快樂。但是隔天醒來，我就會被罪惡感淹沒、充滿自我懷疑，年紀大些之後還會嚴重宿醉。

二十出頭時，我努力工作，更努力玩，讓自己沒有一刻閒著。我想，那是因為我很害怕獨處，害怕必須面對自己。

就在我的人生彷彿即將崩潰時，我遇到了賽門，那真是令人無法置信的幸運。當時我二十三歲，剛從英國搬到紐西蘭，想要盡可能地逃離過去的我。我仍然蠟燭兩頭燒，並且愈來愈常失控。我覺得既迷失又混亂，但是不知道為什麼，賽門看到了那個躲藏在深處、不一樣的我。

後來我戒酒了，接著有八年的時間經歷了嚴重的夜間驚恐症，一個晚上有好幾次，我會瘋狂擔憂自己、賽門還有孩子的生命安全。我無可自拔地尖叫、踢腿和奔跑，讓自己眼睛瘀血、撞傷和瘀青。

這並不是回復自我的理想方法，但卻是我潛意識中唯一允許的方法。唯有那一刻，才沒有習慣的高牆阻隔我的去路。由於夜間驚恐症，我接觸到各種形式的治療，並在過程中一步一步地重新發現自我。

我瞭解到，那個在學校裡嚇壞了、不能說話的小女孩，還在我的內心深處。她一直耐心地等待著我回來，幫助她找到聲音。我瞭解到，她想說好多、好多的話。這些話淹沒了我，然後開始以各式各樣凌亂的組合，從我的嘴巴流出來。

有一天，我注意到想要說話的感覺。我注意到心裡有一股燃燒的熱情，我真心需要講話。我注意到當我這樣說出話來時，我的聲音聽起來不一樣。它聽起來自然又自由，它聽起來像我！

目前，我仍在努力回到可以訴說真實自我的境界。在這段旅程中，每一步都充滿回饋與啟發。有時候，我注意到自己無法說話，此時我很感謝自己不必假裝，我安然度過這些時刻，等待自己準備好了再開口。有時候，我發現自己溜回了舊習慣之中。有時候，我放任自己假裝。有時候，我暫停、呼吸，然後再開始以真實的自己說話。

這是一段沒有止境的旅程，其中每一個轉折點都讓我體會到我們每個人的美麗、獨特與脆弱。我覺得是因為選擇性緘默症，我才成為遠比自己所想像更豐富的人。如果沒有它，我的人生將失色不少。我因此非常感恩。

克麗絲汀娜的故事

我認為，如果社會大眾對於成人的選擇性緘默症有多一些瞭解，我的生活會容易得多，這個世界會更適合我的需求。

我三十九歲，從小就有選擇性緘默症。小時候狀況很嚴重，我在家裡跟家人高談闊論，但是一遇到陌生人就變得完全緘默，嘴唇彷彿黏住了，發不出任何聲音，

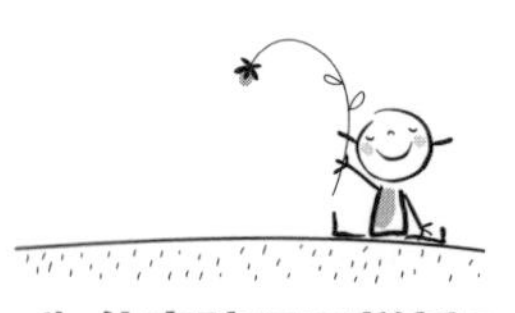

為什麼孩子不說話？

身體也動彈不得。事實上，即使我心裡清楚該說什麼，卻連想都不敢想去說出來，而且我也受不了聽見自己的聲音。

有人突然問我問題時，我連要說什麼都想不出來。整個求學歲月中，我只有一個朋友，當沒有別人會聽到時，我才能跟她說話。大部分的女生都不願意和我做朋友，下課時我總是自己一個人。上課時若想上廁所，我也無法告訴老師。如果有人傷害我，我也無法說出發生了什麼事。

長大後，實際的說話困難在某些方面減輕了一些，但是生活卻變得更難了，因為到了這個年紀，大家都預期我可以獨立過日子。小時候我可以隱藏這個問題，現在沒辦法了，這個世界充滿了很會說話的人，而我卻做不到。

「就業」是我最大的難關，我無法找到喜歡的工作。這讓我覺得，世上沒有我容身之處，我注定無法成為我應該可以成為的人。我想要工作，可是這需要我變得更會說話，遠超出我的能力。雖然長大後，我可以說話的對象比以前多了，但還是有許多日子、許多情境，我無法說出任何一個字。我還是會很焦慮，還是會全身僵硬。即使在我能說話的時候，我也總是簡短回應，很快就無話可說。

不過，我仍然懷抱希望。一步一步地，我愈來愈好。我非常緩慢地講話，有困難時則會請對方給我更多時間來說話。好轉的原因包括：我的堅持、我更瞭解選擇性緘默症，以及我發掘出自己內在的智慧、勇氣和熱情。我開始信佛，覺得很有幫助。兩年前，我連說「嗨」都很困難，現在我可以和更多人講話，說話的時間也變得更久。

我知道，自己終究會達成目標，找到想要的工作，但是過程非常艱難、非常辛苦，因為社會大眾不瞭解成人的選擇性緘默症，這個世界並未考慮到我們的存在。

溫蒂的故事

對我而言，長大成人是一段艱難的路，而我又在這個時期結婚，並且有了小孩。我很年輕就結婚了，這其實令人很訝異，因為我的人際交往能力很不好。我覺得有一點很重要，就是我丈夫來自不同的文化背景。英文不是他的母語，而且我們認識時，他來英國還不到一年。因為這樣，他可能並不清楚一般英國女孩的行為舉止，所以不瞭解我有多麼奇怪。

我做過唯一有薪水的工作，是求學時期的週六兼差。畢業後，我應徵過一些行政工作。我履歷表寫得不錯，所以得到了兩個面試的機會，但是僅止於此，沒有更進一步的希望。

我的外表和應對方式都很幼稚，明顯看得出缺乏自信，也不夠成熟。由於從未和外界進行正常的人際互動，我嚴重脫離社會現實——穿著後跟磨平的鞋子和老舊的外套去面試，當然不能創造好的第一印象；再加上拙劣的人際溝通技巧和貧乏的

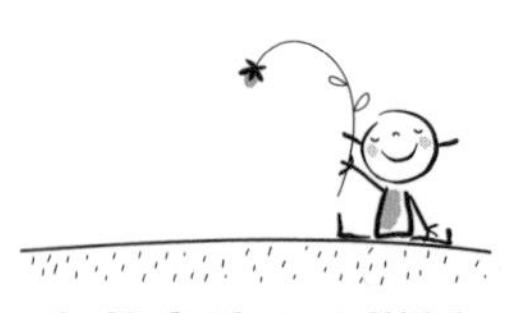

為什麼孩子不說話？

社會經驗，我絲毫沒有通過面試的機會。我的準備不足，加上說話模糊不清、近乎喃喃自語，而且根本無法適切地回答問題，說實話，對方還不如找一個國小學生去面試。自然，不久之後信箱裡就會有一封信，寫著無法給我這份工作。

如今我明白了，其實拒絕我，反而是幫了我，因為我不可能適應成人的工作環境。

有時候，我會去當義工，因為沒薪水，他們接受了我，甚至在某個程度上還欣賞我。由於我在這些環境中無法和人互動，需要專注於一些實務的事，所以我願意做令人嫌棄的清潔工作。雖然我不喜歡打掃，而且家裡通常難以保持乾淨，但是做清潔工作才能讓我融入外界環境。與別人來往時，我還是表現得很彆扭，我總是想像著別人在背後談論我，他們一定覺得我是他們所見過最奇怪的人。

從學校畢業後，我努力修完了一年的祕書課程。在此期間，我結婚，懷了第一個孩子。

對於成為母親，我懷著高度期待，希望當了媽媽能讓我變得「正常」。我以為這樣自己就和別的女人有共同點了，然而，事實卻非如此。兒子的出生讓我情緒受創，我覺得和其他媽媽們更加疏離。我完全沒有經驗，對於育兒一點頭緒也沒有。我無法和孩子緊密聯繫，也不覺得自己像個媽媽，只是對著照顧嬰孩的繁雜瑣事感到焦頭爛額。原本，我想像自己可以自然而然扮演好「媽媽」的新角色，沒想到根本不堪負荷。過去每當承受不住時，我總會逃跑，但是當媽媽的責任卻無處可逃。

第七章

成為選擇性緘默的大人

我無法把自己的感受告訴任何人，因此變得更退縮。我發現除了跟住在一起的家人以外，自己和其他人說話變得更困難了，我的選擇性緘默症情況更嚴重了。

選擇性緘默症最大的影響，可能是傷害我的自尊以及對自己的看法。由於無法與別人溝通，我很難視自己為正常人。我從未覺得自己是成人，即使現在我的孩子已長大了。此外，選擇性緘默症也影響我當一個稱職的母親。在小孩一歲七個月之前，我還和爸媽一起住。後來我們有了自己的房子，我想，或許自己住會讓我覺得像個成人，但結果卻是立即幻滅。搬出去之後，我既要負責照顧小孩，還得打理家務，壓力接踵而來，我連基本的家事都做不好。很快地，我又多了兩個孩子。雖然照顧他們很不容易，但是我的確和他們建立了緊密聯繫，這不幸正是老大所欠缺的。

身為年輕的媽媽，我為了小孩好，帶他們到親子中心玩，但是我和那裡的人格格不入。在所有家長之中，我就像外星人，無法和他們聊天或建立任何關係。我也像個隱形人，無法參與任何活動，而且盡可能地躲在孩子身後。當孩子長大了一些，我就依賴他們替我說話，尤其是當我需要引起別人注意的時候，比如在餐廳裡要找服務生，或者甚至當我需要與學校老師溝通時。我和我小孩的角色對調了：孩子是照顧者，而我才是需要被照顧的小孩。只有在不被干擾時，我才能正常地對孩子說話。所以在公共場合，我對待他們的方式很不一樣。

我並沒有其他媽媽同儕的支持。在我眼中，她們就像外星人，我無法和她們說話，而且很怕她們。我覺得自己還是個小孩，這也顯示在我的外表和舉止上。孩子

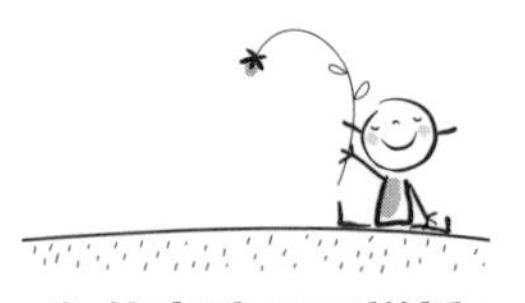

們經常問我：「你是小孩？還是大人？」我答不出來，我覺得自己無法和其他家長平起平坐。我覺得，他們一定會因為我不會跟別人來往，又很奇怪，所以鄙視我，對我不懷好意地批評。別人常以為我是外國人，不會說也聽不懂英文，所以有時會問我來自哪個國家。這讓我覺得很糗、很丟臉。我無法解釋自己不是外國人，而是有其他原因才不說話。

有些人接受治療，嘗試和自己的「內在小孩」建立聯繫。但我卻相反，我一直覺得自己還是小孩，經過了多年「內在探索」，我終於發現了自己的「內在成人」（如果這樣說有道理的話）。我發現，我的內心深處藏著一個非常慈愛的母親，可以照顧好小孩。而當我還是個真正的孩子時，我是做不到的。

莉茲的故事

年輕的我，生活彷彿一灘死水。在這個階段，原本我應該進入社會一試身手，享受新的人生經驗。但是事實上，我卻總是待在家裡，黏在家人身旁。

從學校畢業後，我很幸運地找到了修車廠職員的工作。我的生活就是走路去上班、面對和周遭的人溝通的挑戰，然後回家，一直待在房間裡，因為那裡最安全，不會有人嘮叨我和別的十七歲女孩不一樣，而且可以躲開無法達到別人期待的罪惡感。

第七章

成為選擇性緘默的大人

我不喜歡學校，但至少在學校裡，我有幾個可以講話的朋友。可是他們現在有各自的生活，也找到了其他朋友。我覺得上班要認識人好難，我經常坐在辦公室裡，努力想要鼓起勇氣走到另一個辦公室，找個人說話。有時候我會試著去做，有時候連嘗試都不行，只好獨自坐著。但是即使我試了，我的表現也很彆扭，別人都看得出來。當我發現工作內容之一是擔任臨時代班的總機人員時，我簡直嚇壞了。我一直沒辦法習慣這個工作，恐懼從未消退。事實上，好幾年以後，我的另一份工作需要當總機人員，那種恐懼又回來了。

我每天都面對似乎無法克服的挑戰：和人說話、問問題，甚至只是聊聊自己的感覺，都讓我驚恐萬分。我無法自然而然臨機應變地說話，總是得強撐起意志力，鼓足勇氣。我常常頭痛很嚴重，無精打采，現在我確定是多年不斷的焦慮所造成的。我覺得自己有憂鬱症，出門是件苦差事，光是和店員或公車司機講話就會嚇壞我。很多人都會恐懼什麼東西，比如怕蜘蛛或怕蛇，但如果你怕的是別人期待你說話，而且每天醒來就開始擔憂自己遇到這類狀況，愈想愈害怕……可以想見，那傷害有多大。

我的父母都很擔心。爸爸嘗試推我跨出舒適圈，提醒我別浪費自己的生命。但這只是讓我更害怕，更決心緊抓住緘默的安全感，而且更認定了自己很糟糕。因為不能說話，我像是失去了人生的發言權。在任何社交或工作場所，我總是很緊張，有時候真的全身發抖。

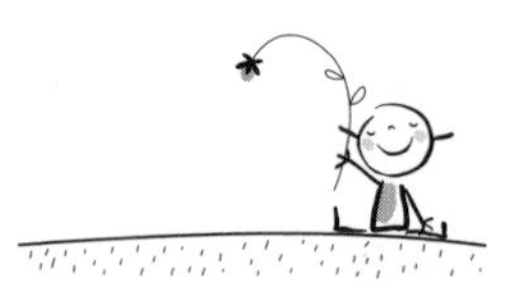

工作了三年，我都沒有交到真正的朋友，生命停滯不前。我鼓起勇氣通過面試，找到了一份新工作。工作地點和我居住的小鎮有一段距離，我希望能藉此拓展視野。

要開始一份新工作，讓我非常焦慮，許多人可能都有同感。不過一段時間之後，我發現新同事很友善、很親切，覺得自己在人際交往方面跨出了重要的一步。我也聯絡上以前在學校的老朋友，偶爾晚上和他們出去。幫助我破繭而出的最大功臣是「幽默」，那讓我放鬆，甚至可以加入朋友一起聊天。

但是，後來我經歷了人生最嚴重的打擊。在我二十歲生日前一天，上班時接到一通電話——我媽媽出車禍住院了！三個月之後，她去世了。我悲傷至極。媽媽一直支持我、瞭解我的恐懼，並且保護著我，如今我永遠失去這張安全網了。我和爸爸不和，在這悲傷的時刻，我們並未彼此安慰，因為我們父女倆都不擅長表達感情。爸爸對我畏縮的舉止感到挫折，努力地推我出去交朋友，我討厭這樣。他以為這是為我好，但卻讓我更恐懼，我只是需要有人接受我、肯定我。後來有八年的時間，我和爸爸一起住。我一直以為自己會慢慢建立信心，人生會變得順利些，但是我進步得非常慢，錯過了青春歲月。

有時候，我說話的自信突飛猛進，甚至和朋友出國旅行。但諷刺的是，旅行回來後，我還是害怕走進家鄉的商店。我認為原因之一是，我在面對某個情境時考慮得太多，而無法臨場反應，還沒行動就先焦慮，而且已經養成習慣了。

我花了好長、好長的時間來對抗選擇性緘默症，因為它已經變成根深柢固的行為。不過，現在的我開朗又樂觀。我還是覺得有些事情很不容易去做，但並非無法克服。我很高興現在的孩子能受到較多的幫助，這是我小時候非常需要卻得不到的。孩子不應該在如此不快樂，幾乎時時刻刻感到恐懼的情況下長大。

蘇菲亞的故事

談到男人，我完全無知，而且我很難接受任何男人對我懷有浪漫遐想。選擇性緘默症摧毀了我的自我形象，我甚至覺得自己不配被另一個人類接受。如果我被某人所吸引，我也不敢讓他知道，因為他總得接近我，而我在自己喜歡的人面前特別難以開口，我不喜歡自己的聲音，也不想讓他留下不好的印象。

如果伴侶不瞭解選擇性緘默症，可能會造成雙方起嚴重誤會。我無法向丈夫解釋自己的狀況，因為當時我還不知道亞斯伯格症，也不曉得選擇性緘默症。我沒有醫師的診斷，而我所能想到的最佳解釋是憂鬱症。我只知道自己真的在痛苦掙扎著，人生中沒有一件事應付得來。長期以來，我丈夫似乎認為，我的行為是為了故意侮辱他。事實並非如此，否則我就能和其他人正常來往了。如果我只是針對他，為什麼我要對整個世界退縮呢？

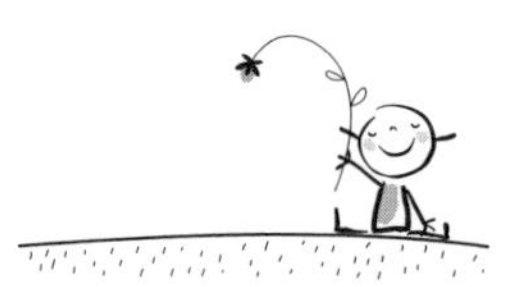

遇到第二任丈夫時，我已被診斷有亞斯伯格症，並且自我診斷為選擇性緘默症，因此能為自己的行為提出一些解釋。我們的確曾經爭執衝突，因為他很難瞭解這些概念，而我必須解釋好幾遍。但至少他知道當我不說話，並不表示我生他的氣或不喜歡他。剛開始和他在一起時，儘管我的身體可以熱情、主動，卻幾乎無法開口，若不向他解釋原因，我覺得我們根本沒有機會繼續在一起。選擇性緘默的行為令人非常困惑，從來沒有遇到過這種狀況的伴侶，可能會覺得非常受傷。我從不希望傷害別人，但願我可以讓別人模擬無法對身邊同伴說話的感受。我知道有時候，即使我人就在身邊，但我的丈夫仍覺得孤單，甚至寂寞。

即使另一半終於瞭解並接受了我，但家人、朋友和熟人可能不會如此。我的困難不僅在和伴侶溝通，還有對方根本無法帶我見他的母親，因為我無法和她說話——很幸運地，我從不需要去見對方的親戚。如果選擇性緘默者無法和伴侶的家人說話，一定會被認為是故意的，因而可能到處起衝突。

由於我也有亞斯伯格症，事情的確更為複雜。即使在最放鬆的情況下，我還是無法和別人閒聊。只有想說些別具意義的內容時，我最能自在說話。但是沒有人可以一直持續意義深遠的對話，而我又無法靈活帶入輕鬆話題。別人不用花心思就做得到的事，我卻不行，因此即使是親密伴侶，選擇性緘默症仍橫亙其中，我們之間還是經常出現尷尬的沉默，就像我和別人相處時一樣，我好想打破沉默卻辦不到。我非常依賴對方帶頭說話並且多說一些。

我覺得任何能夠持續和我在一起的人，一定是非常獨特的人，可能他們自己也並非典型的一般人。他們是多麼美好，但我卻有一半的時間無法和他們互動。他們實在值得擁有更好的伴侶。

金柏莉的故事

「社交恐懼症」是害怕與別人互動，讓人焦慮到對所有事物都高度警覺。「廣場恐懼症」是對於擁擠的地方或公共場所感到非理性的害怕。雖然有些人合併多種症狀，但這兩個問題我都沒有。我有選擇性緘默症，這讓我在某些情境下無法和某些人說話。我曾經聽說，有人長大之後自然就痊癒了。我雖然比小時候進步，但還是無法完全擺脫。這是我天生的本質，對我而言，沉默就像呼吸一樣的自然。我開口說話時，別人經常會反應：「她其實會說話？」忽然之間，我成了新鮮事。

我在二十幾歲時經歷了一段嘗試突破的時期。我接受邀請，並且以我的方式享受聚會。我的內心深處一定隱藏著自我接納，而非自我批判，因此聽到別人像下面這段這樣說的時候，我總是會覺得很驚訝。

「你抽菸嗎？」一位阿姨問。「你會罵髒話嗎？開車？說黃色笑話？」答案是我全部都不會。她轉身對我媽媽說：「她一點也沒變，一向這麼**特殊**，是吧？」接

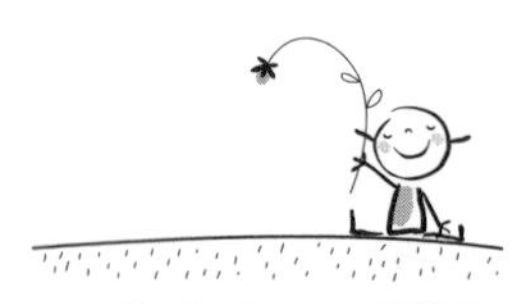

著，有個表哥試圖和我聊天，但是我已經精神渙散了。最後，這位阿姨又跟我媽媽說：「她永遠都會這樣，是吧？」

我仍然努力著。「特殊」究竟是什麼意思？我不想被這樣認為。在我一對一親密的圈子中，有人知道我幽默、聰明又善良。後來，我結婚、成為母親、找到工作，並發展興趣。我繼續嘗試去做舒適圈以外的事情。

二十六歲時，我從窗戶看到有個男孩把我八歲的兒子踩在地上。我走到那個男孩的家，呼叫解救我兒子，左鄰右舍都聽到了。我很大聲！又一次成功。

二〇〇〇年時，我先生罹患漸凍人症；於此同時，我終於準備好嘗試上大學。我選擇當他的唯一照顧者（持續照顧了五年），直到他於二〇〇五年逝世，我的求學計畫則暫緩。照顧他幾年之後，我開始在家裝扮，演起默劇。我上網訂了最好的化妝品，郵寄到家裡，又找來一件條紋襯衫和吊帶褲，再戴上一頂寬編絲絨帽或黑色鴨嘴帽，裝扮就完成了。

起先我告訴自己，這是為了幫忙兒子女朋友的作業。她的攝影作業需要一個模特兒，所以我在全天候照顧先生、準備三餐、照顧小孩、洗衣服和種種家務之餘，還要當她的模特兒。但是，作業結束之後，我發現自己並不介意以默劇裝扮，用餵食管餵我先生。我也不介意到地下室洗衣服時，以默劇裝扮走過兒子和一群青少年朋友。好玩的是，因為我本來就安靜又古怪，所以並沒有人評論我的裝扮。畢竟默劇角色不需要說話，不是惹惱觀眾，就是讓他們樂不可支。最棒的是，默劇角色都得緘默，這我最懂！默劇讓我發揮創意，也貼近了內在的自我。

二〇〇六年，我第一次參加藝術表演。其中有一場酒會，藝術家與有興趣的客戶共處一室，互相交流。想像一下：當所有藝術家都必須排成一列，回答關於畫作的問題時，我有多麼驚恐！有人向我發問：「你最喜歡自己的哪一幅畫作？」我回答：「它叫做《混沌之嬰》，但是我放在家裡，沒帶出來。」大家笑了。接著有人問我：「你畫畫多久了？」啊！這題我可以用一、兩個字帶過。「從一九九〇年起。」大家滿意了，開始問下一位藝術家。我無法多做說明，我的聲音不停顫抖，但是我過關了！

同一年，我受邀加入殘障人士的一場「焦點座談會」，因為我有亞斯伯格症和選擇性緘默症兩個診斷。我和其他十幾位不同症狀的朋友圍桌而坐，包括創傷後壓力症候群和多發性硬化症的人。每個人輪流拿麥克風，回答在交通及其他方面遇到的難處，並且以閉路電視播放出來。我雖然高度焦慮、面無表情，但仍說出自己的想法，我辦到了！

我寫了一本關於溝通缺陷和漸凍人症的書，並在二〇一一年找到了出版商出版。我的同事兼作家朋友唐娜·威廉斯說，我「在非殘障人士可能潰敗的領域成功了」。漸凍人症偷走了我先生的聲音，而諷刺的是，五年來我都得在重要時刻當他的聲音，為醫師、護理師和家人，解讀他含糊不清的口語。我是個很棒的聆聽者，也是很棒的傳譯者，總之，我為自己感到驕傲。

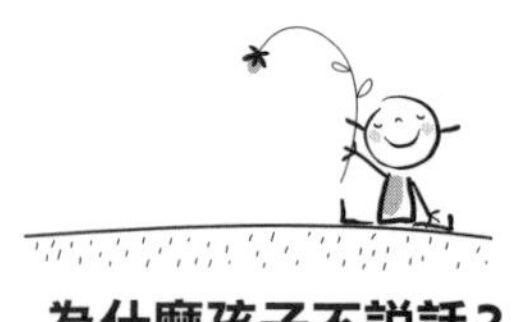

【第八章】

選擇性緘默症與霸凌

——雪莉兒、兩名家長（曼蒂與道恩）、金柏莉、尼基、丹妮兒、溫蒂與薇薇安

雪莉兒的分享

我自己在童年時期飽受霸凌，長大之後仍然偶爾遇到。我認為，學校裡的老師和同學共同營造霸凌的文化，奪走了我的童年，讓我寧願從不曾出生在這世界。很幸運地，現在我已不再如此感覺。由於學校體系並未採取任何措施來保護我，我只好學會保護自己，我把指甲留得很長，以便在掠食者以身體或語言攻擊我之前，我先抓傷他們。

我沒有選擇性緘默症，但是我從經驗得知，霸凌不但傷害了孩子的自尊，也可能會影響孩子的未來。對我而言，我將霸凌的親身體驗轉化為正面影響，讓自己變成一個無法容忍不公不義的人。這個特質也融入了我的社工職涯，幫助我服務多樣化的個案族群，包括殘障人士和老人。

我從經驗得知，受到霸凌的孩子需要教育提供者、家庭成員等人給予有效的支持。但是應該注意，選擇性緘默的孩子可能完全無法向老師說：「我被霸凌了。」因為老師可能是他害怕說話的許多對象之一。此外，若向父母承認自己受到霸凌，大多數家長的處理方式是去學校找老師（他們當然應該這樣做）。選擇性緘默的孩子和其他小孩一樣，害怕說出遭到霸凌所引發的後果；但他們還會害怕的是成為眾人注意的焦點，這會加劇開口的恐懼。

我個人將霸凌定義為：個人、群體或機構加害者，對於被霸凌者人權的侵犯或忽視。所謂人權包括：免於恐懼和騷擾地度過每一天，以及擁有溝通的自由與機會。霸凌往往造成了嚴重的孤立感，即使沒有選擇性緘默症，霸凌的影響之一的確是「溝通困難」。根據我的親身經驗，當你所說的每一個字都可能被霸凌者用來傷害你時，你自然會將想法和情感封閉起來，這是典型的安全確保行為。因此，選擇性緘默症因霸凌而引發或加重的例子很多，也就不令人驚訝了。霸凌是對於每一個人應享有的基本人權進行妨礙，包括：感受到被尊重、有尊嚴，以及擁有溝通的自由和自信。

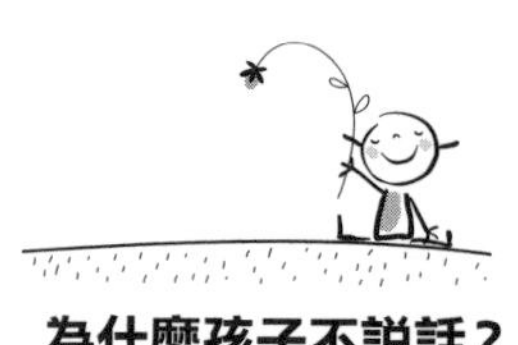

當一個人遭受霸凌，可能會留下情緒上的創傷，有時候，創傷會持續許多年。每一個人都可能成為霸凌的對象，被霸凌者甚至可能並沒有與他人不同之處，例如選擇性緘默症、文化相異等，但加害者可能以「不同」來作為自己不當行為的藉口。然而事實是，沒有任何的理由或辯解可以合理化霸凌的行為。

以下是曼蒂敘述兒子亞倫因選擇性緘默症，而在學校成為霸凌者加害的目標：

> 亞倫上中學時，班上只有一個同學是和他小學同校。他不喜歡回答問題，老師卻總是點他回答。我從亞倫的敘述中得知，這很明顯地使他更容易成為霸凌的目標。他保持靜默，試圖不引起別人注意。雖然筆試成績顯示他的程度應該更高，但因為他上課無法發言，所以學業成績不佳。中學二年級時，霸凌的情況嚴重到令他難以承受。他非常沮喪，不想去上學。

會發生霸凌當然絕非受害者的錯。至於和別人「不一樣」這點，其實每一個人都或多或少有些不同之處，每一個人都是獨一無二的。因此可以說，只有去欣賞所有的不同和獨特，我們才能真正地接納自己和別人。從認同「不一樣」與「多元價值」的角度來看，我們的確需要重視選擇性緘默孩子對於學校的正面貢獻（因為他們可能善良又有同理心，只是說不出口），進而對整體社會的貢獻。

當然，令人悲哀的是，霸凌也可能發生在家裡。一旦發生這種狀況，家庭必須設法有效處理，因為當家人之中出現霸凌者，所有人都不會好過。有時候是家中的特定關係模式出現了問題，這時便需要尋求專業協助。

金柏莉描述自己在學校受到霸凌的經驗，尤其是因為選擇性緘默症而引發的特殊問題：

「會吵的小孩有糖吃」，對吧？如果你聲音很大，你就能獲得很多注意。但是相反地，要是你太安靜，那別人就會拿放大鏡來檢視你，好好把你研究一番，想看看你這個人到底是如何「啟動」的。

記憶裡，我受到霸凌是從小學三年級開始，方式是操控。坐我旁邊的同學命令我給他抄我所有的作業，他會小聲對我說類似這樣的話：「白痴！快把本子放在我看得到的地方。」我很害怕，於是照著他的要求做。我心裡很生氣，但是我壓抑下來了。

五年級時，有個女孩（在此叫她「荷莉」），千方百計地要經過我的座位。她穿著黑白相間的皮鞋，在座位間的走道上滑來滑去，來回都快速踢我一下。她「需要」把紙丟去垃圾桶、「需要」削鉛筆或到老師的桌邊問問題。媽媽注意到我右腿上有瘀青，我一貫的說詞是我自己太遲鈍了，下課時經常跌倒。我擔心媽媽不相信，所以沒有說出荷莉的舉動和她踢我時針對我的咧嘴微笑，而是開始雙腿交叉，把左腿伸到走道上，這樣兩條腿就能平均地被踢。

我的表情木然，別人問我話時，有時我會點頭，有時則以單一個字回答。我的聲

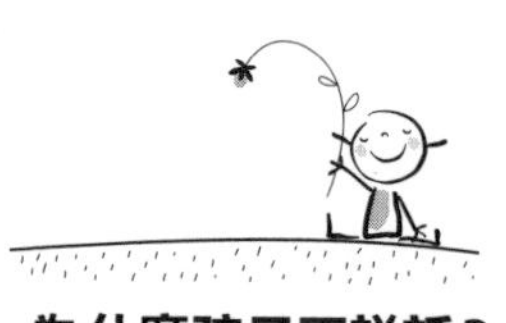

音及它攪動空氣的聲響，總是會讓我嚇到失魂。記得有一次在體育館參加集會，我覺得很輕鬆，因為不必講話。珍娜坐在我後面的木製看台上，突然使勁朝我的手臂揍一拳，我眼睛泛淚，張嘴想發出聲音。回過頭，看見她露齒而笑，我卻無法叫出聲音。我的手臂上腫了一個硬塊，好久以後才消失。晚上我哭到睡著，白天我穿長袖掩蓋瘀青。我確定自己活該，我應該是做了什麼才會激怒她。究竟我做了什麼？

並沒有。我不過是做我自己，因為選擇性緘默是我的一部分。

我被困在緘默的牢籠之中，並且因安靜而有罪。

有一個男同學喜歡叫我「智障」，另一個男生叫我「人渣」。有兩個女生都叫我「婊子」，比如：「你一輩子都要當個膽小害怕的婊子嗎？」還有一個女孩叫我「嚇壞的小白兔」，比起別的綽號，這其實還好。語言會傷人！但是試著去想我究竟為什麼活該這樣被稱呼，更加傷人，因為我生來如此，不可能成為另外一個人。

緘默的孩子受到霸凌時，通常無法出聲反擊，而且比其他孩子更不可能告狀，因此，他們容易成為霸凌的對象。例如，道恩描述自己的兒子湯姆：

這些年來，湯姆在學校發生過許多意外。有一次，他在操場上被推進一個大輪胎裡，然後四個同學坐在上面。他叫不出聲也哭不出聲，只能躺在那裡，直到午餐阿姨看到，救了他。

由於緘默的孩子很難自我辯護，所以可能遭人誣陷、被老師或學校職員處罰。尼基便寫下了：

我被老師誤解，也被同學霸凌。下課時間我總是一個人，而且別人讓我相信自己很怪。我最不喜歡班上一個女生，她欺負我。有一次下課時，她騙午餐阿姨說我打她。雖然每次她對大人說同樣的謊言時，我都拚命搖頭，但我還是被帶去校長辦公室，因為我沒辦法開口辯解。為了自己沒做的事而被人家告狀，我覺得很沮喪。回想起來，最令我感到挫折的是午餐阿姨明明看到我沒打她！

並沒有確切資料顯示，選擇性緘默的小孩在學校是否較容易受到霸凌。因此，目前較合理的看法是：緘默的小孩被霸凌的機率與其他孩子一樣高。然而，對於緘默的小孩而言，即使未遭霸凌，「去上學」原本就是他們無法承受的事，所以他們較可能成為相關當局所謂的「情緒障礙」懼學者。結果是他們可能必須放棄上學，而整個教育的重擔便落在家長身上，例如自學。

丹妮兒描述了自己有好幾次在學校被霸凌的經驗。在她的例子中，「無法說話」成為加害者霸凌的工具之一：

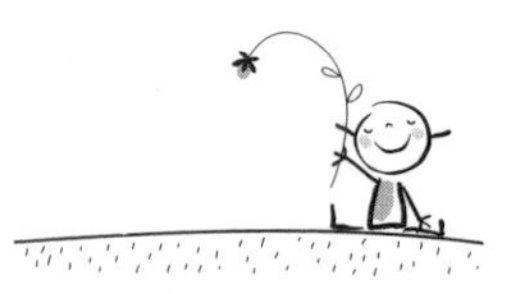

雖然我在學校剛開始適應得不錯，但沒多久，一連串的問題就接踵而來。開學才幾個禮拜，一個大我兩歲的女生就開始不喜歡我。她因為我有選擇性緘默症而欺負我，每次在走廊或餐廳碰到我時，她總是恐嚇我。她塊頭比我大，所以常常推我去撞牆，或甩門壓我的手指。但我較不在意傷口和瘀青，她對我的言語虐待更令我受傷。

八、九年級時，我遭受到另一段更長時間的霸凌，這次對方是和我同年級的女生。她對我沒有身體霸凌，只有言語霸凌，但是對我的影響卻嚴重很多。在等著進教室時，我的朋友總是圍繞著我，她會嚇唬我，並且拿選擇性緘默症做文章，比如她會說：「你們怎麼會和她做朋友？她根本不講話。」雖然我和她不同班，但我們一起上過體育課，她常常趁上課前在更衣室欺負我。有時候我太害怕了，只好裝病不上課，這樣才能躲過更衣室。每次在學校遇見她的時候，她都會拿我的選擇性緘默症來批評，讓我愈來愈覺得自己和別人不一樣，愈來愈孤立。假如我可以開口說話反擊，或許這一切都不會發生，這也正顯示了選擇性緘默症可能導致的問題。

同樣地，金柏莉也是因為不能說話而成為被霸凌的對象：

早上我有時大哭一場，有時恍神拖拉，導致錯過公車。只要知道當天我在學校必須說話，我就會故意缺席。有時候我上了公車，但是下車後卻沒進去學校。我在校外躲著，躲到坐公車回家的時間到了。我把這些舉動稱為「自我保護」，這是典型的逃避行為，而我很會！

有一天，我坐在公車上時，有一些男生舉起牌子要我看，上面寫著：「你是聾子？啞巴？還是笨蛋？」後來他們每天都寫牌子，總是殘酷地拿我的緘默開不同的玩笑。我呆視著前方，靜默而孤獨。十六歲生日時，我輟學了，其實應該要更早這麼做的。很可惜，我這麼聰明。情感上，我可以原諒，但是我不會忘記那些被霸凌的經驗。

溫蒂敘述受到霸凌的經歷，讓她感覺比以往更孤立：

其他女生無法瞭解我極度退縮的社交表現，這讓我變得不受歡迎，而且成為被霸凌的對象。雖然我的學校環境還算溫和，並沒有真正發生身體的暴力或霸凌行為，但是，班上有一些不友善的女同學，我成了她們開玩笑、諷刺和羞辱的對象。

有一次，我聽見一個其他年級的女孩說：「那個瘋子女生在那裡！」我看看四周都沒有別人——她指的就是我。

還有一次，學校集會時，我找到位子坐下來，那個我「膽敢」坐她旁邊的女孩尖叫：「喔！不要！」接著她和她的一群朋友（為數不少）全都站起來走掉了，只因為我坐在她們旁邊。

霸凌的行為也可能受到學校職員或老師的默許，甚至，老師可能就是加害者。

薇薇安敘述她遇到的一位老師：

班上同學叫我「智障」，我因此連在家也不出去玩了。導師對我爸媽形容我「學習非常緩慢」，並且經常和其他同學討論我。她還告訴我媽媽，說我永遠學不會數學。事實上，我後來靠自己研讀《自學數學》，然後在社區的繼續教育學校參加考試，通過了中學會考的數學科測驗。

有時候，上體育課會打棒球，我不是當外野手，就是排在最後一個打擊，所以幾乎都不會輪到我。但是有一次，老師忽然大喊：「停！待在原地不要動。」她要每個人擔任距離自己最近的守備位置，於是大家紛紛就位，而我剛好靠近一壘。

她指著我，對全班說：「我不要讓她守一壘，她太笨了。」接著她大吼：「誰來代替她？」有幾個同學舉手，我則被派到外野去，其實要不是老師喊「停」，我本來就打算去那裡的。

至於直接針對選擇性緘默症的霸凌行為，丹妮兒描述一位老師故意拿選擇性緘默症來羞辱她：

我還面對過一些老師的言語侮辱。升上九年級後，有個老師特別不喜歡我，經常對著全班評論我的選擇性緘默症，故意針對我，讓我難堪。所以只要有他的課，我那天就很怕去上學。他甚至對我說過，我不用去參加中學會考了，因為我考不過的。

丹妮兒描述另一個事件，代課老師因不知道及不理解她有選擇性緘默症，而在無意間霸凌了她：

上中學時，我也非常怕代課老師，因為他們常常不知道我有選擇性緘默症，以為我是故意傲慢無禮。點名的時候，即使點到我時，我總是舉手，他們還是會問我，是不是覺得自己不出聲很好玩或很聰明。我的朋友常常必須為我向代課老師解釋，但是其實不該這樣的，他們應該事先就被告知這個狀況。

薇薇安的故事

在這一章的最後，我們來看薇薇安的故事。對於家有選擇性緘默孩子的家長們，她提供了如何處理學校霸凌的相關訊息。

我自己有選擇性緘默症，我的女兒也有（她已成年），她曾經在家自學，也上過公立學校。我相信故意霸凌緘默者，與對於緘默症的無知或不夠體諒，兩者之間有微妙差

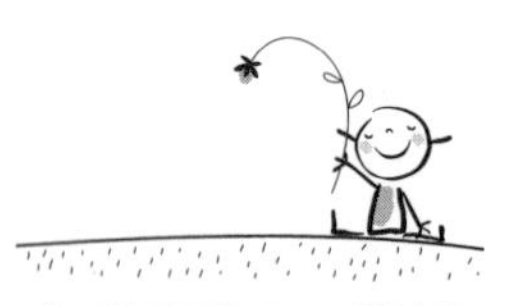

別。我的想法是來自於我自己在學校的經驗，以及我女兒的學校所給予的支援。

霸凌可以定義為力量不均衡，它的行為包括：威脅、散布謠言、身體或言語的攻擊，以及在團體中故意排擠。

在學校裡，大家都能說話，一個無法講話的人當然處於明顯劣勢。因此，除非採取適當的因應措施，否則力量不均衡的情況會自然存在。

老師可能欠缺選擇性緘默症的知識，不曉得如何與這樣的學生互動，因而，往往在無意間對選擇性緘默的孩子施以壓力。因此，最佳的實務做法是訂定個別化教育計畫（ＩＥＰ）。值得注意的是，凡是為年紀較大的孩子或青少年訂定計畫，都應該事先取得他們的同意，並且也同意計畫的內容。在選擇性緘默的孩子開始入學時，便應該經由個別化教育計畫，讓所有教職員瞭解可能發生的情況、如何做出反應，以及有無任何額外的特殊教育需求。家長與特殊教育需求協調人員之間需要建立一個溝通管道，萬一發生了壓力或霸凌事件時，便能夠立即處理。此外，孩子在學校可能需要一位能夠親近的老師。有了完善的個別化教育計畫，可以讓孩子感到自己的需求受到照顧，在學校很安全。

選擇性緘默的孩子對於說話的壓力特別敏感，然而，施加這類的壓力通常不被視為霸凌，而且可能並非出於故意，比如公開要求孩子在同學面前回答問題。但因為選擇性緘默症是對於說話的恐懼症，無論多麼無心，這樣的要求都可能對孩子造成創傷。但是這些要求也可能本質上就具有殺傷力，我就知道有些老師採取惡毒評語、凶狠責罵等挑釁行為，以為如果給了足夠的刺激，孩子會被激怒而開口說話。這是霸凌！以上兩種情況，不管發生哪一種，家長或監護人都應該立刻通知特殊教育需求協調人員。

選擇性緘默的孩子很容易在課堂上或玩耍時，被排除在外，無法與其他孩子互動。教職員因缺乏彈性或忽略而未介入協助，而選擇性緘默的孩子被遺漏時，亦絕對無法採取主動，這些因素加起來便形成「排擠」。蓄意的人際關係排擠是霸凌的形式之一。有些人可能認為，如果孩子拒絕跟他們說話，那麼他們也不會和孩子說話，這就是霸凌。更常見的情況是，人們對於如何與選擇性緘默的孩子溝通，非常無知。雖然「不要給孩子必須講話的壓力」是鐵則，不過這是有但書的，也就是必須準備好其他的可能溝通方式。選擇性緘默孩子適合的方式包括：用手指、點頭、分享、微笑、使用字卡或圖卡、寫在白板上、用文字轉語音軟體，或是設定暗號，例如把鉛筆盒放在桌子前方，表示「我需要幫助」。即使選擇性緘默的孩子無法和人溝通，老師和同儕仍要主動設法，這點非常重要。如果沒有建立雙向溝通的管道，便會發生人際關係孤立的情況。通常，選擇性緘默者一旦克服了焦慮的門檻，便能夠和他人進行良好的溝通。因此，確定選擇性緘默者真正受到重視及融入團體，是周圍協助者的責任。

我們知道，當選擇性緘默者開始說話，功能性語言會先恢復，而主張性語言則最後才發展⑤（也可能始終無法發展）。雖然他們看似能夠自由自在地說話，其實通常限於被動順從的內容，例如：唸書給老師聽、回答問題、戲劇演出、和同學一起玩，甚

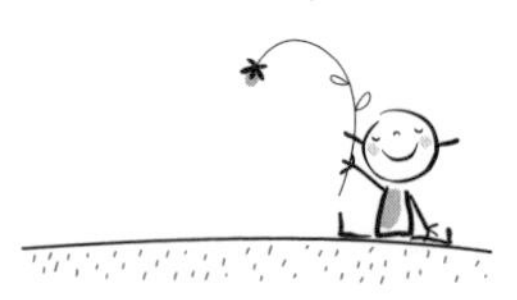

至上台發表。對於選擇性緘默症沒有深入概念的人，可能以為他們已經完全恢復了，但是事實不然，他們可能仍然欠缺主動地提出主張的能力。選擇性緘默者可能難以自我辯護，他們說不出口的話包括：「不，我不要參加」、「不要這樣」，以及「其實是他動手打架的，根本與我無關」。因此，他們可能無法以言語控制和影響環境，而容易身陷受霸凌的威脅，或至少意見無法被聽見，因而被忽略和排除在外。令人傷心的是，這一點並未受到普遍的關注。個別化教育計畫應該清楚地說明，對於正在恢復過程中的選擇性緘默者，老師有責任要營造機會，讓他們表達看法、意見、反對或屬於個人的詮釋。老師應該注意，主動發表或開始某個話題可能仍然很困難，甚至不可能，因此，老師必須特別提供表達的機會，或准許他們表達，但是要避免施加壓力。

由於選擇性緘默的孩子無法說出自己的需求，我知道有些老師會指派一位或數位同學來照顧他們。這樣會立即造成力量的不均衡，因而可能導致操控行為。此外，我們可想而知，如此一來，也會讓選擇性緘默的孩子覺得自己比別人脆弱。選擇性緘默孩子與同儕形成團體或夥伴時，必須建立在平等的立足點上（朋友之間互相照顧），這點非常重要，可以避免力量不均衡，進而降低被霸凌的風險。

當選擇性緘默者因焦慮而「凍住」時，看起來經常是完全沒有表情的，這可能凸顯出他們和別人的不同，也可能招來誤解。我的一位朋友曾經回想，學校裡有個女孩幾乎沒有說過話，唯一記得她開口的時候，是點名時的輕聲回應。那個女孩總是一副漠然、固定的表情，老師將此解釋為她輕蔑、不屑，因而一直找她麻煩。對此，我感觸深刻，因為我記得在上幼兒園時，有個老師對我大吼，叫我不要咧嘴傻笑。我完全凍住了，無法控制臉部肌肉，這讓老師更火大了。為了避免因誤解而導致霸凌，個別化教育計畫應該強調：身體凍住（包括冷漠的臉部表情）是焦慮的症狀之一，無論在任何情況下都不能因此責怪孩子。

在具有正向與諒解氛圍的環境下，大多數選擇性緘默的孩子都能順利融入學校。我們不應認為他們一定會成為霸凌的對象，但仍須保持警覺，因為當這些孩子受到威脅，甚至受了傷，可能無法向人求救。學校若能建立完善的支持網絡，加上積極的反霸凌策略，應可大幅降低發生霸凌的風險。

⑤編者註：功能性（functional）語言為表達基本需求。主張性（assertive）語言則用於表達意見、情感或申張權益。

【第九章】

緘默、家庭關係與家庭狀況

——卡爾・薩頓、三名家長（曼蒂、潔妮斯與道恩）、雪莉兒和莎拉（卡爾的妻女），與金柏莉、薇薇安和珍

若我們檢視大多數的選擇性緘默症相關文獻，除了少數個案研究之外，似乎都將其視為完全發生在學校的焦慮障礙。

實際情況當然相當不同，尤其對於選擇性緘默的成人來說更不是如此，畢竟他們不用上學。

許多選擇性緘默的青少年和成人無法與陌生人或權威人物說話，例如醫醫和牙醫。事實上，其中有很多人除了家裡之外，根本無法在其他環境中說話。因此，學校只不過是引發緘默的情境之一。當引發緘默的人物進入家裡時，像是陌生人或很少見面的親戚，他們也大多無法說話，因此，緘默也侵蝕了他們的家庭生活。其他可能引發緘默的人物包括：祖父母、姑嬸、伯叔、堂表兄妹、父母或兄弟姊妹等同住的家庭成員，以及繼父母，或者任何家庭成員的男女朋友或伴侶。

對於選擇性緘默的孩子而言，繼父母或新的伴侶進入家庭，往往是特別艱難的挑戰。曼蒂回想兒子亞倫的情況：

> 亞倫十歲時，我遇到了現在的丈夫。他們兩人相處融洽，我們一起出去玩、吃飯等，像一家人一樣。但是他在學校的最後幾個星期，變得較少開口。接下來的十年，他愈來愈少對家人講話，直到我成了他唯一可以說話的人。

> 我從十四歲到二十三歲期間，在家裡完全緘默。如同第一章所寫的，我的情況和亞倫非常不同。當時，我緘默的主要原因是繼父住進了家裡。來到家裡的訪客都會怪我沒有禮貌，尤其是繼父的親戚，而我並不認識他們。甚至到了青少年和成人時期，我只能使用非常有限的動作和表情，像在演默劇。例如：別人問我想喝什麼時，我會用兩根食指比出字母「T」代表tea，表示我想喝茶；游泳的姿勢則表示我要洗澡了。

有些年輕的選擇性緘默者在所有情境中都完全緘默，包括家裡。潔妮斯描述她

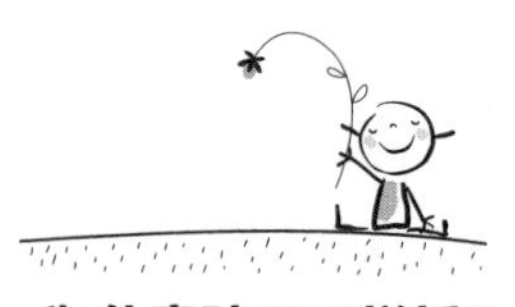

兒子歐文的情況：

在為了準備中學會考而上課期間，歐文似乎很累，令我很擔心，他經常吃完晚餐之後就去睡覺。我帶他去看醫生，記得醫生提到了他無法和別人眼神接觸，但是當時我沒有警覺，我好像回應：「不是所有青少年都這樣嗎？」醫師只建議我注意他的飲食健康，然後「持續觀察」。或許我錯失了一個機會，但是即使現在，我還是想不出當時有任何可以預知未來的方法。

歐文和哥哥、姊姊很親近。蘇珊只大歐文十八個月，他脾氣太拗時，她總是有辦法說服他改變心意。大哥大衛像是歐文心目中的英雄，不管是書、遊戲或電視節目，只要大衛喜歡的東西，歐文就喜歡。令人傷心的是，現在他們都無法進入歐文的私密世界，他們兩人都和我們夫妻倆一樣，感到非常挫折。

身為母親，我常常痛切地責問自己：我是不是錯過了什麼早期的跡象？而現在要怎麼說、怎麼做，才能找回我過去那個幽默、有愛心、獨特有個性的兒子，讓他再度盡情參與家庭生活？我懷疑是否因為自己懷他時已是高齡產婦？或者我是不是做錯了什麼？在歐文的成長過程中，我是不是沒給他足夠的關注？

老實說，這些日子以來，我完全不知道歐文在想什麼或有什麼感覺。他似乎在自己的世界裡感到滿足。但是，至少他安全、乾淨而舒服，現在我們只能為他做到這樣了。

第九章

緘默、家庭關係
與家庭狀況

雖然在其他大多數情境中，我逐漸擺脫了緘默，但其實直到中年，我在家裡都仍然是緘默的。我不是世上唯一受此說話困難模式（或其他模式）之苦的人。例如：我害怕自己直到死前都無法和任何孫子說話（假使我有孫子），就好像直到祖父母去世前，我都無法和他們講話。當然，這可能有點像是自我實現的預言。但是，彷彿為了證明世界上沒有一種情緒、恐懼或狀況是絕無僅有的，曾有個人寫信給我，說身為祖父的他，將繼續把自己和孫子隔離，直到自己能對他們說話的那一天。一個人受困於說話模式這麼久，實在是件非常受限又悲哀的事。

我自己的經驗是，我的說話模式，在過去曾導致家裡發生不愉快的衝突，例如媽媽和繼父為了我吵架。他們兩人都已過世了，但我仍然感到受傷。我還是會在某些情境下感到焦慮，我能體會自己的行為給身邊的人帶來許多麻煩。首先，應該提到我太太雪莉兒，她描述我無法和她母親說話所造成的困擾，令人傷心的是，我的丈母娘在我們編寫這本書的期間去世了。

我和我的人生伴侶卡爾擁有快樂的婚姻，但是他的選擇性緘默症，有時候的確對我的其他家人形成挑戰。卡爾經常無法在我的父母面前表達自己（他倆皆已去世），有時候他坐著什麼也不說，有時候他躲到書房裡。尤其我媽媽非常善於交際、喜歡說話，卡爾不會是她理想中的女婿。不過，持平而論，最終他們兩人對彼此都有更多瞭解。

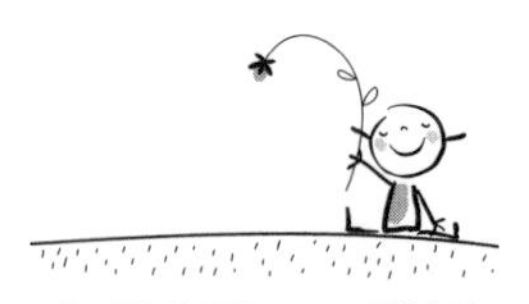

我親身經歷過選擇性緘默症所帶來的困境。其實，它還可能導致離婚。有一位選擇性緘默的年輕女性寫信給我，說丈夫因為她無法和他的家人說話，而和她離婚。

再從子女的角度，我的女兒莎拉描述父親患有選擇性緘默症，所帶來的正面與負面影響：

如果和你同住的家人有選擇性緘默症，你一定會被改變，你對於人際關係的看法也會改變。因為社會對於這個狀況普遍缺乏瞭解，選擇性緘默者非常容易受到誤解，我爸爸彆扭的舉止常常被誤認為沒有禮貌。雖然爸爸的選擇性緘默症在他十幾歲和二十歲出頭時最嚴重，但影響一直延續至成人階段，因此，也影響了媽媽和我的生活。

爸爸受選擇性緘默症影響時，正是發展人際能力的重要階段，我相信選擇性緘默症形塑了他的許多特質，這些都成為他成年之後的人格核心。雖然他已經不再是完全緘默，但是，在一些特別難度過或陌生的情境中，還是會嚴重焦慮。他往往無法探索新事物，即使他想要或者不得不。他寧願失去機會，也不要跨出他狹小的舒適圈。

我小的時候，不瞭解選擇性緘默症，不過，我一直都知道爸爸和我學校朋友們的家長不一樣。許多家長樂於認識孩子朋友們的父母親，從共同關心的學校話題中建立聯繫，並且藉此來誇耀自己孩子的成就。但是我爸爸不同，我看得出這樣的事情會讓他極度不安。我小的時候覺得很困惑，不懂為什麼這個能跟媽媽和我自在說話、放聲大笑或微笑的人，卻只能微微點頭或困窘地離開。那時我很受挫，我知道他明明可以自在講話的。大家常以為他沒有禮貌或待人冷漠。為什麼他這麼難搞？為什麼他不能像別人的爸爸一樣？

漸漸長大後，我開始珍惜自己是爸爸極少數能說話的小圈圈成員之一。我對於別人對待他的方式感到憤怒。他們難道沒想過或許有其他原因嗎？我爸爸聰明又機智，而且具有反應快又充滿嘲諷的幽默感。如果你見到他，應該很難想像他其實是這樣的人。我發現自己常常為他解釋和辯護，希望別人不要留下錯誤印象。現在我心裡有一部分認為，不是一定得去解釋某人的行為；如果別人不明就裡，妄下判斷，那是他們自己無知。不過，換個角度想，機會教育一番，不是更好嗎？

就我個人而言，認識有選擇性緘默症或其他特殊狀況的人，可以讓我的心胸更寬闊，也讓我更有耐心，願意投入時間去瞭解別人，尤其是那些受到一般人輕率判斷然後不予理會的人。並讓我思考，什麼是成功人際關係的關鍵因素。

選擇性緘默者可以說話的對象，都是對他們信任、給他們支持，並且花了時間和精神去瞭解他們，而不會隨意評判他們的人。正因如此，才能讓彼此的關係變得更有意義，不是嗎？

以下這三則親身經驗談，分別是從不同角度描述家庭環境中的緘默。首先是道恩描寫兒子在家庭中的緘默，以及這種緘默情況對祖父母造成的挫折感。接著是金柏莉寫自己在家裡的緘默。最後，薇薇安描述自己在繼父進入家庭之後，陷入了緘默。

母親道恩的分享

你可能以為，家人會懂湯姆不是故意不和他們講話，所以不會在意。但事實上，他們並不瞭解。雖然我努力解釋什麼是選擇性緘默症，以及湯姆為何無法說話，但家人這關仍然有待克服。

除了爸媽、手足和堂、表兄弟姊妹之外，湯姆無法和其他任何家人說話。例如，他無法和叔叔、阿姨講話，當他們來訪時，他就躲進房間。多年來，這個狀況引發極大的困擾。爺爺和奶奶非常介意孫子既不跟他們講話，也幾乎不打招呼。無論向他們解釋多少次，他們總是認為，已經十三年了，湯姆應該開口了。他們似乎認為湯姆就是故意無禮地冒犯。所以現在的情況是，湯姆不會主動想要去看他們，而他們大概一個月來我們家一次。這樣比較簡單，反正他們永遠不會懂。

湯姆有個姑姑，上次見到她是在家庭聚會中，她害湯姆哭了。她纏著湯姆，花了十五分鐘逼問他在看什麼書。湯姆不管到哪裡都帶著一本書，書好像是他和世界之間的屏障。他無法回答，而她突然很大聲地說他沒有禮貌之類的。後來我發現湯姆在啜泣，我真希望當時自己也在場，我會告訴她，為什麼她大錯特錯。

我覺得我們的親戚大多認為湯姆很奇怪，他們不瞭解選擇性緘默症。我可以確定，他們都認為我們應該強迫湯姆講話，或是拿走他的東西，直到他說話才還他。

和親近的家人在一起時，湯姆很好笑、聲音很大聲，有時候很粗線條、很誇張。他和我們說話很自在，常常不會顧慮我們的感受（因為他的亞斯伯格症）。他很有幽默感，但只有我們看得到。他好聰明，聰明到可怕的程度，他的腦袋裝了好多知識！他很喜歡和我們分享知識，當他處於無法說話的情境，一定很難熬。他的腦子裡一定有場戰爭，無法說話的自己攻擊著想要說話的自己，這令我感到悲傷。

除了家人之外，湯姆唯一可以說話的人是我女兒的朋友，他患有腦性麻痺，說話很困難。湯姆可以和他自在地講話，可能因為不會被投以異樣眼光。和他在一起時，湯姆比較不會焦慮。湯姆小時候，我們試過邀請學校同學來家裡，結果只有哥哥和同學講話，他通常坐在桌子底下讀書，這是他自我防衛的方式。我們不再這樣做了，因為這只會讓他感到焦慮，讓他躲著我們，實在沒什麼好處。

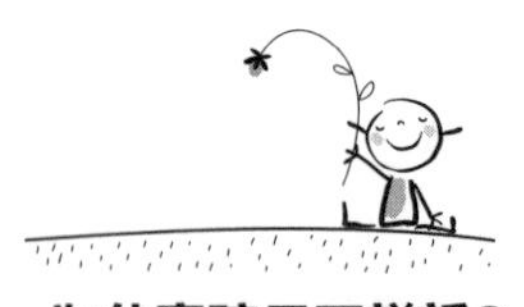

金柏莉的故事

我出生於一九六四年，我的親生母親無法養我，所以我被康乃狄克州的一對夫婦所領養，我是他們寵愛的唯一小孩。養父個子矮小、禿頭，個性外向；我身材高瘦、頭髮濃密容易糾結，個性內向。養母金髮，樂天又愛笑；我卻是黑髮，安靜，而且難以表達情感。

不在學校的時候，我可以和幾個人說話，其中一個是住在隔壁的女生，但是如果她媽媽也在，我就幾乎開不了口。還有一個是和我同年的表妹，以及另外三個表兄妹，可是，只要我姨丈出現或是有訪客來，我的聲帶就卡住了。我可以用單音節的字回答大人的問題，但老實說，有些親戚到現在都還沒聽過我的聲音。

當我無法和爸媽（養父母）說話時，真的感到非常挫折。記得有一天傍晚，我想去找表妹玩，我想說但說不出來，就寫了一張紙條：「我們可以去表妹家嗎？」但是我無法把紙條拿給爸媽。那時媽媽坐在扶手椅上鉤毛線，爸爸坐在沙發上看電視。鳥籠裡的長尾鸚鵡和電視節目的聲音，聽起來很無聊。我站在客廳旁的陰影處，手裡拿了夾著衣夾的紙條，然後把它丟到了客廳地板中央。

不可置信地，他們兩人都沒有抬頭看！我很著急，於是又寫了一張紙條、夾住衣夾，丟出去。我重複這個過程，後來衣夾和紙條積成一堆，家裡的狗注意到了，終於，爸爸也注意到了，他大喊：「不要再丟東西了！」我撿起了所有衣夾，把它們丟掉，然後哭到睡著。

想說的話從沒說出口，它們到哪裡去了？我是軟木塞瓶子裡的一張留言，隨波逐流。

爸媽努力協助我和其他小孩一起參加活動，但我還是不說話。我參加幼童軍、女童子軍和天主教教義問答活動。我還參加遊行，在花車上揮手。我七歲時，爸媽帶我去他們朋友家，那邊有兩個男生。大人們在廚房裡談笑和打牌。我坐在那兩個男生房間的地上，他們用手在我眼前揮、在我耳邊製造聲音，但我都沒有反應。然後他們把我推進衣櫥，關在裡面，直到聽見大人接近的聲音，他們剛好來得及把我拉出來。後來我們經常去他們家，因為爸媽說：「真是順利，女兒交到新朋友了！」

有一天，一個十五歲的男孩去我表妹家，他把我綁起來，將我的嘴巴塞住，坐在我身上想吻我。其實他根本不用塞我的嘴，我是天生完美的加害對象。還好我媽媽經過房間看到了，否則我不知道事情會如何發展。我的手腕留下繩子纏繞的醜陋痕跡，過了好幾個小時才消掉。

我寫了一封信給小時候的自己，以下是其中一部分：

親愛的小時候的我：

你將經歷無法承受的恐懼、悲劇性地失去、尊嚴掃地，以及混亂和困惑。和你同年齡的其他小孩似乎都知道應該做什麼、說什麼，還有如何交朋友。你經常說不出

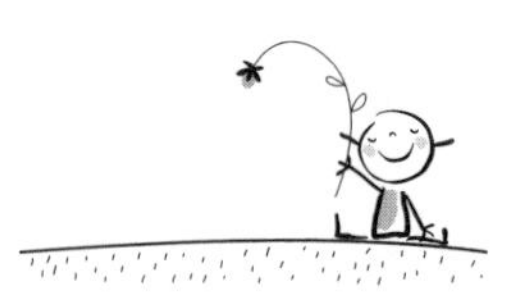

話來，因為你的喉嚨裡彷彿卡著一大坨東西，困住了所有想講的字眼。每當有人說：「她好害羞。」你就退縮以對，因為你心裡曉得自己並不是害羞。「害羞」的說法過於簡化，遮蓋了更嚴重的狀況。但是你不知道你的感官高度敏感，如果你可以看到自己的大腦，你就會瞭解雖然它看起來沒什麼不同，然而，它吸收資訊、解讀資訊和處理反應的方式非常特殊。

有時你情緒崩潰，有時你甚至覺得連和爸媽也無法溝通。你必須知道：你的想法、情感和觀念經常無法表達，但它們仍然有價值！

知道嗎？其實你並不孤單。在你痛苦掙扎的同時，其他人也正經歷一樣的事。有一天你會認識真正的朋友，他們會瞭解你，你將感受到前所未有的歸屬感。我承諾你，這真的會發生。

繼續寫日記吧！有一天，大家會閱讀你的文章。繼續創作吧！有時候，你會失神好幾個小時，這時就畫圖吧！有一天，你的作品會在畫廊裡展示，有人會去買。每個人都有釋放壓力的方法，藝術就是你的方法。說不出來的就寫下來，並且好好保存。

將來你會寫書喔！

你年紀還小，對自己好一點。現在你所經歷的一切，雖然常常令你痛苦，但都是一種學習。相信我，藝術會支持你度過難關，它將永遠是帶你安全度過急流的橋。

你的想法很重要，把它寫出來。你比自己以為的還要堅強，別人視為理所當然的事，你卻必須格外努力，這就叫做毅力和勇敢。你因此而更有韌性，就像你的那個搞笑玩具「搖擺小丑」，每次你把它推倒或揍歪，它總是又站起來。

享受現在的獨處，因為將來別人會享受你的陪伴，我說的都是真的。畫畫吧！用肉桂棒、膠水和亮片，做成聖誕飾品。在松樹毬果上塗花生醬，看松鼠來搶。寫作吧！你這些表達的出口將持續一生。

薇薇安的故事

我爸媽在我嬰兒時期就離婚了，我跟媽媽、外公一起住，我甚至不曉得自己有爸爸。

我一向被視為非常害羞。我還記得自己躲在外公身後，迴避和陌生人眼神接觸（尤其是男性），因為我總會嚇到，臉蛋紅通通！

四歲時，我開始上幼兒園。我有嚴重的分離焦慮，媽媽一離開，我就很沮喪。然而，老師堅持在媽媽離開後，我得很快就安定下來，但我沒辦法。記得在學校裡，我老是覺得很害怕。我很難適應情境轉換，例如：遊戲時間、準備上體育課，以及上台排戲，我甚至會嚇到恐慌發作。有一個女生和我做朋友，而且很照顧我，除了和她很小聲地說話之外，我沒有在學校裡講過話。

園方從未對我的情況表示關切，因為他們以為我只是害羞。因此，媽媽並沒有

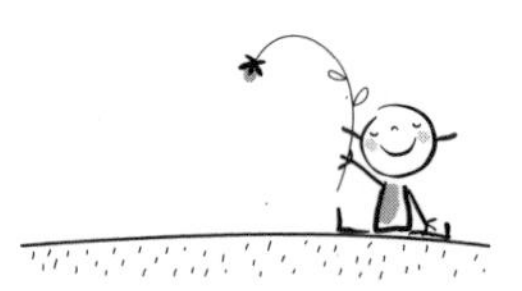

意識到我的問題。不管怎麼看，我都像個正常的小孩，因為我在家裡是活潑又多話的（像許多其他選擇性緘默的小孩一樣）。

但是，在媽媽開始約會之後，情況突然改變了。顯然，我既不和媽媽的新約會對象說話，也沒有眼神接觸。事實上，他在的時候，我根本不出聲。媽媽和他的關係進展得很快，所以急著要我接納他，但我的表現卻相反。媽媽的朋友們都說，我不說話是因為討厭和別人分享媽媽的愛。媽媽責怪外公把我寵壞了，外公則否認這是我舉止怪異的原因，而且認為問題並不嚴重，他倆為此爭吵不休。

媽媽的新對象在外地工作，只有休假時才來看我們，所以我們並不常見面。但媽媽開始覺得這份感情可能不會有結果，因為她把我對她男友的明顯敵意，看成真正的威脅。但是外公相信我年紀還很小，所以很容易展開新生活，很快就能安頓下來，並且忘記過去的日子。尤其如果沒有人提及過往，一切就更容易了。

媽媽和新對象宣布訂婚，邀我和外公一起吃大餐慶祝。餐桌是一張小方桌。現在回想起來，我瞭解了和媽媽的新伴侶如此靠近，會令我非常焦慮。我記得整個過程我都手足無措，完全沒有吃東西。回家後，媽媽問我為什麼不喜歡她的未婚夫，為什麼吃飯時，不看他，也不說話。我覺得很困惑，我的行為又不是事先計畫好的，完全是出於焦慮的本能反應。當時，我還沒覺察到自己是怎麼了，對於喜歡或不喜歡別人也沒什麼概念，然而，媽媽和外公都斬釘截鐵地認為我不喜歡他。

他們是大人，在四歲小孩眼中，大人什麼都懂，所以他們怎麼說，我就配合演出。我甚至以不雅的話罵他，惹得外公發笑，但是媽媽板起臉來。

外公說不該帶我參加婚禮，讓我留在家裡，直到媽媽和繼父買了新房子，我再一起搬過去住。他認為這樣我就可以有個全新的開始，很快能忘了過去，而且沒有人會在我面前提起過往。

媽媽和繼父舉行婚禮、度了蜜月之後，一起來家裡接我。我們搭乘夜間渡輪去利物浦。在船上，我們在餐廳用餐，我又再次不說話、不看人，也不吃東西。過了一會兒，繼父離開了餐廳，我立刻變得比較輕鬆，開始吃東西，並且和媽媽講話。媽媽覺得我的行為是想分裂他們的感情。

過去，繼父沒怎麼過問我的事，但隨著媽媽漸漸以他為一家之主，情況有了大幅改變。

我們搬進新家的第一天晚上，媽媽哄我上床睡覺。但是從此以後，繼父完全負起了教養我的責任。我懷疑他可能承受了什麼壓力，必須快速終結我的刁難行為。

第二天晚上，我又不吃東西，但這一回，他堅持我要吃光盤子裡的食物。我彷彿吃了幾世紀之久，等我吃完，他早沒了耐心。他命令我上床睡覺，我走到樓上，緩慢地開始脫衣服。這是我人生中第一次自己上床睡覺，我覺得非常焦慮，錯過了向來固定的睡覺時間。我不確定應該怎麼做，只是沮喪地到處走著。繼父進來房間，生氣地質問我為什麼還沒睡。我全身都凍僵了！他繼續質問我，但我動彈不得，無法回答他。這時候，他大發雷霆，動手打我。

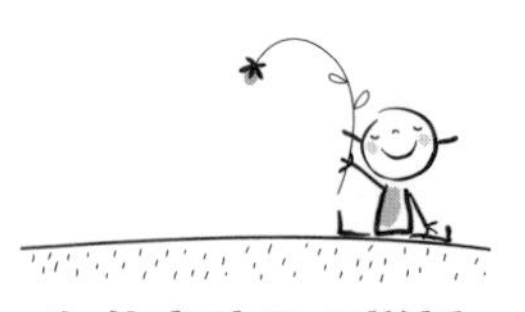

後來，我和媽媽以及繼父的關係一直都很緊張。我的確開始和繼父說一點話（通常是回答他的問題），但是我難以控制自己的聲音，聽起來總像是高音的耳語。繼父和我相處時，非常易怒。他生氣時，媽媽總是拒絕插手。關於選擇性緘默症及其影響的無知，對我們的關係造成了阻礙。

卡爾的建議

對我而言，從青少年至青年時期在家裡的緘默，當然是我人生中最艱難的時光。我無法開口求助，因為一般人通常會向父母求助，但我卻不能和他們說話。根據我的研究，孩童與年輕人無法和父母說話的例子相對少見，除非家庭出了狀況，或是有自閉症的因素（比如亞斯伯格症）。然而，這並不表示絕對沒有其他原因，而且我們也絕不應該據此質疑選擇性緘默孩童或青少年的背景。

無法跟親戚說話的現象，遠比大多數選擇性緘默症文獻所認為的更常見，因此，選擇性緘默症並不只是學校或教育的議題。當親戚們不願意去瞭解選擇性緘默症，並且視緘默為針對個人的輕蔑態度（的確看似如此），往往使得緘默者的處境更加困難。由於選擇性緘默症是「焦慮障礙」，因此，若親戚語帶批評（無論是直接對小孩、青少年，或是對家長），或者在小孩因焦慮或害怕而說不出話來時，施加強迫、威脅利誘等粗糙的方法，就容易使選擇性緘默症更加嚴重，使當事人陷入比以往更難以掙脫的孤立境地。

雖然我並不認為自己是專業的治療師，也算不上諮商顧問，但是我曾用自己的生命經驗，多次針對無法對父母說話的較大孩子或年輕人，指導他們的家長，事實上，結果很成功。當然，任何方法要成功的先決條件是：當事人必須想要說話。很明顯地，幾乎所有選擇性緘默的小孩或成人都想要說話。我已在本書提過數次，選擇性緘默不是蓄意的行為，而是源自於焦慮和恐懼。

- **首先，孩子應該對著一位家長輕聲朗讀，然後逐漸提高音量（如我在第一章所述，這是我二十歲出頭時和媽媽練習的過程）。朗讀不同於圍繞任何主題說話，因為它的重點在於「聲音」，而非「自我」。**
- **下一步，是小孩（或成人）與家長一起朗讀劇本，這是彼此輪流溝通的活動，重點也是在於「聲音」，而非「自我」。**
- **接下來，小孩和家長應該練習功能性語言（而非表達性語言⑥），說出基本需求、意願和要求。**
- **最後，才應該練習表達性語言，例如：小孩或年輕人簡單地介紹自己，說出情緒和感情。**

⑥編者註：表達性（expressive）語言用於提出要求、給予評語及溝通情感等目的。

簡而言之，練習的順序首先是音量，接著是互相輪流，再來是功能性語言，最後是表達性語言。

事實上，我還是無法和媽媽、繼父盡情溝通（也就是自在地運用表達性語言來討論要緊的事），我自己只做到了一定的程度。不過，我的確做到了完全放聲說出功能性語言，尤其是陪伴我媽媽度過嚴重的心理疾病及後來的失智症，直到她令人感傷地去世。

珍是選擇性緘默症支持團體「我說」（iSpeak）的義工，經常協助選擇性緘默的成人。這一章，就以她的這段話作為總結：

如同本章其他作者所描述的，選擇性緘默症可能發生於家庭環境，導致嚴重的影響。回顧我自己的童年經歷，我在家也緘默，無法和最親近的家人自在說話。許多選擇性緘默的小孩在家話說個不停，家長經常形容他們喋喋不休。但我不同，放學之後還是沒有任何地方可以讓我「發洩」。我還記得放學鐘聲響起時，我充滿興奮地回家，一進家門卻發現說不出話來。如果你只是個孩子，卻連向媽媽表達想法、感覺、情緒和基本需求都做不到，這簡直令人難以想像！你不但在學校受困於「說話的牢籠」，在家裡也是。

據我所知，有關家庭環境中選擇性緘默的影響，幾乎沒有任何文獻和研究加以探討。然而，從我自己以及與我處境相同者的經驗看來，我想強調這對於人際關係發

第九章

緘默、家庭關係與家庭狀況

展的影響。以兒童心理學而言，生命早期所建立的最初關係，是兒童成長和未來成人期人際關係的核心關鍵。我的成人期人際關係的確受到在家緘默經驗的影響，這是我四十多歲選擇性緘默症康復時的體認。

我的經驗證明，康復是可能的。現在，我在大多數情境下都能自在地講話，也在人生中第一次拓展出全新的人際關係，這真是令人興奮。

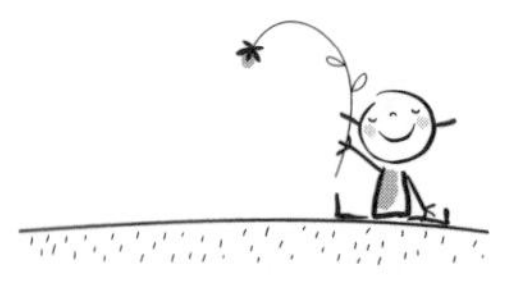

【第十章】

為我代言的人

——卡爾・薩頓、艾柏塔（家長）與溫蒂

大多數選擇性緘默的小孩至少有一位「代言人」，在他們無法說話的情境中為他們發聲。在家庭環境中，可能是家長或兄弟姊妹；在學校裡，則可能是同學或兄弟姊妹。在本章中，身為母親的艾柏塔分享了女兒洛琳與其代言者的情形，溫蒂則寫出了在她小時候，由別人替她代言的經驗。當孩子在某個情境下感到焦慮時，家長自然而然會保護子女，代替孩子說話。同樣地，有時候其他小孩也可能自然成為緘默孩子的保護者。

為選擇性緘默的孩童或年輕人代言，和假設自己知道他們要說什麼而把他們當隱形人，兩者之間有著細微差異。從接下來的內容可以看出，艾柏塔是位善於保持微妙平衡的家長，必要時她會代替女兒說話，並且稱讚所有曾經為女兒代言的人。但是她也從女兒的寫作和其他溝通方式中，體會到女兒其實能夠發聲，甚至可以大聲表達。

然而，如同溫蒂所描述的，有時其中的分際很難拿捏。作為選擇性緘默的成人，溫蒂因為媽媽老是代替她說話，而感到自己失去了溝通能力。

母親艾柏塔的分享

「她為什麼不說話？」「你怎麼回事？」「你不說話，不過是想引起別人關注。」以上是這些年來，別人經常對我和我女兒發出的評語。我能夠感受到女兒深切的挫折感，因為即使盡了全力，她還是無法回應。她真的很想開口，但就是說不出來。

洛琳上幼兒園時，遇到了一個願意和她當朋友的女孩。我經常聽洛琳述說，當別人不瞭解她為什麼不講話時，這個女孩總是替她回答。我相信這位朋友的幫助鼓勵了她，讓她更有信心。後來，洛琳開始和幾個女孩互動，她們形成小團體，幫助

彼此在上學的初期發展社交關係。

唉！洛琳接下來的人生，印證了「好景不常在」這句俗話。上中學後，在新學校探索新世界之餘，她必須進行重大調整。寬容接納的親密友誼已成過去，取而代之的是寂寞和悲傷。我感覺到她在這所絕大多數學生適應良好的大學校中，變得迷失。而且，她的沉默被誤認為只是害羞，因此變得更孤立。我覺得如果老師能夠更瞭解她，就會知道這對她而言是人際互動調適的重大挑戰，她需要幫助。

但是，我勇敢的女兒內心的火苗，有時會在挫敗與不公平的時刻燃燒，這次她為自己發聲了。有一天，她受夠了老師和同學老是說她安靜，因而做出驚人之舉——這個沒有聲音的十二歲女孩藉由書寫「吶喊」，她需要別人聽見她的心聲，而且，她真的被聽見了！

她寫了一篇思慮周密且完整的文章，敘述自己對學校的感覺，標題叫做〈我不喜歡學校的原因〉（這篇文章見〈附錄二〉，第三百三十二頁）。

終於，學校聽見了，從此一切變得不一樣。我覺得這是因為老師們意識到，這個看似沒有意見的小孩，其實擁有聰明而活躍的心智，她的思考表達與認知能力都超越同年齡的孩子。老師們驚訝極了！此後，我參加了幾次會議，開會的預設前提改變了，從原本接納她的沉默，變成積極尋求如何幫助她以口語表達想法。

在會議上，我遇到一位想要幫忙的輔導老師。從談話之中，我明白她是真的關心我女兒。我之所以知道，是因為只有用心花時間和洛琳相處，才可能像她瞭解得

第十章

為我代言的人

那麼多。她是我們永遠感激的人之一，因為看得出來她真的在乎洛琳。每次開會時，她總是在場，向其他老師說明洛琳的特質、強項和需求。每天早上，她也會接洛琳去諮商室。我覺得她的陪伴給了洛琳勇氣，支撐她在情緒和身體尚能負荷時，繼續上學。

這位老師以想法和行動，給予洛琳無價的支持。但即使如此，我最終還是必須讓女兒自學，我知道這樣對她最好。所以，我們依依不捨地向輔導老師道再見，然後自學了一段時間。

我們夫妻倆嘗試在家自己教育女兒，不久之後，我先生發現了一個教育機構，他們幫助因各種理由而不再接受學校教育的孩子。裡面的每個成員都全心全意，為這些不見容於主流體系的孩子而努力，令我充滿感激。我看得出來，他們注重個人化的教學方式。洛琳分配到的老師專業而有愛心，她變成洛琳親近且喜愛的良師和益友。我看到老師協助洛琳建立了信心，使她終於能夠在社交場合主動說話。這個老師真是上帝派來的天使，我永遠不會忘記她是如何對洛琳說話，並且代替洛琳發言。

這位老師發展出了「單向說話」的藝術，她總是持續對我的女兒講話，即使洛琳不回應，她仍然繼續。對於洛琳剛開始的缺乏回應，她也欣然接受。從遇見洛琳的那一刻起，這位老師便待之以尊重和接納，這讓我驚喜又佩服。在與她相處期間，洛琳大幅進步了。可惜的是，這段關係也有結束的時候。

幸好，洛琳還有家人的支持，而且永遠不變。我覺得家人的判斷還是比較準

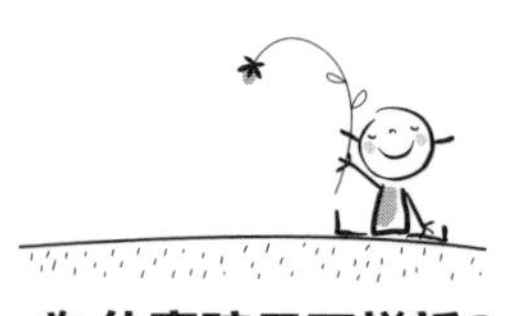

確，較能掌握洛琳想說而說不出來的話。看到她掙扎的表情，我們就會替她說話。我們不一定每次都能猜對她想講什麼，但是我們從經驗中學習，希望成為她的最佳代言人。

雖然經過了多年的練習，我知道自己仍然不是每次都說對。有好多次，我自以為成功地在對話中為女兒代言，事後她才告訴我，其實我說錯話了，或是發音錯誤。每當這些時刻，我總是盡力去記得「明明很想說話卻說不出來」會是什麼感覺，試著把自己的情緒擱在一邊。多年來，我幫女兒代言、翻譯她的想法和行為，讓其他小孩、心理師、老師、店員或朋友能夠瞭解。

對於過去曾為我女兒代言，以及未來可能會這麼做的人，我們深深感謝。他們在洛琳生命中的貢獻，對於她的人格和自信都帶來了正面的影響。

我願意相信，無論是透過別人代言或自己開口，每一次正向的口語互動經驗，都能鼓勵她繼續嘗試。有朝一日，這些溝通練習或許能讓這個脆弱的女孩不再依賴別人幫忙，而鼓足勇氣，站起來為自己發聲。

溫蒂的故事

當孩子還很小的時候，不管有沒有選擇性緘默症，大多數父母都會代孩子發

第十章

為我代言的人

言。但是我媽媽替我說話的時間，卻遠遠超過一般父母。每當我需要一個代言人，幾乎都是靠媽媽來幫我。

在校內和校外，我和同儕都沒什麼互動，所以其實沒有可以替我說話的朋友。我從來不會想要和任何人有互動，所以也不會想要有代言人來幫助我改善人際關係。我獨自一人比較自在。但是當別人主動想要和我互動時，問題就來了，我不但不覺得開心，反而會感到受威脅，彷彿把我最大的困難放到鎂光燈下，逼迫我去做我最不擅長的事，那就是「回應」。我想在這種情況下，媽媽純粹是因為丟臉而代替我說話的。

我不喜歡自己名字的聲音，再怎麼努力也總是說不出口，所以我特別討厭別人問我叫什麼名字。有時候在這種情況下，別的小孩會幫忙我回答。在我開始上學之後不久，有一次，一位不認識我的老師問我叫什麼名字，有個小男生替我回答，老師說：「她有嘴巴，可以自己回答。」但是我當然做不到，後來那個老師對我特別關注。

需要向別人傳達訊息時，我會覺得要有個代言人，那通常是我感到招架不住的時候，尤其是與我心目中的權威人物互動時，總是特別不容易，像是醫師、科任老師，甚至是導師。這樣的互動對於大多數幼兒都很困難，對我而言更是不可能的任務，我只想要躲得遠遠的，讓媽媽去處理。甚至當媽媽代替我向這些人說話時，我連只是在場都無法承受。

十七歲那時，由於在學校功課落後，加上所有累積下來的挫折，讓我覺得再也

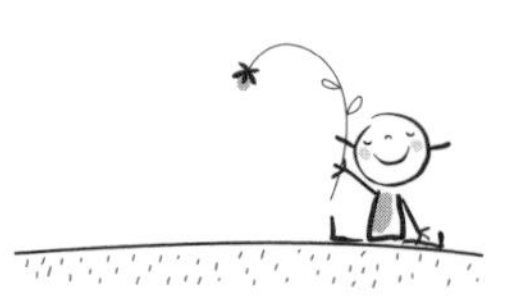

為什麼孩子不說話？

無法面對上學的壓力。我的年齡已經足以合法離開學校了，但我知道導師不會接受我要中輟的決定。我在家裡不斷嚷叫、痛哭和歇斯底里地發脾氣，爸媽每天都得承受我的情緒。但是，要我與導師或醫師討論這件事，以及表達我的想法，就好像要我穿越火海或冒著生命危險，我絕對做不到。我覺得需要媽媽替我去講，就像呼吸需要空氣。

小時候，媽媽帶我去看家庭醫師，那位醫師不是問我媽媽，而是問我哪裡不舒服，結果我只是面無表情地愣在那裡——不是因為我不知道答案，而是因為開口說話是我連想都沒想過的事。我覺得講話很奇怪，也很不安全，彷彿我的身體裡有一道實體屏障阻礙我說話，其他的選擇性緘默者應該能夠理解。

如果我媽媽在場，或是有別人在聽時，我就更難和外人說話了。我覺得自己的社交表現和是否開口的能力，好像在被打分數，彷彿被迫在一群嚴苛的觀眾面前表演。我的意思並不是說這是我媽的錯，或是怪她太嚴苛，其實我一點也不這麼認為。但是因為有選擇性緘默症，我不說話已經受到很多關注，所以我有此感受。

青少年時期，每當有人和我說話，媽媽就替我回答，這成了一種相當自動的反應。我十六歲的時候去應徵一家小型超商的週六打工，必須面試，媽媽和我一起去，結果經理問我問題時，媽媽出於習慣而開始替我回答，經理對我媽媽說：「她必須靠自己的雙腳站起來。」之後，我真的努力回答他的問題，雖然表現不算出色，畢竟我能自己回答了。

第十章

為我代言的人

一直以來，只要有人願意替我說話，我便樂於接受幫助。我媽媽後來對我說，只要有人問我問題，我總是習慣乞求似地看著她。

後來，我得到了那份工作，但是我討厭它。做了一年之後，就像上學一樣，我覺得再也受不了了。但我當然無法自己去找經理遞辭呈，媽媽必須出面幫我處理。

我甚至連主張自己的權益，也缺乏自信。由於屬於泛自閉症，對我而言說話表達原本就不自然，加上完全沒有練習，因此，當我還年輕時，極度缺乏社交能力；做了媽媽之後，則非常依賴小孩替我說話。當我需要引起別人注意時，尤其如此，比如在餐廳叫服務人員過來。我就像和自己的孩子交換了角色——他們是照顧者，而我才是需要被照顧的小孩。

我非常希望，別人不是代替我說話，而是幫助我找到自信和勇氣，讓我學會以自己的方式提出主張，雖然我並不確定怎麼做。

當我到了中年還需要別人替我開口代言時，問題才真的嚴重。有時，我需要社工介入，來協助解決我在人際交往上遇到的難題。每當這時候，我便深刻體會，需要別人來代言是多麼沒有尊嚴，對我也沒有助益。沒有尊嚴是因為這凸顯出了我的障礙，我無法為自己提出任何主張。我瞭解到，依賴別人替我說話，表示我從未真正長大。我永遠覺得無助、缺乏力量，永遠像個孩子。

我決定時候到了，我必須找到提出主張的方法，否則就得接受維持原樣的後果。不過，目前對我而言最糟糕的後果，就是需要別人替我說話。

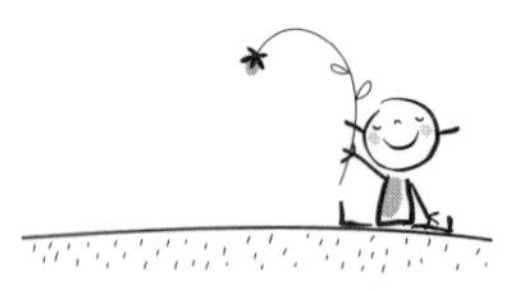

以上的例子顯示，替選擇性緘默者說話，或者當他們的代言人，必須拿捏好平衡。第一個故事說明，當家長或朋友有效地扮演代言人的角色，將帶來正向效果。艾柏塔的支持，讓她的女兒從書寫中找到自己的聲音，包括網路書寫。洛琳便將在下一章分享關於選擇性緘默症與亞斯伯格症的經驗，示範她流暢優美的文字表達才華。

溫蒂的故事則較為負面，顯示當代言人未能維持平衡時，可能導致小孩或年輕人失去溝通能力，並且造成後續人生中的困難。溫蒂也將在下一章坦白地分享她的經驗。

【第十一章】選擇性緘默症與亞斯伯格症

——卡爾・薩頓，布朗溫、道恩與馬克等幾位家長，以及桑雅、溫蒂、金柏莉和洛琳

在這一章，由四位同時有選擇性緘默症與亞斯伯格症的人來分享親身經驗：桑雅、溫蒂、金柏莉和洛琳。此外，還有家長對於這兩個狀況的看法：布朗溫描述兒子海頓、道恩聊兒子湯姆，以及馬克講述女兒妮可拉的經歷。

桑雅的故事

多年來，我一直在尋找關於選擇性緘默症的資訊，過程中經常聽到「亞斯伯格症」這個詞，它的特徵有些像在形容我，有些又不像。直到我發現了卡爾為選擇性緘默成人設立的「我說」（iSpeak）網站，並且參與他對於選擇性緘默成人的研究，我才開始理解，其實在自己所經歷的事情當中，有些似乎並不屬於選擇性緘默症的範圍。

我一直覺得我必須以特定方式思考事情，彷彿我的腦子裡缺少了其他人都有的某個部分。這聽起來很瘋狂，但我唯有這樣才能形容。

很多因素加在一起，促使我向社區醫師求助。我在工作時覺得愈來愈焦慮，壓力愈來愈大。由於公司調整人事，新任經理的管理方式讓我很難適應。曾經有幾次在重要的時刻，我無法開口說話。我向同事透露我的選擇性緘默症，大多數的回應都很支持，可是有一位同事的評語讓我覺得，我需要幫助但卻可能永遠得不到。我的伴侶鼓勵我聯絡社區醫師，我從未告訴過社區醫師自己有選擇性緘默症，以及人生因此遭遇的困擾。

卡爾對於選擇性緘默成人的研究，指出了選擇性緘默症和亞斯伯格症的關聯。後來我進一步去查資料，發現了洛娜．溫的研究，她的研究特別針對女性的選擇性緘默症與亞斯伯格症，指出大多數診斷標準是以男性為基準，因此女性容易受到忽略或誤診。

我愈是繼續深入閱讀，愈是發現所有的描述都適用於自己。在閱讀過程中，我的記憶一一被喚起，從意識深處的孩童時期，到幾乎縈繞整個成人生活的困惑和煩惱。我不斷告訴自己，這不可能是真的，並且期待下一則資訊或許就會抵銷一切。但是相反地，我讀的資料愈多，就愈是加以確認。

因此，我去找社區醫師，要求進行評估。等了將近六個月，終於由一位公家醫療體系的臨床精神專科醫師診斷為泛自閉症。

當我讀到《亞斯女孩》（*Aspergirls*）一書的時候，我因釋懷而哭泣。然後，我又讀到《亞斯伯格症進階完整版》（*The Complete Guide to Asperger's Syndrome*），我的人生變得可以理解了。但直到現在，我才開始尋求幫助，我還在學習。

就某些方面而言，知道這些事讓我的生活容易了些。我的伴侶現在瞭解了，而我也能夠理解並處理絕大部分困擾著我的成人生活問題。終於，我有了適切的思考角度，無論在工作上或工作之外，都能得到協助。不過，人生仍然充滿困難，因為我相信大多數機構對於隱性的障礙並不瞭解，或者缺乏基本的認識，即使是有責任提供協助的公家單位也一樣。

表面上，我的生活似乎過得很好。大部分時間我善於角色扮演，只有我的伴侶看得到我情緒崩潰，引發的因素包括：太冷了，東西沒有放在正確位置，淋雨之後劇烈的混亂感覺（感官過度敏感）。但是我相信，這些情緒也源自於無法表達我所

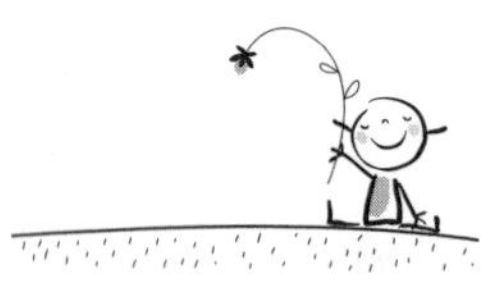

覺察到的深刻感受，還有因為到了成人才接受診斷，沒有及早得到協助和瞭解。

以語言來表達為何感到有壓力，對我來說總是很困難。我可能在事後一小時、一星期、一個月或一年之後，才能表達出來。

要理解口語指令，尤其是將指令付諸行動，也很難。我經常必須費力地瞭解別人在說什麼，我的因應方法是像拼拼圖一樣，先尋找線索，再加以拼湊。

對我而言，溝通困難，特別是口語溝通，是選擇性緘默症和亞斯伯格症匯合之處，我並不清楚兩者之間的界線何在。

溫蒂的故事

我一輩子都覺得自己一定有什麼嚴重的問題，但是直到四十二歲才診斷為亞斯伯格症。多年以來，我看過數不清的心理專家，也不斷找心靈勵志類的書來看，希望知道自己到底是怎麼一回事。終於，在一本雜誌的Q＆A專欄裡，我讀到了亞斯伯格症。兩年多之後，我獲得了確診。

我相信診斷人員不是故意的，但是他們所使用的語言，讓我對「開口講話」這件事感到更加焦慮。我打電話去診所，接電話的護理師說，我聽起來的確有困難，還說從電話裡的互動聽起來，我像是典型的亞斯伯格症。當時我想，如果她透過電話就聽得出來我有問題，那麼其他人一定覺得我奇怪透了！

我的評估報告寫著：我說話的聲音異常地單調平直。當一個人對於說話已經感到非常困難和焦慮了，這樣的評語簡直是幫倒忙。我知道有許多選擇性緘默者不喜歡自己的聲音，或者覺得自己的聲音聽起來不正常，但我想我有特別的理由。有時候，我覺得努力講話也沒有用，反正沒有人會瞭解我所說的。當我終於有勇氣聆聽自己的錄音時，不但沒有增加信心，反而害怕極了。

對我來說，選擇性緘默症和亞斯伯格症的界線很難分辨。瞭解亞斯伯格症之後，確實有助於解釋一些以前想不通的事，而那些都是讓我覺得非常丟臉的事情。不過，這並不代表我生命的每一片拼圖從此忽然就位了。事實並非如此，還是有些圖片找不到，有些圖片則似乎不屬於任何位置。

我對其他有亞斯伯格症的人很好奇，我以為他們會和我很像。但是當我真的碰到了，卻不是如此。我加入了一個亞斯伯格症的英國線上支持團體，並且參加他們在倫敦舉辦的會員聚會，結果卻令我覺得非常挫折，因為即使在亞斯伯格的團體之中，我還是顯得很突兀。我的社交障礙最嚴重。其他大多數的會員似乎很正常，他們聊著天，就像一般的聚會那樣。我不確定如果自己和他們相處一個星期，是否就會看到他們的困難之處。不過，只是碰面聚會，看不出他們有任何與別人互動上的困難。我覺得自己像是這個團體裡的笑話，別的會員應該也是這樣看我吧！

那次的經驗讓我懷疑我的診斷是否正確。我瞭解自己為什麼被診斷為亞斯伯格症，而非典性的自閉症。但是曾經有一段時間，我在想：會不會其實我是典型自閉症？因為我要說話的困難度超過其他亞斯伯格症者太多了。

不過現在，我確定診斷是正確的，因為那些似乎不相容的圖片，是屬於選擇性緘默症的拼圖。我開始看到兩者是如何彼此連結相扣，使得相互更加複雜。我不確定如果只有亞斯伯格症，會對我造成什麼程度的障礙。但我覺得，選擇性緘默症對我的影響，可能比亞斯伯格症嚴重得多。我明白，同時遭受這兩個狀況，絕對不是世界上最悲慘的命運，但有時真的感覺彷彿如此。我知道許多亞斯伯格症者，靠著模仿別人的行為來勉強維持人際互動，因而看起來算是正常。我曾經羨慕他們可以做得到，現在我不確定自己是否仍然羨慕，但可以確定的是，選擇性緘默症讓我永遠無法做到這件事。

除了說話和溝通障礙之外，我很難交到朋友的另一個原因是，我不會對人產生情感的連結。我經常覺得完全不曉得如何對另一個人類說話，而且大多數的人都不夠有趣或具有感染力，因而不足以激發我想要努力和他們互動。偶爾，我真的遇到了對我具有強烈吸引力的人，但我也不一定明白原因。

大多亞斯伯格症者經常會對於特定主題或嗜好，甚至是特定的人，產生強烈的興趣，到達沉迷的地步。我經常對特定的人著迷，我想是因為我想要和人連結和親近，但是能力又做不到。而另一個原因，我想是因為人讓我害怕，所以我下意識發展出因應方法——當我對某人著迷時（經常是令我害怕的人），我的全心投入就能超越許多恐懼。

我曾經聽過相當受用的評語，認為我的困難在於「社交互動」，而非溝通。對我而言，說明事實和資訊最為容易。如果別人問我的問題有確定答案，而且我知道答案，那麼我的表現就不會太差。我的選擇性緘默症最嚴重的時刻是當別人想和我閒聊的時候。我做不到日常的碰面、打招呼和隨心所欲地聊天，但絕大部分的人都把這些事情視為理所當然，這是我覺得最孤立的時刻。我想，大多數人都會覺得和我互動太辛苦了，而且太超出正常的人際經驗範圍。他們並非無法接受典型正常人以外的可能性，而是他們連這種可能性的存在都不知道。

我明白，和我相處實在不容易，但是任何願意付出這份心力的人，都將擁有一位獨一無二的特殊朋友。

金柏莉的故事

有人認為造成選擇性緘默症的原因是：焦慮、低自尊、口語、語言或聽力問題、害羞，或嚴重的童年創傷。

維基百科如此形容「害羞」一詞：對於他人如何看待自己的行為，產生自我本位的害怕，出於對負面反應、批評或拒絕的恐懼，因而變得不敢隨心所欲地做事或

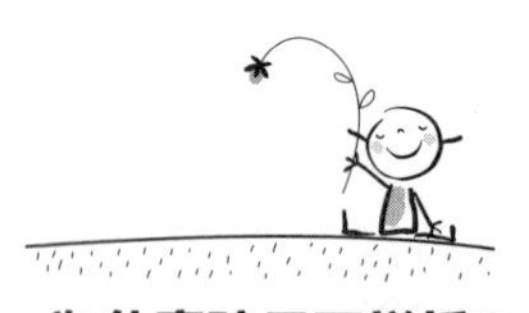

說話，寧願避免出入社交場合。

然而，我認為貼上害羞的標籤是一種侮辱，因為它太小看了選擇性緘默症的嚴重性。

在成長過程中，我填滿了十七本日記。這對後來我寫下《在香蕉月亮下——一個關於生活、愛、失落與亞斯伯格的真實故事》（*Under the Banana Moon: A True Story of Living, Loving, Loss and Asperger's*）一書，幫助很大。在許多方面，寫亞斯伯格症比較容易，因為它是我的核心部分，我就是這樣的人，我接納自己。我記得這本書剛出版時，我曾經接受地方報紙的訪問，訪問主題是亞斯伯格症而非選擇性緘默症（書名就有亞斯伯格症）。我要求記者不要採取負面或悲慘的角度，我說我不想帶給讀者「罹患疾病」的印象。事實上，亞斯伯格症不是疾病。那個記者沒有聽我的話，他的報導說我「罹患亞斯伯格症」，接著把它形容為一種疾病，但如我說過的，它並不是。

我並沒有因亞斯伯格症而受苦，但是我的生活的確因此而和別人不同。不同處包括：與別人互動的彆扭；平板的說話語調；無法理解「閒聊」這件事；對於喜歡、情緒、擁抱與關愛的分享非常侷限；無法完全瞭解情感；排除了所有其他的興趣，完全投注於閱讀；沒什麼朋友；笨手笨腳的，做事容易出錯；無法掌握規則（我不懂「交通規則」，所以不會開車）；孤立，朋友的邀請極少；無法和別人的眼神接觸；不瞭解「施與受」的人際互動，包括不會和別人互相開玩笑，也不會分

第十一章

選擇性緘默症與亞斯伯格症

享想法、觀念和活動；缺乏彈性，需要遵守規律的習慣；長時間經歷社交活動之後，會情緒崩潰；喜愛事物的局部勝於整體；對聲音很敏感；不是全部都說出來，就是什麼都不說；蒐集、蒐集，再蒐集。

並非所有亞斯伯格症者都有選擇性緘默症，但是有時候他們會有躁鬱症、憂鬱症、失讀症（即俗稱的閱讀障礙），或任何你想像得到的組合。許多有魅力、口若懸河又妙語如珠的傑出演講者，有亞斯伯格症或自閉症，但他們敢面對大群的觀眾。我想到很多這樣的人，例如：唐娜．威廉斯、天寶．葛蘭汀和阿里．尼厄曼。原因之一可能是除了自閉症之外，他們並沒有合併選擇性緘默症。

提到選擇性緘默症，我必須說我的確很受苦，這點和亞斯伯格症不同。

話題再轉回我的日記，日記不但幫助我寫書，而且為了寫書而重新閱讀日記（日記後來已銷毀），也讓我更瞭解自己。其中一篇日記在我的記憶中格外鮮明，那是我在十三歲時，用一句話填滿了三乘五吋大小的小巧日記扉頁。其實那本日記簿比較像是簽名本，裡面是薰衣草淡紫、泡泡糖粉紅、薄荷綠、嬰兒藍、象牙白和菊花黃交替的空白頁。那篇日記是用鉛筆寫在黃色頁面上，筆觸彷彿痛徹心腑，有幾處被鉛筆刺破了數頁，還在底下十幾頁刻下痕跡，寫下的沉重訊息是：「**如果這是害羞，那麼害羞是一種病！**」

頁面留有水漬，那是我的淚水。即使在當年，我也知道害羞和選擇性緘默症不一樣。我隔年才開始接受專業協助，所以寫這句話時，還不知道「選擇性緘默症」

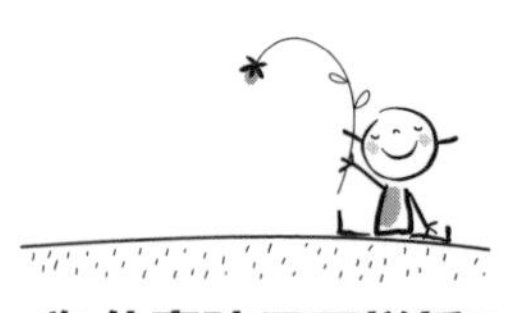

這個名稱。但是我知道它像一種病，因為害羞是可以克服的，而選擇性緘默症卻緊勒住了喉嚨，以卡住話語、讓人無法自我表達為使命。這當然對自尊心傷害極大，但是對我而言，並非是低自尊造成選擇性緘默，而是完全反向的——選擇性緘默症是一場不公平的遊戲，它讓我輸掉了自尊。

我是否因創傷而導致緘默？我是否有聽力問題？如我先前提及，這些都被視為可能的因素。

是的，我的童年不乏創傷，包括：目睹有人用槍抵住我祖母的頭，以及遭受鄰居騷擾。但在發生這些事情之前，緘默的傾向早就根深柢固。

的確，焦慮可能是我與生俱來的氣質，我在出生時還發著攝氏四十度的高燒，並且耳膜裂開。成長過程中，我經歷了多次感染、耳膜破裂，以及右耳的問題（我現在植入了人工耳蝸）。

但是我認為，選擇性緘默症具有遺傳因素，它源自於先天氣質更甚於後天環境。對我而言，選擇性緘默症持續了一輩子，我兒子看來也是如此。一路走來，我已瞭解了這個事實。不過，就像其他選擇性緘默者一樣，我也充滿內涵、有趣，甚至傑出又亮眼！

但是一對一的溝通模式，仍是最適合我的。我的回憶錄中有太多關於選擇性緘默症的個人經驗，其中一則是在擁擠的房間裡無法叫出失火。我第一個看到某人的衣服被蠟燭燃燒，但是我只能拍別人的背，再指向著火的地方，那時候我二十幾歲。為什麼寫出這件事？因為許多人處境相同，我並不孤單！我拒絕因為我無法選擇的狀況，而感到困窘或羞恥。我選擇去愛原本的、完全的我！

洛琳的故事

在寫這篇文章的過程中，我幾乎放棄。每當我寫有關自己的事情時，如果知道別人將會讀到，我就很難寫出來，或許這和選擇性緘默症有關。諷刺的是，我有一個部落格。如果叫我寫一些關於選擇性緘默症的建議，或甚至是我對它的想法和抱怨，我可以一頁接著一頁地寫。然而，只要寫到我個人的事，我就感到萬分掙扎，無法下筆。

無論如何，首先我想自我介紹。我叫洛琳，是個選擇性緘默的青少年。我在十五歲時被診斷為選擇性緘默症，不僅如此，我還有亞斯伯格症的診斷。

「她有亞斯伯格症。」每當有陌生人和我說話卻得不到回應，因而感到受冒犯時，我的爸媽總是這樣解釋。雖然並非每一個人都真的瞭解亞斯伯格症，但至少大多數的人都聽過，從此以後，他們通常比較能夠接受我的怪異行為。

「她有選擇性緘默症。」這個解釋通常會引起非常不一樣的反應：「那是什麼？」「從來沒聽過。」「那是捏造出來的障礙吧？」

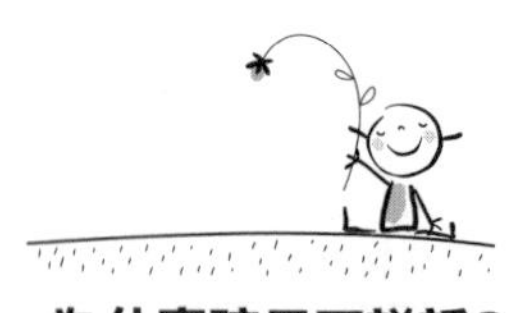

我的困擾還包括，兩者所能得到的支持也大不相同。我剛受到診斷時，覺得很困惑，因為只要稍微上網搜尋一下，就可以找到很多自閉症支持團體；但是，想要找到選擇性緘默症的支持團體卻幾乎不可能，即使到現在還是如此。

同時具有兩個診斷的怪異之處，還不只以上的狀況。更令人困擾的是，似乎從來沒有人知道如何幫助你。因為比起只有其中任何一個診斷，兩者兼具的情形的確複雜非常多。

雖然如此，每當有人把選擇性緘默症和自閉症混為一談時，總會惹惱我。有些人似乎相信，選擇性緘默症並不真正存在，宣稱有這個狀況的人不過是被誤診的自閉症者。選擇性緘默症和自閉症者的確可能合併共存，但我堅決相信，兩者是不同的狀況，應被分開對待。同時具有兩個診斷可能增加複雜性，然而，這兩者並非自動地彼此等同。

在心理醫師做出診斷之前，我便早已意識到自己有選擇性緘默症。我在網路上看到了相關訊息，覺得很像自己。當時，我並不覺得這是個大問題，因為我有好朋友和家人可以充當我的聲音，所以我並未求診，也沒向任何人提過。即使在診斷之後，我對於選擇性緘默症也不感興趣，主要是因為亞斯伯格症令我感到非常新奇，我連想都沒想過自己可能有自閉症。我想要瞭解，所以花了很多時間研究，並且積極尋找自閉症的相關資源，而完全忽略了選擇性緘默症。現在我後悔了，如果我及早關注選擇性緘默症，或許不會到現在還深受其苦。但我離題了。

第十一章

選擇性緘默症與亞斯伯格症

最近幾年，我才瞭解，原來自己的情況與其他同為自閉症者頗為不同。在很多方面我和他們都有共同處，但「無法說話」卻是我特有的問題。他們當中有許多人也會社交焦慮，當別人對他們說話也會難以回應，但似乎只有我完全講不出話來。因此，我又回頭探索選擇性緘默症的世界。

和父母討論之後，我特別為了選擇性緘默症去看醫師。說來話長，簡而言之，後來醫師轉介我到一家心理治療所，但他們認為緘默的問題可能只是亞斯伯格症引起的，所以又轉介我到自閉症機構。可想而知，這家機構根本沒聽過選擇性緘默症，因此完全無法幫助我。

我在一開始提過自己有個部落格，那是我抒發心聲的地方，其他的選擇性緘默者應該心有戚戚焉。我也會分享選擇性緘默症的相關資訊，希望喚起社會的重視。有時候，我寫寫自己的親身經歷，甚至嘗試提供建議。

我也不時收到一些訊息，是來自於同時具有某種程度自閉症的選擇性緘默者。他們大多數和我一樣，對於兩種狀況集於一身，感到很困惑。他們希望兩種狀況都能得到幫助，但不要被視為單一情況。我甚至遇過一些只有自閉症診斷的人，認為自己被誤診了，覺得自己其實應該有選擇性緘默症。

總括來說，選擇性緘默症是一個挑戰，而亞斯伯格症也是，同時具有兩者當然也是一種挑戰。多虧家人、朋友和同儕的支持，我無論如何總算能夠應付。

母親布朗溫的分享

終於，海頓被診斷為亞斯伯格症，合併以選擇性緘默症表現的高度焦慮。他的小兒科醫師對外尋求第二意見，後來由兒童及青少年心理健康服務中心提供了正式診斷。

身為他的母親，我花了好長一段時間來消化這個消息。雖然我是專業護理人員，對於複雜和困難的病例司空見慣了，這對我來說還是很不容易。這個標籤的確讓我們得以提出對特殊教育的需求。海頓在小學最後一年的聖誕節過後，開始獲得額外的支援。

在小學階段，那比較像是「監控」；但是到了中學就很重要，包括了必要的融入和支持，以及一些輔導時間。但是對我兒子來說，不要錯過任何一堂正課很重要，因為他很在意錯過重要訊息，而很明顯地，他無法另外找時間詢問別人，因此，他對於額外的特教時間很抗拒。

海頓的亞斯伯格症最明顯的地方表現在飲食上。他是個天生的素食者，在嬰兒時討厭熱的食物。直到現在，他能夠接受的食物仍然有限，而且只喝水。另一個明顯的地方是社交困難，這也符合診斷。

我記得在我們為海頓尋求正式診斷的過程中，每次教室裡來了訪客，海頓總是以為那些人是來評估他的。他總是覺得自己在被仔細審視和分析，而感到非常疲累。當然事實上，許多訪客的目的和海頓一點關係也沒有。不過，多年以來的確有很多護理人員與海頓有所接觸，我可以瞭解為什麼他會那樣認為。每次約診，他總是非常服從，但是從未有所回饋，看起來很不舒服，彷彿很討厭那些醫護人員。

亞斯伯格症讓海頓的日子並不好過。它表現在許多不同的層面上。對我們而言，其中糾纏我們人生的惡魔是選擇性緘默症，感覺上，那像是亞斯伯格症的副產品。

緊張的肢體表現也造成他無比的挫折，雖然他非常努力，仍然無法完全控制住。這些舉止很明顯，它們以不同形式出現，持續的時間不等，例如：觸摸物品兩次、因緊張抽搐而搖頭兩次，以及手部顫抖。近來，肩膀顫慄的行為則已長時間無法改善，我們正在等待神經功能測試。先前海頓訓練自己，以抓住手腕或頸後來制止緊張的肢體表現。但是他無法以任何方法來控制肩膀顫慄，這比其他舉止感覺不僅是習慣，而且根深柢固，我覺得應該要努力爭取做神經功能測試。

最令我感到受挫的是，我從來沒有遇過其他家庭裡有類似海頓的青少年。去醫院求診時，院方質疑，海頓是否適用於社會福利的補助規定，並屢次告知我有許多其他小孩的行為表現與海頓不同。他們說，造成選擇性緘默症的原因不同，選擇性緘默者是缺乏社交能力的，不會像海頓那樣交到朋友。他們還說，那些孩子的家長自己也有人際互動上的困難，所以無法出來碰面。我參加過自閉症支持團體，大家談天的主題大多圍繞著行為問題，然而，海頓最主要的挑戰卻是無法在某些情境下開口講話。

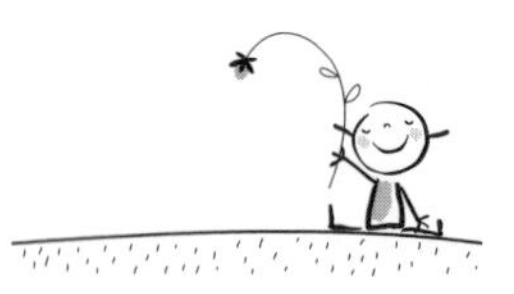

海頓的說話模式極為不一致。他可以在家長日和我說話，但是和老師談話時又不行。目前他念十年級，我們得接受他無法修德文課，因為那門課有口試，我們試著尋找替代方案，但目前口試仍然是必要的。他在學校裡無法說話，但是偶爾也會給人一線希望，像是上英文課時發出笑聲兩次，以及念七年級時，和一個朋友在走廊上小聲地講話。

最近，他也進一步地出現了小小的突破。講電話對他來說向來很難，因為看不到對方的表情，因此，他和表兄弟用視訊通話，這是一大進步，而且效果很好。

最近在學校，海頓背對著一位他相處起來很自在的助理老師，小聲地講了大約五十個字。我寫下這件事情是因為這超乎了我們先前對他進步的期待，所以，我想對各位家長們說：要繼續嘗試不同的方法，直到試到有效的那一種為止。

母親道恩的分享

對湯姆來說，這兩個診斷真是得來不易。其實光是想要任何診斷，就得花好幾年一直要求學校、家庭醫師以及任何我們想得到的人。

湯姆大約九歲時，終於被診斷為亞斯伯格症。針對湯姆的行為，我不斷地請教許多專家，但後來是由一位很好的聽力顧問幫忙診斷的，當時她在治療湯姆耳朵裡的腫塊。她認真傾聽，我想她是我們所遇過第一位肯傾聽的醫師。她看得出來，眼前這個扭動著手的孩子，無法直視她的眼睛，怎麼樣都無法開口說話，他承受著不只一種狀況，而非僅是害羞。於是她把湯姆轉介到溝通障礙門診，我們只去了一次，就得到亞斯伯格症的診斷。當時這很棒，畢竟我們摸索了多年，不知到底哪裡不對，有了一個研究的方向似乎是前進了一步。

湯姆也被轉介至兒童及青少年心理健康服務中心，到現在仍在那裡看心理醫師。

那時，他開始接受認知行為治療，但我總覺得對完全不溝通的人進行這類治療極為奇怪。我曾和湯姆以及治療師在房間裡待了好幾個小時，而湯姆只是把自己藏在外套底下，因為他無法承受任何互動的壓力。我代替他說了很多話，也說了很多關於他的話，有時候讓他感到很難受，因為他不想讓外界知道他的生活和他的問題。這個方式進行了兩年，幸好，當治療師離職時，他們決定湯姆不用再看新的治療師，因為過程太痛苦了。兩年來，治療師告訴他，他可以決定要不要講話，他還是連輕聲說出「是」或「不是」都沒辦法，這一切很沒意義。

湯姆的亞斯伯格症表現在某些方面。他非常沉迷於「神祕博士」交換卡片，無論是蒐集（我們家裡有一整套）、定期檢視和訂購，或是房間裡如何擺設他的卡片，他都非常堅持。他無法面對失敗，不管是學業上或個人的都沒辦法，所以與其失敗，他乾脆根本不嘗試。他從以前到現在都非常直接，誠實到殘酷的地步。他對

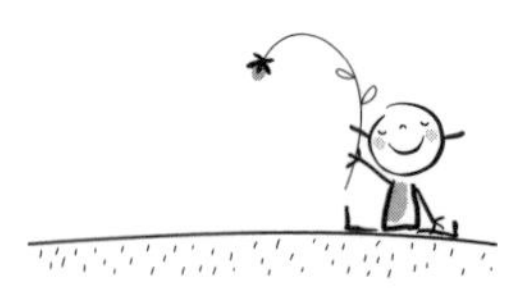

別人完全沒有同理心，無論別人多麼聰明或有什麼病痛，他的腦子就是沒有設定他應該在乎。

湯姆有許多感官方面的問題。打從出生開始，他就從不喜歡穿衣服。上學之後，他回到家的第一件事就是脫掉衣服，把自己用毛毯包住。現在他比較大了，很明顯地，這成了比較嚴重的問題。他不喜歡不同質料的觸感，他說會刮人，標籤是絕對不行的。他也討厭很多種類的食物，像是他連和黑莓汁共處一室都無法忍受。在人際關係方面，大部分時間他並不在意地球上每一個人都消失，只剩下他一個人。小學時，他無法和任何同學或老師說話，整天生活在靜默的世界。除了家裡以外，他無法在其他任何地方上廁所；即使在家裡，我也必須先為他擦拭馬桶，他才敢上廁所，因為他有細菌恐懼症。他有專屬刀具、杯子等餐具，只要看到別人靠近自己的杯子就受不了。他無法碰觸把手，必須包住手，或者用腳。最近他被診斷有強迫症，因為他的姪子來訪時，他無法走出房間，他認為姪子汙染了房子。

然而，在這麼多問題之中，「無法說話」一直是他最大的困難。一旦面臨任何必須講話的壓力，他就會把身子蜷縮起來。我總覺得這不僅是亞斯伯格症，我研究得愈多，就愈是如此相信。

六年級時，他很不快樂，上課時會拔指甲直到脫落、摳傷皮膚直到結了大痂，真的很悲慘。我向學校表示，再這樣下去就不讓湯姆上學了。終於，校方第一次為他安排了教育心理師，並且再次轉介他接受口語和語言治療。兩位專家都很快診斷他為選擇性緘默症，學校立刻擬定不同的輔導計畫，為他去除了說話的壓力。多年來試圖逼迫他說話的日子，終於結束了。很快地，湯姆在上課時可以用卡片來表達想法；午餐時間，也可以獨自待在安靜的房間裡。這些都是小事，卻有助於讓他知道學校老師和職員們都瞭解他為何不講話，而紓解了他的壓力。

可惜，對湯姆而言，這一切來得太晚。他的選擇性緘默症已經如此根深柢固，我相信已引發了他的社交焦慮障礙。在湯姆的世界裡，如果他永遠不用出門，或是如果讓其他人都消失而只剩下我們，這就是最理想的狀態。

我相信太晚得到亞斯伯格症和選擇性緘默症的診斷，對於他變成現在這樣的影響很大。他快十三歲，是個青少年了，當他因焦慮而無法或不願做某些事的時候，他就是拒絕，無論和他討論多久都沒有用，拚命說服或賄賂他也無效。他無比地固著，無法改變。如果是五、六歲時就容易多了，現在他有了生活經驗和意志力。

真希望當時有人肯傾聽我的想法，或者重視他不說話的問題，但是，已經來不及了。

家長馬克的分享

我女兒是在家裡接受「自閉症診斷觀察量表」（ＡＤＯＳ）評估，並且在一所

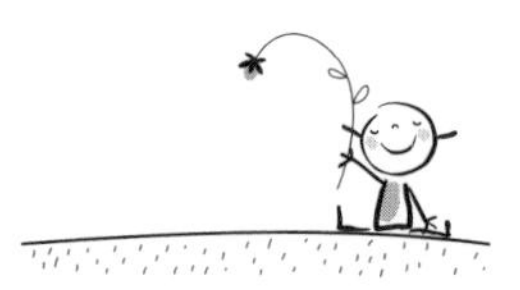

大學裡，由兩位專業護理人士進行評估。

身為家長，當孩子具有選擇性緘默症和亞斯伯格症的雙重診斷時，我們面臨了許多問題，能夠找到的答案卻少之又少。例如：選擇性緘默症在什麼情況下會變成亞斯伯格症？以及亞斯伯格症是否應為主要的診斷？

女孩子很擅長偽裝或掩飾對於與別人互動時的不安，因此，她們所表現出來的，經常只是主要的特徵：不喜歡被直接質疑、看起來彆扭又僵化，以及不喜歡被觸摸。這些都是亞斯伯格症與選擇性緘默症共同的典型症狀，幾乎確定同時符合兩者的診斷標準。我自己在小時候也長期被懷疑有亞斯伯格症，我相信評估與監測疑似亞斯伯格症狀者最好的方法，是「基線評估標準」（baseline assessment criteria），這可能需要在不同的情境下，觀察上好幾週。我瞭解這對專業人員來說，在執行上有難度，但是當然比僅需勾選的評估方法（「自閉症診斷觀察量表」）準確得多。

我女兒獲得確診時，我正好在社區裡的自閉症慈善機構擔任志工，希望學習有關亞斯伯格症的知識。我在那裡當輔導員一段時間之後，發現大多數的自閉症者在熟悉的環境中都能放鬆，有時很難分辨亞斯伯格症者和其他人的不同。

但有時候，我可以找出女兒的選擇性緘默症和亞斯伯格症有何相似處。根據我的觀察，所有亞斯伯格症者的一致特點是：在某些狀況下，欠缺社交彈性。我想這個特點是選擇性緘默者所沒有的，當鎂光燈黯淡下來，選擇性緘默症者便可開始正常運作。我相信女兒被誤診了，當你讓選擇性緘默者處於沒有威脅性的環境，並且移除必須說話的壓力時，焦慮便煙消雲散。

有些專家相信選擇性緘默症是自閉症的表現之一，而選擇性緘默症的診斷標準又似乎缺乏明確界線，於是當然容易導致誤診。但這並不是說，所有具有雙重診斷的選擇性緘默者都是誤診。值得注意的是，如果讓完全或部分康復的選擇性緘默者進行「自閉症診斷觀察量表」的評估，我想他們一定完全不符合自閉症的標準。除非中央與地方醫療機構願意執行多重結構的評估方法，並承認選擇性緘默症是常見的，否則，選擇性緘默症與亞斯伯格症將永遠陷在猜測和辯論之中，繞不出去。

卡爾的分享

與選擇性緘默症相比，亞斯伯格症比較廣為人知，尤其針對成人而言。因此，英國有些地區有亞斯伯格症的服務和當地支持團體；相反地，選擇性緘默症的相關協助資源卻少之又少。根據參與「我說」（iSpeak）網站的家長們反映，雖然雙重診斷的例子比比皆是，然而，對於亞斯伯格症的協助與支援，通常並不包括選擇性緘默症。

許多有亞斯伯格症的成人和青少年經由學習，能夠接受這是自己的特質，是自我認同中正面的一部分。不過，太晚得到診斷仍會導致情緒調適困難。

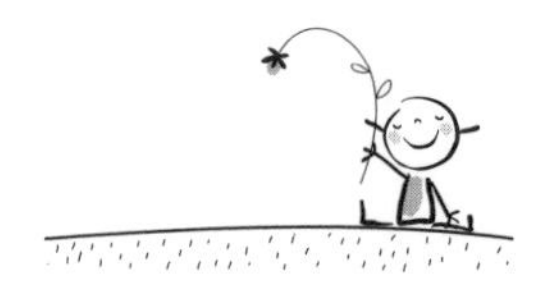

然而，根據我自己和其他許多成人的經驗，選擇性緘默症卻是令人難以接受的，它通常令人想要逃避，是痛苦的來源，而且讓人深刻感到自己和別人不一樣，非常孤立和疏離。對於選擇性緘默的成人而言，「接納自我」尤其不容易，因為幾乎所有相關資訊都是針對小孩。由於社會普遍忽視這群人的存在，他們（包括我）覺得，自己的人權在某個程度上被剝奪了。

雖然我在相當程度上接納了自己的說話模式，但我直到四十幾歲才做到這一點，而且我沒有亞斯伯格症，不然情況會更複雜。

【第十二章】

選擇性緘默症與學習障礙

——家長安的敘述

當你的孩子同時遭遇兩個問題，比如選擇性緘默症和學習障礙，你會很難決定究竟要先處理哪一個。

我女兒布魯克上小學一年級時，被診斷患了選擇性緘默症。後來，老師很快地又注意到，她無法跟上作業進度，不管是口頭還是書寫的指令，她都無法遵從，總是看著其他同學找線索，來猜測接下來要做什麼。我還在努力接受她有選擇性緘默症的事，卻馬上必須面對另一個挑戰：她可能有學習障礙。

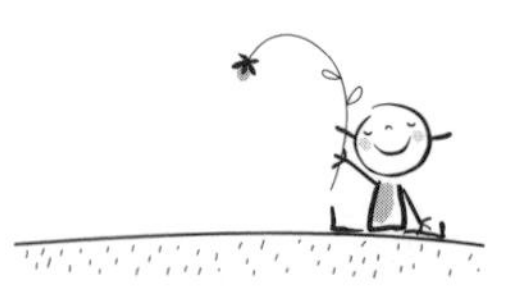

剛開始，我無法接受別人說的話，我完全否認事實。我相信，大多數家長第一次聽到孩子的缺陷時，都會經歷這個階段。你就是不願意相信自己心目中完美、寄予厚望的孩子，竟然有問題，而且可能一輩子都會受到影響。有人告訴我，否認是邁向接受的第一步，我全心全意地如此相信。否認的心態提供一個緩衝，使你能緩慢而穩定地認清楚：孩子並不完美，問題的確存在。只有當你接受事實，你才能真正開始幫助孩子。

布魯克很小的時候，我想大概三歲吧，對於書本非常有興趣。她喜歡別人唸書給她聽，也總是熱衷於嘗試自己唸書。她很有創意，有藝術才華，繪畫技巧優於同年齡的平均程度，字也寫得很棒。在家裡，我實在沒有注意到任何學習困難的跡象。她遵從我的指令，也似乎和同年齡的小孩做著一樣的事。

直到她上學了，問題才浮現。

從很早開始，幼兒園的老師就告訴我，布魯克在教室裡沒有反應，似乎連最簡單的指令都不懂。其他小孩都會從書包拿出需要的文具，開始做事，她卻呆坐著，等老師催促才開始動作。我相信這和選擇性緘默症有關，或許她因為被焦慮淹沒，所以關閉了對於周遭的感官，撤退回自己的小小世界。這也解釋了為什麼老師說她的臉上總是一副暈眩茫然的表情。

布魯克的確有學習障礙，但是因為她有選擇性緘默症，所以要評估她的能力非常困難。經過學區教育局要求做的神經心理測驗，以及聽力學家進行的測驗之後，她被診斷為聽覺處理障礙——意思是說，布魯克的頭腦處理資訊的方式和「正常」的腦不一樣。當聽覺處理出問題時，耳朵和頭腦無法完全協調，導致對聲音解讀錯誤，尤其是組成口語的聲音。於是我瞭解到，布魯克對奇妙的迪士尼電影百看不厭，只是為了音樂和視覺效果。同樣地，所有她最喜歡的書，吸引她的也只是圖片。由於對聲音解讀錯誤，她很難聽懂長篇對話，尤其當幾個人一起對話時。雖然別人給她的任何書，她幾乎都能閱讀，但她的頭腦卻無法處理文字的意義。故事必須拆解為段落，甚至句子，她才能開始理解，而且即使做了這樣的調整，她還是覺得很困難。結果，她每一門學科的學習都很糟糕，因為每一項都需要閱讀理解或聽懂口語指令，她根本做不到，成績怎麼會好呢？

同時要面對聽覺處理問題與選擇性緘默症，實在很不容易。選擇性緘默加劇了聽覺處理問題，反之亦然。布魯克非常困惑，她五歲的幼小心靈，已經感覺到自己和別的小孩不同。她不但得忍受無法說話的可怕煎熬，還必須時時刻刻面對學業的挫折。至於我，則從此進入了特殊教育的美好世界，將親師會的意義推升至新的境界。

家長需要表達對於孩子教育計畫的想法，所以每個學年開始時，才有特殊教育委員會的會議。家長和老師必須彼此合作，幫助孩子發揮潛能，他們必須傾聽和尊重對方的意見。老師知道教室裡的情況，家長必須客觀、公正地聆聽。此外，老師必須帶著開放的心胸來聆聽家長的話，因為家長和孩子同住，他們知道老師永遠不會曉得的事。我曾經在不計其數的會議中，為了女兒防衛和辯護，只因為我覺得沒

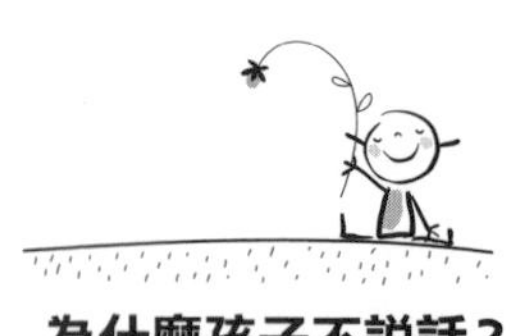

有人肯聽我說話。我知道別人可能認為我不願意面對事實，是典型的鴕鳥家長，但是他們大錯特錯。我承認女兒有問題，但我也知道學校在處理問題上，缺乏效率和產值。學校到底應該怎麼做？我並不確切曉得，可是，我知道他們實際所做的沒有任何幫助。當我看到自己的意見被丟在一旁時（因為畢竟他們才是專業人士，我只是情緒化的家長），我便難以自持。

家長的意見與老師的意見同樣重要，如果雙方不能互相尊重，受苦的是孩子。我曾經參加過一次親師會，在會談中，老師告訴我，我唯一的小孩有缺陷，因此我永遠無法體會成功家長的感覺，永遠無法看孩子大學畢業、事業有成，為她感到驕傲。「真是可惜。」她說。

這個老師腦子裡在想什麼？怎麼會對家長說這種話？我真是驚呆了，連話都說不出來，更別提回應她的評語了。不幸的是，許多教育者都迫不及待地對我們的情況發表個人意見，這位老師不過是其中之一。

有些老師缺乏同理心的程度，令人嘆為觀止。

幼兒園的老師是布魯克人生中第一位老師。她告訴我，我不應該對小孩抱持太高期望，布魯克永遠不會受人歡迎，永遠不會成為啦啦隊隊長或班長，因此，我最好接受這一切。還有一次開會時，老師建議我將女兒轉出公立學校體系，安置於照顧嚴重發展障礙孩子的機構。這位中學老師堅稱，我的女兒無法握住鉛筆。如果要我找出一件布魯克一直以來都很擅長的事，那就是寫字和畫圖了。我應該信任這些專業人士的判斷嗎？

擁有強大的支援體系很重要，這樣孩子在特教系統中才能進步，支援體系的成員應該包括一名對於兒童焦慮障礙有經驗的心理師。很可惜，在布魯克就學期間，我並未找到這樣的心理師。直到最近，我才為她找到了一位很棒的治療師，她專精於選擇性緘默症。我多麼希望當年在那些特殊教育委員會的會議上，她能夠出席支持，情況一定會截然不同。

關於選擇性緘默症和學習障礙，我相信大家過度專注在小孩的缺點上。坦白說，我所參加的每一次會議，無論是特殊教育委員會還是一般的親師會談，大多的時間都用來討論我女兒「做不到」的事，而非關注她「做得到」的事。孩子的強項是什麼呢？

每個小孩都有強項，無論他是誰、在學校表現得多糟，或有什麼心理問題。如果我們多專注於他的能力，以及如何培養那些能力，而不要一味強調他的缺陷，那麼，或許我們真的可以幫助他達到某種成功。要是一個孩子總是被引導去相信自己不如別人、和別人不同，因而必須被隔離開來，那麼他就會開始如此相信。

不幸的是，集中式特教班可能會助長孤立，讓孩子的自尊心不斷向下沉淪。要消除多年的孤立所造成的傷害，極為困難。布魯克目前仍比她的實際年齡幼稚許多，我將部分原因歸咎於孤立的那幾年。一旦她被安置於集中式特教班，她就沒有機會和同儕相處，那段時間對她造成了很大的傷害。

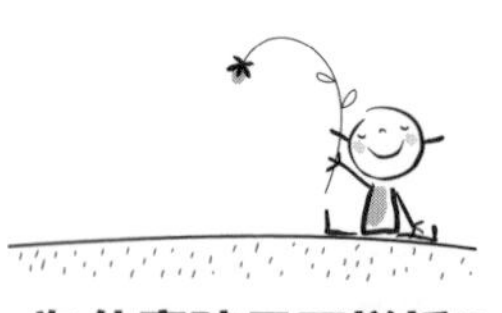

談到特殊教育的優點和缺點，我真的永遠寫不完。但重點是，選擇性緘默症的孩子不應該只是因為選擇性緘默症的診斷，就被安置於集中式特教班。很不幸地，我女兒還有相當嚴重的學習障礙，所以我只有「融合」或「集中式」兩個選擇。

她進入中學時，我選擇讓她就讀集中式特教班，因為這樣她比較有機會畢業。她的確畢業了，這要歸功於很棒的中學老師。如果我選擇在普通班的融合教育，我知道她會跟不上班級進度，很可能只拿到特殊教育證書。

但事後回想，當時我應該選擇後者的。

現在我明白了融合教育對於布魯克有多重要，這樣她至少有機會觀察和聆聽同儕，藉此學習社交技巧。對她而言，社交技巧一直比社會科或自然科重要得多，因此更值得學習。她永遠無法完全瞭解這些複雜的科目，長期而言，社交技巧對她更有幫助。太多寶貴的時間都浪費在準備全國性考試，其實她真正需要的是基本生活技能。坦白說，對於學校教的知識，布魯克記得的不多。

我所碰到選擇性緘默症合併學習障礙的最主要問題是：能否正確評估她的智能。例如：在神經心理測驗之類的評估中，如果她對於問題沒有回應，是因為不知道答案嗎？還是因為她太焦慮了而無法說出來？更重要的是，如果她不知道答案，或者只是需要測試者以她能瞭解的方式重新發問，她能夠告訴測試者嗎？我很確定，有時候只要她能表達她不太瞭解問題，她就可以給出適合的答案；但是，她無法表達。如果去掉選擇性緘默症的影響，她還會有學習障礙嗎？當然還是有，但是

第十二章

選擇性緘默症與學習障礙

我相信如果她能向老師表達，她在學業方面會輕鬆很多。布魯克現在二十三歲，恰巧又在進行神經心理測驗。我預期這次測驗將會準確，因為她現在比較接受自己的障礙了，萬一聽不懂問題，她會開口問。

公立學校的特殊教育體系需要檢討改進，尤其是在中學階段。求學、畢業、進入真實世界，對許多孩子而言並不公平。特殊教育體系耽誤了許多有才華的聰明小孩，只要給他們機會，其實他們可以對世界做出許多貢獻。這些孩子畢業時，完全沒有準備好要進入真實世界，於是家長必須獨力收拾殘局。辛苦之處還不止於此，相關政府單位應該幫助我女兒適應社會，但是我的經驗卻充滿挫折。以幫助孩子為專業職責的人員，實際上卻歧視她。家長必須為孩子努力爭取，不管是在學校或出社會之後，這都是必要的。

布魯克現在二十三歲了，雖然生活中仍然面臨許多困難，但是她進步了，她做到了許多教育專家預測她永遠做不到的事。要幫助這樣的孩子成功是艱鉅的任務，直接放棄要容易多了。我在選擇性緘默症支持團體裡遇見一位女士，她女兒的情況和布魯克類似，除了選擇性緘默症之外，還有其他的問題，處理起來難上加難。這位女士還有其他四個小孩，都是成績優異，事業有成，其中有一個是醫師，另一個是律師。她告訴我，她以每一個孩子為榮，但是選擇性緘默的女兒最令她感到驕傲，因為這個女兒必須付出最多努力才能達到目標。

當孩子一出生就帶著缺陷，他凡事都需加倍努力，人生才可能有所謂成功可

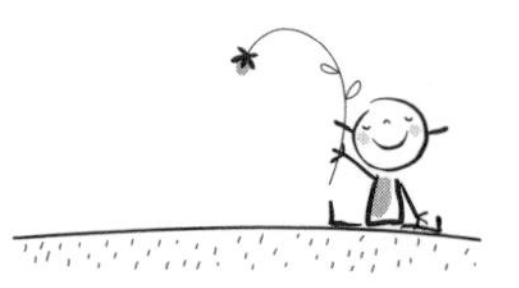

言。特教生拿到一般畢業證書，需要付出的努力和決心，和大學生拿到碩士學位是一樣的，因為學習對他們而言是如此之難。打個比方，就像讓成績頂尖的學生，忽然以完全不同的語言做作業，這就是學習障礙的孩子每天面對的情況。人生是一場不公平的競賽，但是很不幸地，我們的社會忘記了這個事實，所以高中文憑並不被看重。不過，如果你也是特殊孩子的家長，你就會瞭解拿到高中文憑有多麼了不起。

我女兒可能永遠無法大學畢業，也無法事業成功，賺大錢。但是，我把她養育成為一個努力、有紀律、有同情心的可愛女孩。因此，先前提到曾有老師說，我永遠無法體會成功家長的感覺，永遠無法為孩子感到驕傲，我想告訴這位老師：

「你真是大錯特錯！」

【第十三章】

選擇性緘默者家長的經驗

——六位家長的敘述：布朗文、艾柏塔、露易絲、伊蓮、馬克與茱莉

這一章，是由布朗文、艾柏塔、露易絲、伊蓮、馬克與茱莉等六位家長，描述他們養育選擇性緘默小孩的親身經歷，包括：

接納孩子的狀況、為孩子爭取診斷和支持的過程，以及他們深切以擁有獨特的孩子為榮。

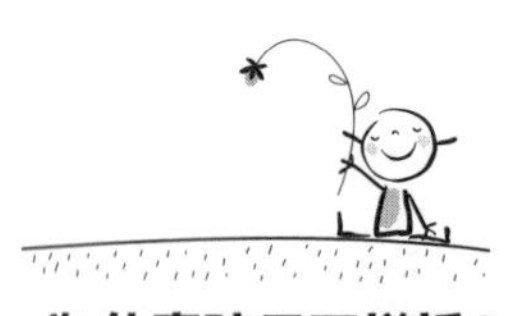

母親布朗溫的分享

海頓的爸爸和我花了很長一段時間，才瞭解養育選擇性緘默的孩子是多麼複雜的工作。在他搖擺學步時期，我們以為他的個性固執而害羞，但他經常出現互相矛盾的行為，例如我們去露營時，他交到了一個朋友，那是因為他們之後不會再見面了，所以他比較沒有壓力。

我真希望自己一開始就懂得後來學到的這些知識。專業人員很難做出診斷，兒科醫師則總是建議我們「繼續觀察」。因此，我們尋求支持之路阻力重重，有時感覺像是不可能的任務。部分的原因是，海頓所上的小學對他很好，所以他大多數時間應付得過來。作息改變的時候，海頓的困難較為明顯，比如體育課和班會。如果是固定的作息，那麼他通常能夠因應。

慢慢地，我們學會了分辨哪些約診對海頓沒有幫助。例如：因為他的飲食很侷限，醫院為他安排了營養師的約診。我自己去赴約，因為我知道海頓討厭錯過任何一堂課，這對他而言一直非常重要。而且雖然他在外循規蹈矩，但是仍然無法在諮詢時提供意見。不過，我發現這次約診非常值得，我不但獲得了許多資訊，也更有信心，我知道自己是個好母親，只是我所面對的挑戰比較困難。

我想說的是，為了孩子，你必須盡全力爭取。海頓的兒科醫師很棒，但是他小時候很不喜歡她。海頓很少對人這樣，他認為兒科醫師造成了一切的困難和阻礙。

但在診斷出來之後，他就比較接受她了，因為他把評估當作勾選練習，好讓學校每年都能繼續對他提供幫助。我學會姿態強硬，奮力爭取任何我們所需要的。海頓的兒科醫師當然很忙，但我緊迫盯人，直到她回我電話。這種情況只發生過兩次，一次是我要求轉介至口語和語言治療師，另一次則是因為海頓持續肌肉抽搐，需要看神經科醫師。我毫不懈怠，結果非常值得。

對我的孩子而言，打破隔閡非常重要。海頓覺得小學導師難以親近。不過，中學導師負責教所有中學一年級學生數學，這意味著打破了所有隔閡，所以海頓覺得他很容易接近。

我記得有一次我很氣憤，那時我們認為海頓的口吃問題需要轉介，這跟口語和語言治療有關。然而，兒童及青少年心理健康服務中心以及口語和語言治療機構卻認定，轉介對於海頓沒有幫助。我大為反對，他們有好幾年沒有追蹤海頓了，竟敢只憑過時的資料來給意見！在我提出質疑之後，他們重新考量，後來同意提出轉介，這個結果並不令人意外。我們溫和有禮地詢問他們原先的決定是根據什麼理由。即使現在寫到這件事，我還是怒不可遏，因為這關係著孩子的一生，是我們最重視的事。

人們的無知讓我感到驚訝。我目睹受人敬重、學術專精的老師，教了海頓一年之後，他們對於選擇性緘默症的相關知識、體諒和處理方法，仍然極為有限。我總是因此非常傷心。但是有些老師的支持、鼓勵與敏感、細緻的做法，則令我驚喜萬分。

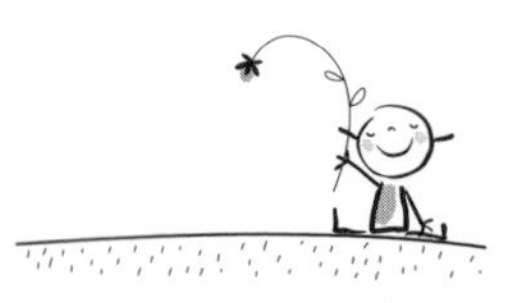

我們家並非雙語或者多語，也不是充滿敵意或經常變動的環境，海頓原先也沒有自閉症的診斷。因此，別人無法瞭解為什麼我們會陷於這樣的情況。讓大家困惑的是，我們的兒子喜歡學校、出席紀錄優良，學業上也穩定進步，目前正進行中學課程。

在診斷的過程中，海頓的兒科醫師與兒童及青少年心理健康服務中心表示，我們是很好的家長——當時，我們的確需要聽到肯定的話。感覺起來，他很難從自閉症的角度加以診斷，因為我們已經盡力幫助他因應生命的挑戰。不過我相信我能瞭解並且接受，「觀察家長」是評估過程的一部分，是診斷所需。雖然這對我們相當具有威脅性，但是我能體會，他們不過是在做分內的工作。

海頓班上的同學、同學的兄弟姊妹和家長們，總是非常接納他，知道他在某些情境下無法開口說話。但是，有些不熟悉的人會批評我們，譬如他小學同年級的隔壁班的人。我能體會，他們並不完全理解海頓每天所面對的狀況，尤其家長會有主觀意見。

我有一些朋友並不明白海頓的情形，因為他們並沒有花時間去瞭解選擇性緘默症，也不明白我們一家人所承受的難題，更重要的是海頓面臨的難處。我仍然和這些朋友們保持來往，但我通常趁孩子上學時與他們喝咖啡，而不會一起從事家庭活動。

而同時，我也有一些很棒的朋友，他們從來不批評，大力給予支持，並且始終忠誠。有時候，我需要他們的支持，尤其我的父母去世之後，我更珍惜他們的建議，非常感謝他們。

從海頓出生以來，我就從事兼職的工作。我體會到，他需要一些時間一個人安靜地待在家裡。我也相信，這對於教他邁向獨立很重要。別人可以自然而然地學會獨立，但我卻必須努力教導海頓，比如我教他使用超市的自助結帳走道，這樣他在成人之後才能靠自己。現在他逐漸長大了，在許多事情上，都得比別人花更長的時間練習、更晚才學會，但是我們一直依循著適合他的步調。他比朋友們更晚才有一副家裡的鑰匙，但他也比他的許多朋友都更能小心保管。有些朋友的評語是，我們教得不夠快、放手不夠早，但是，我相信我們的確需要這麼做。

我承認自己會替海頓回答問題，這是一個不可避免的階段，不過，現在我努力不要這樣。我告訴自己，別人可能必須接受海頓的非口語回應。唯一的例外是家長日，偶爾他需要寫一些東西，由我幫他唸出來，不過我們都會事先討論。他也讓事情變得簡單，像是我們去茶館喝茶時，我知道他會點披薩和大蒜麵包，因為這樣我才容易替他點餐。

我正努力往後退一步，看海頓是否能夠獨立處理事情，而到目前為止，我們在許多情境下獲得了不同程度的成功經驗。

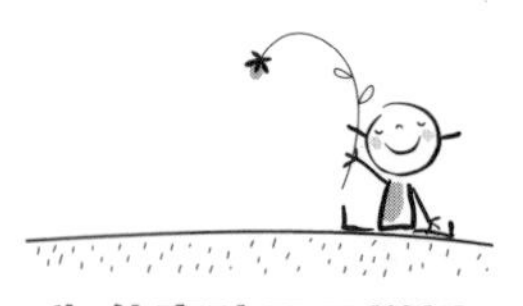

母親艾柏塔的分享

我們家有四個人，彼此關係緊密但各有獨特之處，各自的內心都存在特別的一塊，共同組合成為完整的家。家裡有我、我先生、我們的女兒和兒子。我覺得每個人成為家裡一分子，是為了幫助家中的另一個人成長，在生命起起落落的試煉中，我們一起設法安然度過。

我願以這篇短文與你分享，在這個混亂難料的世界裡，我們其中一位家庭成員的旅程。我願與你分享一個勇敢女孩生命的一小部分，她如何在最折磨人的逆境中，仍然緩慢前進。

我很榮幸擁有一個特別的女兒，她的狀況叫做「選擇性緘默症」。以前，我從來沒有聽說過這個障礙，我承認自己第一次聽到時，感到非常困惑。事實上，我還以為是哪個兒童心理醫師捏造的！選擇性什麼？我以為這不過又是專業人士因不瞭解而發明的一個名詞。因此，身為一個天生好奇又多疑的媽媽，我開始自己研究，但是結果只比專業人士敢告訴我的，多知道一點點。

慢慢地，我開始搜尋事實，因而不得不讓步，承認他們是對的，女兒的確有選擇性緘默症。我的第一個想法是：「終於，我知道哪裡不對勁了。」接下來想的是：「好，我現在知道了。那我應該怎麼做呢？」似乎沒有人曉得答案。但是，就像許多事情一樣，「經驗」是最好，也是最嚴酷的老師。因此，我多方詢問、運用各種打聽的技巧，並且從錯誤中學習。我發現，養育選擇性緘默孩子的重點，就是「接納」——這是在旅程中，幫助我們家順利度過的關鍵性第一步。

完全接納孩子原本的樣子，是幫助我女兒進步最重要的基礎。因此，我學習放下我的目標，不再急著用各種技巧疲勞轟炸去試圖改變她。我知道以後會有足夠時間進行介入治療之類的事，但是我瞭解現在她最需要知道的是，自己有資格被愛。還有什麼地方比熟悉而安全的家，更能讓她感覺到愛呢？

我瞭解她在家時處於最好的狀態。每一個做媽媽的，不就是希望孩子表現出最好的一面？因此，我的「優先重點目標」是使家裡成為她可以盡情放鬆、讓情緒充電的地方。在家裡，她可以做自己，絲毫沒有社交壓力。

我注意到女兒在家非常放鬆！當她走進家門的那一刻，焦慮便神奇地瓦解了。我覺得這個家創造了一種慰藉的氛圍，療癒了她的心靈。當外界說話和社交的壓力過於沉重時，熟悉的家是支撐她的重要依靠。在家時，女兒會告訴我她在外面無法表達的想法和感覺。我傾聽她的希望和夢想，偶爾還有青春期不切實際的胡亂發洩。無論她想說什麼、何時想說，我總是準備好聆聽。她和人溝通的需求，藉由我得到滿足。每天如此互動，彷彿讓原本凌亂的絲線交叉相織，讓我們家持續保持緊密。

我知道社群媒體是她的世界所不可或缺的，她藉此與興趣相投的人進行交流，因此我會確保她隨時需要便有社群媒體可用。

以前我會擔心，萬一我不在時發生緊急狀況，不說話的女兒要如何處理。但是

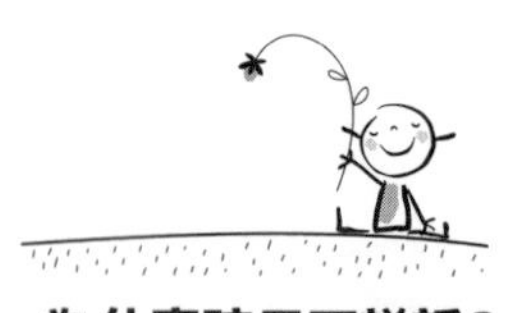

她天生擁有看到別人的心意、而非只是聽到話語的能力，這令我寬慰不少。多年來，她更發展出了看透別人動機的能力，彷彿隨身帶著無形的雷達，幫助她篩選出哪些人真心在意她，哪些人則否。

她小的時候，偶爾會帶朋友回家玩。那真是一段美好的時光，她讓朋友進入她的私密空間，好好地認識她。沒有焦慮、偽裝和彆扭時，她是個很棒的女孩！令人傷心的是，那些友誼大半消失了，因為青少年總是如此，不回頭地繼續生活。

對於一個很難對人開口說話的女孩來說，這實在非常寂寞，所以她開始拚命蒐集東西，稍微填補生活的空洞感，因而變成了一個有囤積癖的人。她把房間牆壁到處貼滿她最新迷戀對象的海報，書架最上層擺著一整套的娃娃，最下層則雜亂地放著一大堆筆記本。各式各樣的服裝充滿抽屜，也塞爆衣櫥。所有收藏品中，她最珍愛的是一個真人尺寸的抱枕，上面畫著名叫「連恩」的動漫角色，他是她的男朋友替身。

不管在家裡或公共場所，我女兒都會做一件事——你相信嗎？那就是跳舞，我可愛的女兒會跳舞！她會在家裡客廳的隱密空間跳舞，也會在擁擠的cosplay角色扮演會場中，與好幾百個人一起跳舞。陪伴她參加這類活動，讓我們家人之間更親近，因為她喜歡，我們也都一起分享和慶祝。

總而言之，從我們生活中來來去去的每一件事當中，我學習到：為了激發出這個特別孩子最好的一面，我必須有所犧牲。我必須確保家裡永遠是她的避風港，她隨時可以放鬆地做她自己，並且因最真的自我而被愛。有時我也會失去平衡，但是當我掌握得宜，她就有安全感，能夠成長、茁壯。當我們做得夠好，我們便營造出了美好的家庭。

母親露易絲的分享

茉莉的選擇性緘默症（伴隨分離焦慮和社交焦慮）隨時間逐漸浮現，不過，情況變得較為明顯且經過非正式診斷，是她八歲進入當地小學的時候。那時，我和她的父親已離婚兩年，歷經了低潮的創傷時期；也是從那時起，我們為了茉莉的困難和需求，以及如何處理因應，展開了一段漫長的衝突。

茉莉的故事，和我聽大多數家長說過的似乎一樣：她被誤解，經常被認為粗魯無禮、頑固、喜歡操控人，並且會因而受到處罰。這個狀況在小學階段逐漸改變了，主要是由於兒童及青少年心理健康服務中心的支持，以及我參加了選擇性緘默症資訊與研究協會辦的初階課程：因應選擇性緘默症，並將學得的知識傳達給了學校的老師們。我參加了幾次該協會的年會，記得最後一次參加時，不知為何，我感到有點孤單，不確定自己是否有與其他的家長建立聯繫。

茉莉以前是，現在仍是，一個非常聰明、有創意、高度敏感和受歡迎的女孩，

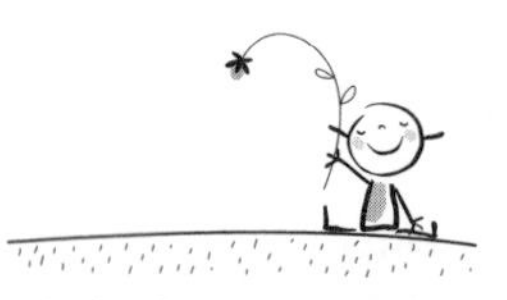

並且擁有一些密友。在學校時，她不但靜默，舉止也很僵硬。但是在家裡，她會與家人以及來訪的好朋友自在地聊天。現在回想起來，當時學到的行為技巧的確有助於讓她和老師們同在教室時，感覺較為舒緩，但是，這對茉莉而言並不持久。如果要真正變好，她內心的想法必須改變，同時行為和態度要變得更自然，而且更重要的是，這些改變能轉移至任何環境和情況。她必須想要改變，得到做人的力量。我想要她過圓滿的人生、選擇契合的伴侶，當然也盡可能地準備好成為一個母親。

在小學的最後一學期，所有學生都有數次機會去參訪未來將就讀的中學，焦慮的學生參訪次數更多。茉莉這麼形容自己上中學的第一天：她完全「無力招架」，感到「身體麻痺」，而那也是她在中學的最後一天。接下來兩個星期，她每天蒙在棉被裡不停啜泣，因為她知道只要跨出家門一步，就代表靠近學校一步。

中學第一天的經驗和她的情緒，令她無法承受，她蜷縮起來，撤退至安全的地方——家裡。我停止了工作一段時間，專心配合學校，鼓勵她去上學。我對一些不諒解這種情況的人感到生氣，又對女兒不肯上學感到挫折，因而，我也承受了無比的壓力。當地教育局的介入，又再加重了這個壓力。回顧當時，現在的我明白了：茉莉需要在內心感受到一定程度的安全感，她才能跨出家門，探索外界，但她就是沒有，所以一切要她去上學的努力都是白費工夫。

我永遠不會忘記我母親的希臘裔美髮師說的話，當他的孫女心情沮喪時，他會讓她坐在他腿上，溫柔地搓著她的頭髮。這讓我想到，其他文化會怎樣處理類似情

第十三章

選擇性緘默者家長的經驗

況呢？可能非常不同吧！我忽然深感愧疚，自己竟然沒有顧及女兒真正的需求。大家期待她能像所有其他的孩子一樣去上學、去融入環境，不管那對她來說是多麼嚴重的創傷，但是她做不到。我也好想躲在棉被裡哭，但不可以，我要繼續尋求新的方法和策略。

由於我是單親媽媽，而且得上班，所以不可能陪茉莉自學。為了因應茉莉的學業需求，教育局派來一位家教，每個星期幫她上課五個小時。茉莉和這位家教建立了良好的關係，從一開始就能和他說話。

到了聖誕節時，茉莉變得再也無法參加任何社交活動。我要上班，所以讓她去外婆家，這是她唯一出門的時候。隔年春天，她完全無法離開家裡，只有朋友來訪時能見到他們，不過她也常常跑掉、躲起來。焦慮已經控制住她，她開始經歷恐慌發作。

兒童及青少年心理健康服務中心告訴我，他們要對茉莉採取「強烈手段」，後來我才知道，這樣的方法是具有侵略性和威脅性的。結果，失敗了。有一次，他們把茉莉困在廚房裡，告訴她，她必須開口說話。茉莉從頭到尾都用頭髮遮住臉，讓別人看不到，全身因恐懼而僵硬。可想而知，接下來他們來訪時，茉莉就躲著，後來乾脆把自己鎖在房裡——於是，她發展出了新的行為，他們又多了一個問題要解決。情況變成一種惡性循環，無法收拾，我被迫採取防衛立場以保護女兒，他們卻指控我妨礙工作。另一方面，我試圖解釋我們過往的創傷，以便與茉莉的行為聯繫

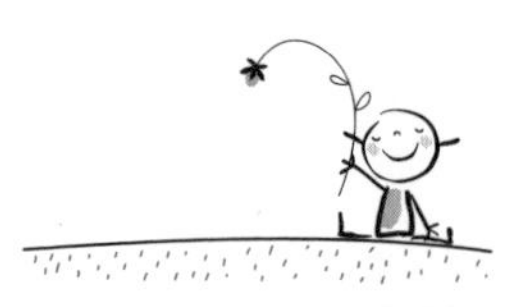

起來，但是他們要我閉嘴，將過去拋諸腦後。

我決定尋求私人機構協助，後來找到了當地的一位兒少心理治療師——金。與金晤談了幾次之後，我覺得終於撥雲見日，第一次感到看見了前方的風景。他重視我的想法，並且與茉莉的父親晤談了兩次（他後來反對金的方法）。

金擬定了臨床計畫，向我說明。有一扇門被打開了，我可以從更宏觀的背景來看茉莉的困難，那就是「家庭」。她的選擇性緘默症、強迫症和焦慮，都源自於更寬廣、更深層的根源。

我這才瞭解到，茉莉的困難在選擇性緘默的行為出現之前，早已開始，從她三歲時的強迫症便看得出來。家裡的三角關係（小孩受困於父母或其他大人的對立衝突之中，進而將情緒內化為無法處理的壓力），導致茉莉出現退化現象，依附於安全的對象——我。我要補充的是，當時我並未意識到衝突的存在，因為它深植於我們的關係之中。

我們夫妻離婚時，茉莉無疑經歷了一段創傷。她在八歲時出現的選擇性緘默症，來自於強烈的焦慮。

金的角色是，針對茉莉的焦慮，以及她欠缺因應社交場合的情緒和心理能力，找出問題的根源。他寫了一份十四頁的報告說明茉莉遭遇的困難，並探討三角和依附關係，說道：「當依附關係面臨任何她視為不安全的對象的挑戰時，她便較容易出現症狀。」

茉莉原本就不容易信任別人，後來試圖幫助她的專業人員，又迫使她更牢固地封閉起自己，我因而扮演了防衛和保護的角色。所以，雖然我盡力想要幫忙，但我並不適合帶領她處理強烈的情緒。我發現為了處理這個情況，我受困於專業人士的侵入與切割我自己的情緒之間。

在經過與兒童及青少年心理健康服務中心接觸的經驗之後，她再也不願意去看任何專業人員。因此，我自己去找金做了一年的諮商；同時，金也逐漸在建立茉莉對他的信任和好奇，希望她未來願意接納他。金開始以個案的方式與我合作，協助我去幫助茉莉。這段期間，其他的專業人員仍然繼續他們的工作，但是我必須居間協調，而且經常啟動反擊或逃跑的模式——其實大多是反擊。

在這一年中我學習到，我太專注在幫助孩子，因而未關注到自己的需求。這是茉莉開始康復的關鍵點。我自己的生命經驗錯綜複雜，然而回顧過去，我卻沒有體認到，我需要自己的支持以及空間、時間來恢復。

茉莉的康復也取決於她所親近的環境。所謂環境，是指身體和心理安全感的最低需求，加上另外三項重要的成分：信任、認可與同理。就好像植物需要光線、溫暖、空氣和養分，而過去這些成分各有不同程度的欠缺。我覺得建立信任非常重要，這份信任聯繫起了孩子和家長。沒有信任，就沒有共同的立足點。而很明顯地，這個過程並非一蹴可幾。

由於我信任金，示範了互信的關係，所以慢慢地，茉莉也建立起了信任和好

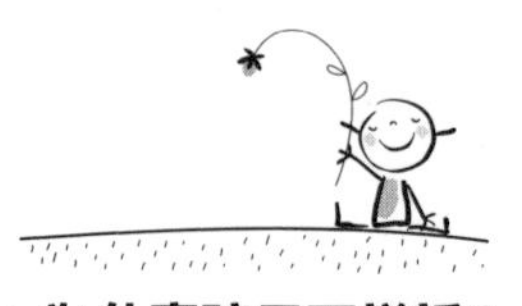

感受到「支持」的真義。充滿「勾選」表格的專業體系中，並沒有清楚地看到同理。直到此時，我才瞭解並奇，開始去見他。她自己做好了準備，決定要去。同理以信任為基礎，但是，我在

對此時來說，非常重要的是接納茉莉的狀況，並讓她瞭解「焦慮」並非天生的。以她自己的話來說，過去她總覺得自己「不對勁」、和別人「不一樣」、是個「怪胎」。讓她相信，焦慮和選擇性緘默症是經由發展而來，是外在加諸於她，她便得以感受到寬廣的自由。看得出來，她開始回憶起一些事情，以及當時的感覺（雖然不見得很完整）。她情緒很亢奮，開始敘述小時候的經歷，以及栩栩如生的夢境。她抒發氣憤等強烈的情緒，彷彿「活過來了」，就像一棵正在伸展枝葉的樹。

她彷彿從靜止的狀態動了起來，整個變化相當快速而戲劇化。我努力示範和接納情感的宣洩，而茉莉真的開始敞開心胸跟我對話了。她談著過去的經驗等所有的事情。她能夠表達自我，因為她知道這樣做很安全。

對於無法預測的反應，她會無法承受，我現在覺得這一點似乎很重要。

於是，我開始和她談「當下」，而避免陷入「萬一」的假設狀況。我也開始經常對她說：「等你舒服一點，我們可以……」漸漸地，她開始想像自己好轉之後想要做什麼事，並且與我分享她的計畫。她第一次瞭解到自己可以改變，並且想要改變，彷彿一朵開始綻放的花朵。

此外，她開始進行線上學習，準備了筆記型電腦、耳機和課程表，在家裡上即

時直播課。課堂是小班制，同學們可以利用打字或耳機上的麥克風進行互動。對茉莉來說，這個學習經驗真是無價之寶！她的學業進步了，交了網友，每天固定的上課時間表也帶給她高度的學習動機。從去年開始，她參加了中學會考，預定還要參加三次。去年的時候，學校派監考老師到家裡來，讓她在家裡考試，今年她則會嘗試在教育機構的單獨房間應試。

過去兩年來，茉莉都是去金的診所看診，這是除了在家附近散步之外，她唯一能去的地方，因為她幾乎長期關在家裡。我們最近開始每星期開車到郊外兩、三次，但是途中她不讓我去加油站，因為她怕太靠近別人。

在她第一次去看金時，金向她解釋什麼是恐慌發作、會引起什麼生理反應，以前從來沒有人向我們解釋過這些事，金的說明減少了我們心理的衝擊，瞭解那是無害的生理現象。

接下來的幾個月，茉莉逐漸建立了自信，她愈來愈常離開家，到公共場所走走。她採取「一次一小步」的程序，由她自己決定步驟，這樣她才能加以掌控。

起先，我們開車到停車場，接著她下車，和我一起進入商店。後來在假日時，我們可以去住小木屋，而她白天能夠出門去探索商店和海灘，原本我們得趁天黑之後才出門，獨自坐在沙灘上。過了一段時間，我注意到她可以和商店老闆及陌生人相當自在地說話，這似乎是焦慮減輕之後辦到的。最近茉莉告訴我，她不想再被叫做選擇性緘默者了，因為只剩對著少數人她還無法開口，包括她的家庭醫師、社

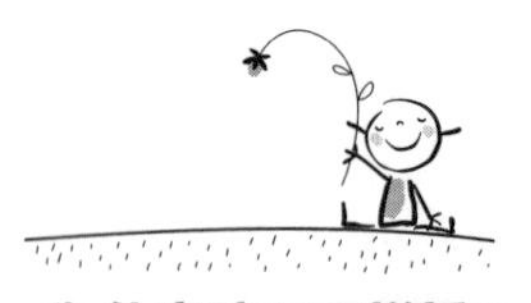

工、金，以及前一段時間協助她而現在仍有合作的專業人員。現在她能和所有新認識的人說話，也到過愈來愈多以前沒去過的地方。

最近發生了一件有趣的事情，我和茉莉在診所裡候診時，有兩個她從前學校的同學走進來，她就逃出診所，跑去街上。事後，茉莉說自己並未感到焦慮或恐慌，她只是逃跑。金解釋這是一種解離反應，人的感覺被切割開來了，因而變得無感，但是，情境的聯繫機制引發了她自動的逃跑反應。雖然發生了這件事，但茉莉在隔週還是回診了，因為她和金有了共識：萬一發生類似事件，她應該設法分散注意力，方法可能是專心從事某個活動，更理想的做法是在腦子裡想些事情。

在茉莉的康復過程中非常重要的一個階段，目前仍在進行中，那就是把她所有想要忘記的事情表達出來，並且將相關的情緒設法疏導或寄託，因為這些負擔不值得留在她的腦子裡，應該放到別的地方。雖然未來仍有漫漫長路，但是茉莉已經逐漸恢復參與社區生活，也擬定了回去上學的計畫，等她準備好，就可以開始實行了。

母親伊蓮的分享

我的女兒崔西今年九歲。她在三歲參加遊戲團體時，開始顯現出選擇性緘默症的症狀，她也發展出分離焦慮，並且開始對特定的人以及在特定地方，表現得非常害羞。在遊戲團體中，她不願意加入唱歌、跳舞等活動，但那些是她在家裡時一向喜歡的。我覺得這點很奇怪，可是除此之外，這孩子似乎完全正常。

隨著崔西漸漸長大，她面對不熟的家人和朋友時，變得更加害羞，最嚴重的是對醫師等陌生人。我只好不再帶她去看牙醫，因為她拒絕張開嘴巴，我感到很挫折，但是就算威脅要處罰她，她不張嘴就是不張嘴。當時我並不瞭解這對崔西而言有多麼可怕，我只是認為她故意不聽話、叛逆。

當我們去拜訪不常見面的爺爺、奶奶或外公、外婆時，情況也變得非常尷尬。她無法擁抱他們，無法打招呼，無法道再見；老人家給她飲料、餅乾或零用錢時，她也無法說謝謝。我受不了她這樣，覺得她太沒禮貌了。我們盡力和她講道理，但情況不但沒改善，反而變得更糟。最後，崔西開始拒絕回去爺爺、奶奶和外公、外婆家，也不願到親戚家過夜。即使我們保證姊姊會和她一起去，而且會照顧她，但她仍堅持不肯。我們想說送她過去試試看，然而在幾小時後，或是快睡覺前，我們就會接到電話，叫我們去接她，因為她想要回家！

我開始擔心，這不是正常的害羞。我和我先生小的時候都很害羞，但是崔西和我們不同，她並沒有長大自然好轉，反而變得愈來愈嚴重。

後來，我在國民保健署的網站發現了選擇性緘默症的資訊，建議以語言治療來加以完全克服，讓孩子恢復過往的自信。那是一年半前的事了。然而，無論語言治療師怎麼做，崔西還是沒有進步。他們對此實在束手無策，於是建議停止治療，因

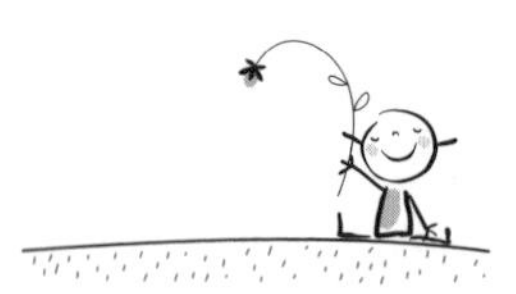

為她就要去看另一位心理醫師了，他應該比較知道如何處理焦慮。

這真是令人傷心，我以為會有效的，卻失望了。崔西的進步幅度實在太小了，所以大多數的人還是覺得她極度壓抑、害羞，無法或者不願意開口。但是，她的內心其實很聰明、很熱情，甚至無厘頭。

光是讓崔西與治療師建立關係，就花了好幾個月，甚至到現在，她仍然無法與語言治療師一對一地說話。只有在學校輕鬆的團體遊戲時間裡，她的朋友也加入，焦點不是完全在她身上時，她才能講一點話。

很奇怪，崔西在學校跟朋友一起時很快樂、有自信，說話大致沒有問題。不過，開口求助、說要上廁所、向老師反映自己被欺負了，以及對著全班朗讀文章等，這些事情對她來說卻非常困難，她往往只能以耳語的音量小聲地說。我現在知道她真的有焦慮的問題，大多發生在社交場合。她也會過度擔憂自己的健康，這造成了她最近一次的情緒崩潰。

有位兒科醫師懷疑她有輕微自閉症，因此想要進行測試。負責施測的是兩名語言治療師，過程中會有家人在場，以減輕她的壓力。施測的地點是學校，不知為何，崔西認為將在某一天舉行，結果那天她拒絕去上學，把自己鎖在浴室裡，最後聲嘶力竭地吼叫，以表達她對於測試的恐懼。她怕自己有問題，怕萬一自己有自閉症怎麼辦。她只是想要像別人一樣正常。而她更想要的是，逃離目前生命中所有的混亂與壓力。

我無計可施了，因為我覺得沒有人理解她的感受，也沒有人理解我和她爸爸的感受。壓力如排山倒海而來，我只希望它能消失，讓我們重回正常的生活，可是它不會消失！許多人認為我們太寵崔西，對她的態度太軟，她不懂禮貌，固執地拒絕說話，而我們卻允許她隨心所欲，不去處罰她——但願他們知道自己錯得多離譜！如果他們能夠過一天她的生活，就會知道她不是假裝的，也不只是想法的問題。她最需要的是支持與鼓勵，而非批判。

我好需要確知將來情況會好轉，我的女兒以後可以過正常的生活。萬一她上中學了還是這樣怎麼辦？距離現在只剩一年半的時間了。如果念小學的她會擔心別人怎麼看她，那等上了中學，情況會更糟糕。她會不會有進步，變得可以出入公共場所、跟陌生人說話、自己買東西和付錢、看醫師，還能參加聚會並樂在其中？我明白無法確知未來，但是我必須帶著希望，相信她會快樂、健康，而焦慮終究會消退。

家長馬克的分享

妮可拉從小的成長過程非常快樂，她充滿活力，三歲到五歲的生長曲線符合標準。有一天，奶奶帶她出門，當她和一個不認識的人在一起時，忽然閉緊嘴巴不講話。我們相信她是從那時開始出現選擇性緘默症，那年她五歲。雖然她還能在社交

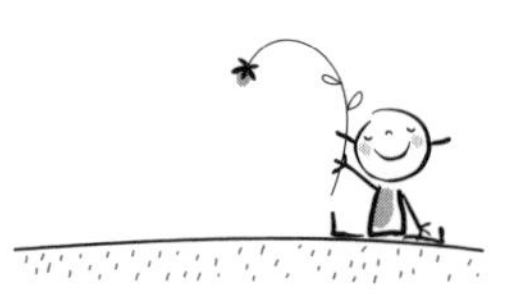

場合自在地說話，但是我們注意到，她對於說話的對象非常挑剔。

接下來的五年，我們沒有太過於擔心，只認為她是個文靜的小孩。

但是到了妮可拉上小學四年級時，我們注意到，她的行為出現了重大改變。比如她在上學時，穿著完全符合學校規定的制服褲，但一放學回到家就換上制服裙。她往往一大清早在花園裡到處跑，有時還衣衫不整。我們夫妻倆確信，這些行為是她因應和抑制思考的一種工具，是要藉此去除隔天在學校必須說話的壓力。

我們注意到妮可拉的儀式和例行行為愈來愈多，例如：不斷找事做來填滿時間，以及背誦電視節目的對白。讓我們比較擔憂和困擾的是，她會突然情緒暴走。有一段時間她常常死命撐住不睡，盼望夜晚永遠不要結束，因為她害怕一旦白天降臨，所有的創傷和壓力便會一湧而上，使她無處閃躲。

妮可拉上小學時，我們注意到她缺乏處理資訊的能力。比起理解，她更喜歡機械式地死記，比如她花了好幾年才學會看時鐘、無法分辨左右，而且覺得心算是不可能的任務。

以前我們從來沒有聽過「選擇性緘默症」這個詞，直到二〇一〇年看到英國廣播公司的電視紀錄片《我的孩子不說話》，才第一次聽說。我們充滿興趣地觀賞時，當時十四歲的妮可拉指著電視說：「那就是我！」⑦

終於，我們找到一個能夠說明女兒情況的名稱。不久之後，在兒童及青少年心理健康服務中心看診時，我們向臨床治療團隊適度地說明，我們確信妮可拉有選擇性緘默症。

我永遠忘不了妮可拉曾說：「我寧願坐輪椅，也不要有選擇性緘默症。」如果特殊教育需求協調人員能夠辨識出早期症狀——害羞、沉默、極度不願溝通；如果老師們不曾因為她的沉默而忽略她，因而加劇她的焦慮……那麼或許，後來她就不會精神崩潰，甚至想自殺。

妮可拉現在十九歲了，依然勇敢往前邁進，非常努力地尋找開啟她潛力的那把鑰匙。身為她的父母，我們覺得非常驕傲。

母親茱莉的分享

我記得很清楚，有一次我們帶著女兒賈絲汀，跟朋友和她的女兒一起參加學步兒親子聚會，當時賈絲汀完全失控，發出淒厲而單調的聲音（我後來才知道這是她隔開無法承受的事情的方式），無法忍受任何其他小孩接近她，包括我們朋友的女兒。我覺得這是我第一次體會到，她對於事情的反應與一般同年齡的小孩不同。

⑦作者註：妮可拉指的是《我的孩子不說話》影片中三個小孩之一的丹妮兒，她的分享散見於本書各章，包括在第十七章，丹妮兒道出了自己的生命故事。

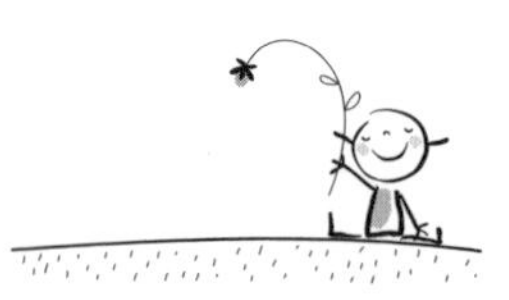

後來，賈絲汀參加了一個遊戲團體。有一天，我被叫到一旁，被問及我是否注意到女兒有何異狀，因為她不回應任何工作人員，也不理其他小孩，而且所有人都沒聽過她開口說話。他們建議我進入團體中工作，藉機陪伴她，現在回顧起來，我實在應該接受建議的。但是當時我覺得，如果我老是陪著賈絲汀，長期下來，她將無法學會自己解決問題。

過了一段時間，我讓她換到一個小孩和工作人員都比較少的團體，她在這裡適應得比較好。不過，她還是沒和任何人說過話，而且只要作息改變，例如要拍照，她就明顯無法承受，非常受挫，連對我和她爸爸也封閉起自己，直到她可以處理自己的情緒為止。

開始上學後，情況變得更嚴重。老師甚至對我說，他們「從來沒有遇過像她這樣的小孩」，他們「試過溫柔對待，也試過大聲咆哮」，但她還是不願意回應。只要一跨入校門，賈絲汀的身體語言就劇烈改變。雖然姊姊也讀同一所學校，但她仍然愈來愈封閉自我。

很明顯地，賈絲汀在學校裡極度沮喪。

每天早上我離開學校之前，老師總要我帶她去上廁所，這樣他們省得麻煩。他們還告訴姊姊下課時要躲著妹妹，因為他們不想讓姊姊安撫她。她在學校不吃東西，所以我中午去載她回家吃飯。他們要我告訴她每天需要做的事，因為他們說：「她不做任何我們告訴她的事。」

直到多年以後，我才聽賈絲汀說，她養成了抄隔壁同學作業的習慣，因為她不瞭解老師要她做什麼，但又不想老是因作業沒做而被老師吼叫。

從幼兒園升上小一之後，在教室裡，她總是完全被老師忽略。我問老師原因，老師的回答是：「既然她不跟我講話，那我為什麼要跟她說話呢？」早上我們準備進教室時，我不只一次聽到她同學的母親告訴孩子：「不要接近她，她有問題。」我好傷心，所以決定讓她在家自學。

然而，雖然我是遵照正確的程序申請自學，學校仍然通報社工人員，盯上了我們。姊姊念五年級，校長非常不專業地在全班同學面前問她：妹妹發生了什麼事？到底是哪裡有問題？他們從來就沒建議過我或許賈絲汀需要額外的協助，或是告訴我如何取得幫助。大致說來，我覺得這些年以來，教育體系嚴重耽誤了賈絲汀的人生。

她在家裡進步很多，但是我們決定為她爭取特殊生身分，以便將來她準備好回到主流教育體系時，可以獲得支持。最後，她得到全天一對一的學習輔助員服務，我爭取的主要理由是唯有得到特殊支援，她才可能進行學習。五年級快結束時，賈絲汀進入一家非常小型的學校就讀，遇見一位給她很大支持的學習輔助員。雖然她仍覺得有很多困難，像是極為需要維持固定作息、東西也必須放在固定位置等，但她在學校很快樂。

曾有許多人懷疑我們的女兒有自閉症，不過這不是正式的診斷，兒童及青少年心理健康服務中心的心理師診斷，她有選擇性緘默症及社交恐懼症。

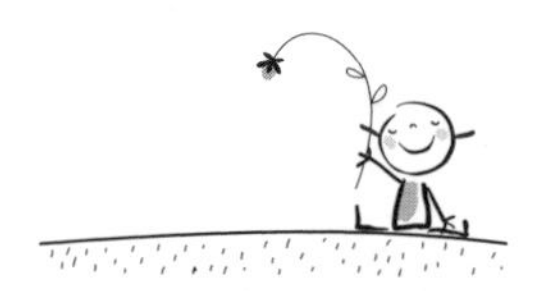

為什麼孩子不說話？

我的瞭解是，選擇性緘默症跟自閉症有許多相似的特徵。不過，就在去年，倫敦一家大型醫院的社交及溝通障礙部門告訴我們，他們無法評估我女兒是否有自閉症，因為她「拒絕」與他們溝通。這真是令人感到挫折，即使到了這麼高的醫療層級，一個很害怕因而無法開口講話、甚至無法看人的孩子，仍然被視為是「拒絕」溝通。

身為選擇性緘默小孩的家長，可能非常寂寞。大部分的人會花一些時間和你的孩子說話，但是當孩子老是沒有反應，他們就放棄了，而且開始像躲瘟疫一樣地躲著你。記得有個老同學告訴我：「我不會再去你家了，因為你女兒顯然不喜歡我去。我一走進你家裡，她就像嚇壞的小動物一樣躲在桌子底下！」

【第十四章】

選擇性緘默症治療師的經驗

——臨床社工師瑪麗安・莫爾登（「兒童焦慮解決方案」主任）與語言治療師茱蒂・羅森菲爾德（「金恩口語及學習中心」主任）

本章由兩位治療師瑪麗安・莫爾登與茱蒂・羅森菲爾德，分享幫助選擇性緘默者的成功經驗。瑪麗安小時候也經歷過選擇性緘默症，她在童年時期的學校生活敘述於本書第四章（參見第八十六頁）。童年緘默的經驗，讓成人的她在治療焦慮的兒童時，有自己的一套內在技巧。茱蒂則提供了幾個成功的例子，以及她和同事所運用的方法，是相當寶貴的資訊。

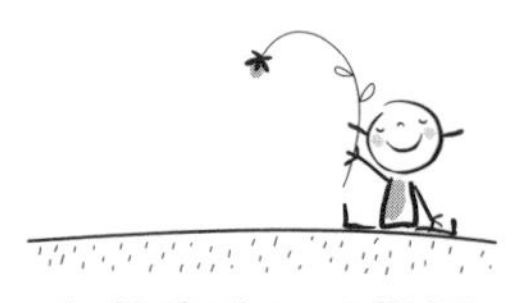

瑪麗安・莫爾登——從我自己的經歷出發

我幫助選擇性緘默者的方法架構，與其他專精於這方面的治療師並沒有太大的不同。

我以孩子已成功做到的事為起點，再和孩子的家人一起建立一個「由易而難」的目標階梯。在設計結構化活動時，我會以「獎勵」引導孩子循序漸進地進行口語練習。我與孩子的家人、親戚以及學校人員合作，共同協助孩子，在家庭、學校和社區裡發揮他們的說話技能。

一旦父母不在場時，孩子可以持續地自在說話，我便會從比較務實的角度觀察：他是否能使用口語來解決問題？商議談判？妥協？當生病、受傷或發生危險時，是否能夠求助？他的平均每次說話長度是否多於一、兩個字？他能否以說話提出要求或輪流應對？在課堂上，能以口語和書寫表達學術上的用語嗎？數年的緘默，是否造成了孩子在實際運用語言與學術語言使用上的落差？我將兒童及青少年分組，進行彌補落差的練習。在互相瞭解的夥伴陪伴之下，這些同質性小組成了安全的地方，讓他們放心地練習並接受支持。

有人說，療癒的過程，部分是科學，部分是藝術。我的科學部分來自於研討會、書籍，以及幫助選擇性緘默的孩童和青少年至少三十年的專業經驗。而我的藝術部分，則來自於自己小時候困於緘默的親身體驗。我曾經像眼前的個案一樣受苦，這份內在的諒解便是我所有科學技巧與互動方式的主軸。

我瞭解，大多數選擇性緘默的孩子需要一段「暖身」時間，才能在沒有立即威脅的前提下，適應新的情境。因此，在第一次療程中，我總是花大部分時間和家長說話，讓孩子在旁邊靜靜地玩。這種尊重孩子的接觸模式的做法，似乎能在短時間內降低孩子的焦慮門檻。通常在第一次療程中的某個時點，孩子會向家長低聲耳語，或者沒有說話但肢體較為放鬆。此時，我會問家長和孩子：「想要繼續畫圖，還是玩個遊戲呢？你可以跟媽媽說，媽媽會告訴我。」我會仔細觀察孩子的反應，如果他還是警戒地看著我，我就會視線低垂。

通常孩子都是向家長耳語，家長再轉達給治療師。以孩子能夠做到的方式為起始點，來設計遊戲的溝通要求。一旦孩子能夠向家長耳語，不管聲音能不能清楚聽見，這都是引導孩子持續口語的起始點。每次需要溝通時，我都會提醒孩子：「你可以跟媽媽說，她會告訴我。」

雖然文獻中沒有任何關於選擇性緘默孩子多好強的討論，但是透過我自己的經歷，以及從無數我曾幫助的其他緘默孩子身上，我瞭解到大多數的緘默孩子會努力玩遊戲，想要贏過別人。家長經常告訴我，這些在外面僵住不動的孩子，在家卻判若兩人，他們遊戲時為了要贏，不惜尖叫、大喊、作弊和耍脾氣。瞭解這點之後，我在遊戲中加入了獎勵方式。我一派輕鬆地說，每個玩家擲骰子時，如果自己講出來或是告訴家人丟出的字母或數字，就可以多輪一次，不然就只有一個機會。只要

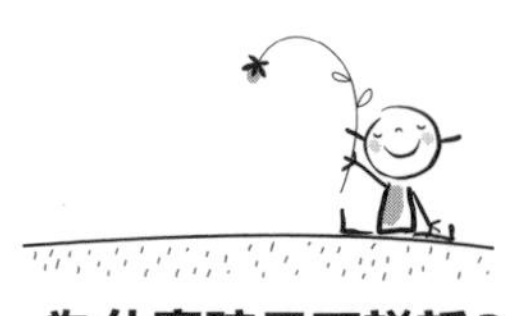

我所設定的說話方式是孩子不怎麼需要幫忙就可以做到的，記憶所及，還沒有任何孩子不會盡力想得到獎勵。

在玩遊戲與互動的過程中，孩子逐漸增加了說話機會，接著便出現新的進步，甚至可能在第一次療程就做到。新的進步包括：孩子不再用手遮住嘴巴、說話音量放大了些，或是身體稍微轉向這個進入他生命中的新人物。當我聽到孩子說出字詞、數字或發出聲音時，我通常表現得彷彿他是在對著我說。我態度自然地回應：「哇！你真的丟出了六耶！謝謝你告訴我們。天啊！我愈來愈緊張了，因為這樣你就可以多玩一次，我可能要輸了！」

我也瞭解，以口語回答選擇的問題，對孩子來說是躍進了很大的一步。因為這等於必須讓別人聽到自己的聲音，同時，還讓自己暴露於可能說錯話並被嚴厲批判的風險。因此，我通常會先隨意對孩子的家人發問，讓他可以複製家人的回應，如此一來，較有助於孩子在面對口語溝通恐懼的起步階段時，降低焦慮門檻。

基於我自己的經歷，我也瞭解書寫的問題。孩子的書寫可能需要類似於口語的引導過程，兩者皆是因多年來缺乏學術用語的練習，而呈現落差。老師們反映，一旦孩子說話了，進而要教導他書寫時，經常會發現他這方面的能力及不上別人。選擇性緘默的孩子常常抄同學的作業，或是同學們都已經寫了一段時間，他還坐著不動，對著桌上空白的紙，手裡握著筆。或者當選擇性緘默的孩子開始書寫時，往往字彙貧乏，缺乏細節和描述。寫任何內容對他而言都是挑戰，需要許多練習和支援。若要表達自己的意見就更加困難了。還有，對於事件要加以精細描述和延伸發揮，也很困難。

這些孩子的口語語言需要支援和練習，同樣地，書寫語言也需要。我鼓勵孩童把作業帶來診所，我們把診所轉化為情緒教室，一起修補寫作能力的落後。老師們也參與了這個部分的療程，他們給予緘默孩子格外充裕的時間，來準備寫作和口語報告。

所有的介入、技巧和任務，都是根據每個孩子當時的個別需求而設計。循序漸進的階段以及獎勵方式，皆取決於過程中，每一個人的獨特能力與意願，而目標、期望和獎品也都因人而異。我將自己童年和青少年時期走過選擇性緘默的經歷，融入到了我的專業科學觀察與技術能力中。

第十四章

選擇性緘默症治療師的經驗

茱蒂．羅森菲爾德——那些動人的片刻

諾拉的故事

諾拉的媽媽為她報名我們中心所舉辦的為期兩週的音樂戲劇營，當時她七歲，

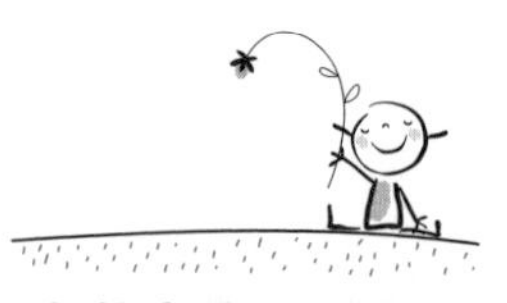

即將升上小學二年級。我允許她和一位手足一起參加，因為我知道這樣她會比較自在，有助於她後續的進步。根據媽媽的描述，諾拉的選擇性緘默狀況已經持續數年，她一直是個敏感的小孩，每天在轉換環境時，需要細心照顧她所有的需求（也就是大多數媽媽口中所謂「難搞」的小孩）。

我通常不會指示中心同仁如何管理創意團體，但是這次不一樣。選擇性緘默症需要非常細緻的處理技巧，所有人都要無條件全心全意地接納孩子。孩子有多敏感，我們就必須以相同程度的敏感來照顧他的需求。我對音樂老師謝伊下了一套指令：「不要叫諾拉唱歌，不要叫她說話。」以此為起點，讓謝伊發揮他的魔法。

聽到謝伊在每首歌中叫著：「諾拉，節奏！」我心裡總感到溫暖。我們設定的目標，是讓諾拉對團體做出珍貴貢獻，而不提及任何關於聲音的事，這個做法成為諾拉成功的入場券。她負責打鼓，精準地掌控節奏。兩天之後，她便開始和其他團員自在地說話，也會私下來跟謝伊、另一位音樂老師凱薩琳小姐和我講話。兩週的營隊接近尾聲時，她已經能夠一起合唱「小流氓樂團」的歌曲〈好愛〉，聲音和其他任何團員一樣大，高唱著「yeah, yeah, yeah, yeah, yeah」，甚至到了分享日，對家長的表演也是如此。九月初，學年開始不到兩個星期，我就收到了諾拉母親的電子郵件：

諾拉進步太多了！我不知道是什麼改變了她，她最近似乎有自信多了。據我所知，她雖然還無法直接和老師說話，但是老師說，她非常快樂，會跟所有同學聊天。她的體育教練教了她兩年，她終於第一次問教練問題。

毫無疑問地，我知道是什麼改變了諾拉——是節奏！「諾拉，我們需要節奏」的聲音，必定仍然迴旋在她的耳際，正如同那直到今日仍不時在我耳畔響起。

尼克的故事

尼克是一名英俊、健美的十四歲少年，看起來就像典型的美國青少年偶像。但是誰能預料，他竟然成為我的語言治療師生涯中，最具挑戰性的個案之一。

他的泛自閉症，使他對於人缺乏情緒，也少了人際互動的覺察。同時，他的語言處理缺陷，也使他難以談論抽象話題，比如過去和現在的事件。家是他最放鬆的地方，他在家裡的溝通能力與在其他任何情境中的差距極大，除了家裡以外，他通常完全緘默。

因此，當我進行社交語言治療時（語言治療師稱為語用〔pragmatic〕語言治療，著重於如何使用語言來溝通），必須優先處理選擇性緘默症。

簡單來說，我所面臨的挑戰，就是必須設計沒有壓力的口語練習方式，加上積極地提振自信，將尼克從「當機」狀態中釋放出來。

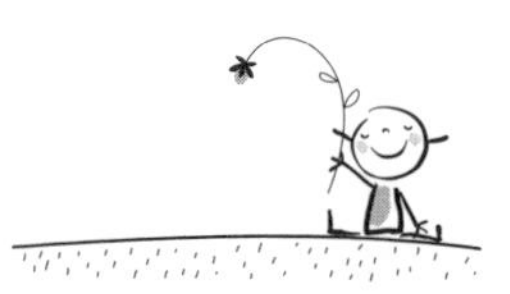

在剛開始的療程中，我讓尼克分享從家裡帶來的照片和作品（他是個才華洋溢的藝術家），藉此為過去與現在之間的鴻溝搭起橋梁。視覺圖像對尼克很有幫助，但除此之外，我還有驚喜的發現。當尼克描述全家到他喜歡的鄉間旅遊時，他的面容閃亮，充滿了拜訪爺爺、享受戶外溫暖氣候的回憶。所有敘述都來自感官的觀點，精細的程度是我在先前與他的談話中未曾見過的。他聲音洪亮、口齒清晰，使用的語言合乎文法且具有意義，描述著溫暖的陽光和海洋的味道。尼克不僅是視覺學習者，也是感官學習者。

瞭解了尼克的動機傾向，對於後續的療程很重要。在每週一小時的約診時間裡，我開始運用簡單的紙牌和桌遊來培養他的聊天技巧。我每次都會訂他最喜歡的披薩，來營造正面的感官回憶。我們從不需要說什麼話的西洋棋開始，循序進步到每一輪都得說話的遊戲「蘋果派對」。我完全不提對於他開口說話的期待，只是隨著情況順勢推展。

玩桌遊效果很好，幫助我和尼克建立起了聯繫，也引導尼克講更多話。然而，不久我發現尼克的進步出現瓶頸，我始終聽不到他主動開啟話題，只有被動的回應。我準備把目標調高一點，並且嘗試新的做法。

我邀請尼克參加青少年與年輕人的演說聚會，讓他練習聊天及簡報技巧。為了讓情況順利，在事前，我小心翼翼地做好了安排，建議他用白板教大家怎麼畫圖，這樣比較簡單，並且挑選他最有自信的主題來畫。

當天尼克到場時，我從他緊繃的表情感受到他比平常更焦慮。尼克總是表情木然，我從未見過他微笑。不過，那天晚上格外不同，我覺得自己的焦慮感也升高了，我能感受到他的痛苦。在每個人都報告完後，我叫尼克到前面去，面對其他六個人。我永遠忘不了他變得多麼驚恐，他的手明顯在發抖，試著畫出簡單的圖案，卻只在白板上留下隨機線條，然後立刻擦掉。他的嘴唇緊鎖，就像一個重度口吃的人在一個唇音的字上卡住了。房間裡一片靜默，幸好沒有人嘲笑或批評，這是一個可以包容尼克的安全地方。此時，另一個學生自願示範畫一隻好笑的小狗，她的機智及時化解了尷尬，但是我在心裡為尼克哭泣。

隔天，我打電話給尼克的媽媽，問她尼克的情況。他並未向她提起這件事，可見尼克每天默默吞下了多少傷害、羞愧與恐懼，這些情緒都在他的心裡不斷累積。

我把尼克的失敗，視為我自己的失敗。我應該實踐自己一向掛在嘴邊的原則——只有個案才能決定改變的步調。我的步伐太急、太快了。很明顯地，尼克需要更多的基本小組會話練習，才能再度嘗試如置身狼群般，面對小團體做報告。

媽媽同意讓尼克參加我們每週舉辦的青少年男孩社交團聚，他在那裡持續小步而穩定的進步，把握自然湧現的機會與同儕建立聯繫，進行溝通，但是，絕對沒有必須做出表現的壓力。

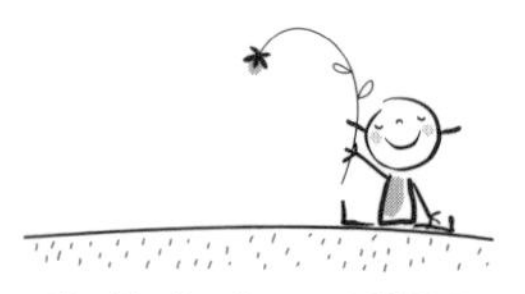

大衛的故事

我開始在學校協助大衛時，他十七歲。學校為他設定的口語和語言目標，是改善字彙與閱讀理解能力。但是，當我在學年開始第一次見面時問他：「影響你學校生活最大的是什麼？」他透露自己很安靜，有時候根本不說話。他表示自己從有記憶以來就是如此，並且否認曾經發生任何創傷。大衛同意接受我的幫助，可是他有一個條件——我只能一對一，不能組成團體。

大衛很明瞭自己的狀況，能夠精確描述哪些情境讓他感到安全，以及哪些情境具有威脅性。他解釋，自己可以和熟悉的朋友一對一說話（他有幾位好朋友），但是一旦另外一個同學加入，他就會立刻僵住。

我急切地想要多瞭解一些大衛的情況，也想瞭解學校其他教職員是否知道大衛的困難。我第一個本能是想保護大衛，讓他不要受到不公平的處罰，因為他的舉止可能被誤解為叛逆。我知道他討厭體育課，所以先詢問體育老師。她解釋說，大衛總是一個人，他會換上體育服，雖然沉默但會嘗試參與。有時她會因為大衛的焦慮問題，而調整課堂要求。

接著我詢問校長，他表示因為知道大衛非常害怕去餐廳用餐，所以當他好幾次發現大衛和一個朋友躲在校園角落，他總是放過他們一馬。我才剛到這個學校不久，得知教職員都對大衛很友善，我感到放心許多。這樣我在學校裡幫助大衛就容易得多。我相信老師們同理大衛的困難，因而樂於創造讓他進步的機會。

我們所設定的頭兩個任務如下：

- **第一週：當你正和朋友說話時，讓一位同學加入，嘗試說出一個字。**
  ——一週後：目標達成。
- **第二週：當你正和朋友說話時，讓一位同學加入，嘗試說出一個句子。**
  ——一週後：目標達成。

接著因為一次偶發事件，大衛又向前跨了一大步。有個同學以為是自己的約談時間，就敲門進來。大衛滿臉笑容地開口對他打招呼，我又驚又喜地望著他，彷彿在詢問他是否還好，他點點頭。兩個男孩解釋說，他們因為一起上過課，所以認識彼此。大衛自在而投入地跟那位同學一起上了一堂較為典型的語言課，有時甚至會搞笑、會離題閒聊，這真是令人樂見的改變。

我急於順勢持續推動進步，但又不想逼得太緊，以免危及大衛對我的信任。我決定冒一點險，製造機會讓大衛和兩位同班同學一起去找口語治療師。趁沒人注意時，我輕聲告訴他，如果他想要的話，可以離開。大衛回答：「不，我很好。」

我很謹慎地不讓大衛成為大家的注目焦點，算是回報他決定留下來的那份勇氣。一旦他知道自己是安全的，我不會逼他做任何他不願意的事，頓時他的壓力舒緩了，身體姿勢變得比較放鬆。雖然他參與了，但是從他簡短的語彙和空白的表情，我看得出來他並不自在。然而，光是同意加入一個小團體就是很大的進步。

我曾對大衛說過的話，他真的聽進去了：「如果你想保持現狀，你就一切照舊；如果你想進步，你就要改變，任何微小的改變都好。」

而現在，輪到我聽見他清楚而大聲的訊息——是的，我的朋友想要進步！

金柏莉的故事

記得金柏莉第一次到診所來諮商時，我在忙亂中差點遲到，一見到她就開始說個不停。回想起來，當時我感受到她的緊張，所以為了讓她放鬆（這是我的首要目標），我不允許出現任何尷尬的沉默時刻。我不斷聊著我自己，好像把鎂光燈從她身上拿開，讓她看到我人性的一面，而且知道她沒有必須演出的壓力，有助於讓她自在。

金柏莉幾乎立刻敞開心扉，透露我是她好幾年以來除了家人以外，少數可以說話的成人。她四十幾歲，有三個小孩。我還得知，她有亞斯伯格症，包括嚴重的感覺統合障礙，以及她永遠被人說是「害羞」，她討厭這個標籤。除了參加過一些成人社交技巧團體之外，她從未針對亞斯伯格症或選擇性緘默症的溝通困難，接受過任何治療。

她渴望得到幫助，尤其因為現在她已是一位作家，出版社鼓勵她舉辦巡迴簽書會。難道行銷人員沒讀過她的自傳《在香蕉月亮下》嗎?!

我安慰她：「你不必做任何不想做的事。」雖然只是簡單的一句話，但是她立刻寬心多了。當一個人充滿強迫性的負面想法，就很容易忘記其實自己可以控制人生。從專業人士口中說出來，似乎賜予了她自由的許可。

我的目標是幫助金柏莉重新掌握人生，並在過程中學會欣賞自己。

由於她面對較不熟悉的人時，不知道要說些什麼，於是我們先進行閒聊技巧練習，來減輕她這方面的焦慮。

【閒聊技巧練習】

● 第一步：如何開始閒聊？

聊此時此地，聊共同的連結，聊熱門時事（不要聊天氣，除非颱風來襲！），稱讚對方，以及詢問需要的訊息。

● 第二步：如何繼續閒聊？

提出評語以分享資訊，而非提出問題（這可能導致對話繼續不下去）。運用三句原則：回答「誰」、「什麼」、「為什麼」、「哪裡」、「如何」或「何時」的問題時，用三個完整的句子來詳答。

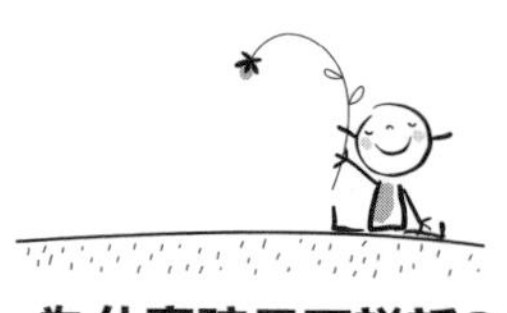

起初，金柏莉大幅進步。後來她表示，自己開始避開特定的人和情境，因為她害怕發展出更親近的關係。這再次顯示，她需要恢復對於人生的掌握。

她需要練習一句「拒絕邀請」的話，以便需要時使用。換句話說，她必須提醒自己只要說：「謝謝，但我這個禮拜不行。」就能較有安全感。

我們也決定把她在公開場合閒聊練習的焦點，從「建立社交連結」改為「進行模擬人類學任務」。她的新目標是學習有關人、人的根源與人的習俗。

問題解決了，金柏莉準備好要成為閒聊的畢業生。

我們下一階段的療程是針對開拓金柏莉的社交網絡，以利於事業發展，方式則是透過簡訊、臉書與其他社交媒體。在短短幾個月之內，金柏莉不但擁有了一個網站，展示她的藝術作品和著作，也精通發送簡訊，並且經常在臉書和推特上，與朋友與家人分享照片、資源和訊息。金柏莉開啟了新的社交視野，得到個人的滿足感。除此之外，她的作家兼藝術家事業也進入佳境，稱得上職場達人了。

一年之後，由於缺乏經費，我們兩人之間治療師和個案的正式關係，突然畫下了句點。幸好我們仍然保持聯絡，後來一起完成了幾項出版計畫，並且發展出長期的友誼。

我學會了因她的選擇性緘默，而調整我對朋友的期待。

我知道如果我打電話給她，她會回應；如果我寫電子郵件，她也會立即回覆。但是如果我膽敢試圖見她本人，我會被拒絕。若朋友僅允許我用通訊方式聯繫，通常我會很在意，但對金柏莉卻不會。我不會感到受傷，但是我會失望，因為我想念她！

我會喜歡和自己關心的人面對面接觸，但是她不會，而且她心裡做不到，所以，現況就是如此。

【第十五章】

一位老師，幫孩子找到了聲音

——伊蓮娜・科恩（肯特聖羅倫斯小學的學習支援教師）

在我的教學生涯中，輔導克蘿伊是最有成就感、最令人挫折，和最讓我投入情感的經驗之一，當然，也是為期最久的！我之前在中學任教時，也碰到過選擇性緘默的學生，不過他們都藉由小學到中學的環境轉換，而找到了自己的聲音。所以我教他們時，選擇性緘默已經不明顯。

容我先介紹自己。我是伊蓮娜・科恩，教過數千位學生，其中很多現在已是大人。我教書三十年了，起初在中學任教，最近則在一所小型的獨立小學。我主要的

第十五章

一位老師，幫孩子找到了聲音

興趣是提供各式各樣的學習支援服務，但是我也教英文，並且在目前的學校擔任英文科主任。關於我，你大概只需要知道這些。

回到「克蘿伊」的話題——我叫她這個名字，是為了寫這篇文章而請她挑選的。這可以說是我和她關係的縮影，什麼事都先說好，不耍伎倆，也不說謊，畢竟她才是焦點。

我第一次遇見克蘿伊時，才剛開始在這所學校任教。她就讀小一預備班。她的老師為這個在學校不說話的小女孩感到擔憂。在家裡，她可以快樂地大聲講話，不過僅限於與特定的人。

對於如何幫助她，我沒有頭緒，於是就去上課。我判斷有三個人需要上課：她目前的導師、下學年最可能教她的導師，以及我。我因此而遇見了美琪・強生，她是那堂課的講師，就是她打開我的視野，讓我看見選擇性緘默症的根源本質：焦慮。這點出乎我意料之外，因為我常看到克蘿伊和朋友快樂玩耍，尤其是當她以為老師沒有在看她的時候。她在學校雖然看起來害羞，卻似乎總是很快樂。

起初，我以間接的方式幫助克蘿伊，主要是協助她的老師運用《選擇性緘默症資源手冊》裡所說的各項步驟。一切進行得相當順利，克蘿伊的進步緩慢而穩定。她開始在家裡朗誦文章，並錄音下來，播放給老師聽。她也會在學校跟幾個最要好的朋友輕聲說話，這是明確的進步。

後來，她的家庭發生一些變化，才剛起步的說話減少了。我也知道，克蘿伊即

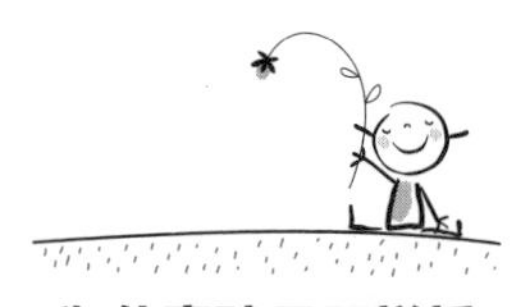

將升上中年級，教室位於校園的另外一側，規定也很不同，所以需要協助她度過這個轉換期。那裡的老師較多，對她而言大多很陌生，而且每天比較需要在校園裡走動。此外，克蘿伊顯然非常聰明。於是，我決定進行每週一次的輔導，希望與她建立關係，持續輔導她到中年級。將她抽離班級時，我總會帶著班上另外一位同學，讓她更有安全感。

而終於，我見識到了選擇性緘默症背後的莫大焦慮。

我們會一起玩遊戲，來啟發她的邏輯思考。遊戲中，她必須做選擇，這時她的焦慮便顯現出來了。

不管那個禮拜陪伴她的是誰（有三個同學輪流陪她來），那位同學都會很高興地選出答案，然後把積木放在答案的方塊格子上。但是克蘿伊卻會坐在那裡，焦慮地撕著面紙，除非百分之百確定，否則就無法選出答案。她慢慢地撕碎面紙，要是選出了答案，就會兩手同時拿著面紙和積木，接著謹慎地緩慢把整個身體向前移動，直到碰到她想要放積木的格子。她的表情焦慮，肩膀緊繃，我很難形容她的動作看起來有多麼自我封閉和充滿焦慮。此時，我必須評估她的詞彙理解能力，但因為她對於答錯一事過度焦慮，很難判斷她的學習程度。我使用圖片評估工具，方法是我說一個字，然後克蘿伊必須從四張圖片中，選出最適合那個字的一張。結果她得到一百零二分，接近平均分數（精確的平均分數為一百分）。在評估過程中，她只有百分之百地確定，才敢作答，而作答時也顯得非常焦慮。基於經驗和直覺，我覺得這個結果，無法正確反映她的能力。

對於選擇性緘默者而言，這是個令人擔憂的問題。由於受內心焦慮影響，考試的場合經常無法反映出他們真正的實力。因此，在學校裡，他們往往被歸類為能力低下，自尊受創。這很容易使他們陷入一種惡性循環，因為自尊心不但對於學習很重要，也是突破緘默所亟需的。

透過輔導，我逐漸贏得了克蘿伊的信任。先前我所提到的「誠實原則」，對於培養信任非常重要。我總是事先簡要說明要做的事，開誠布公地和她討論她的聲音，並且訴諸她內在的幽默感。利用假日進行家訪也有幫助，在她從小熟悉的環境裡，雖然她還是不會在我面前說話，但她調皮的本性開始顯現出來了。我們嘗試過美琪．強生「悄悄融入」的方法，不過克蘿伊還沒有準備好。她很敏感，能夠感受到媽媽多麼希望她在家裡以外的地方也能說話。這股壓力，加上她自己的壓力和焦慮，都是源自於她與媽媽彼此之間的愛。因此，我不進行「悄悄融入」，只是和她的媽媽邊喝咖啡邊聊天，好讓克蘿伊在我身邊能感到自在。

在克蘿伊升上中年級的轉換過程中，一小步、一小步地進步著。首先，是在學校不小心「脫口而出」地說話，以下是當時的筆記：

今天午餐時間，克蘿伊耍寶，在地上爬，R老師看到了就問她：「還好嗎？」她說：「還好。」說完趕緊用手遮住嘴巴，彷彿突然發現自己說話了。然後R老師請她

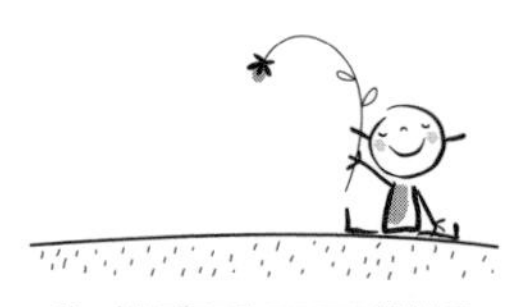

去幫忙倒杯水，她動作很慢但仍完成了任務。R老師繼續安靜地吃午餐，並未試圖與她對話。C老師會告訴克蘿伊的媽媽這件事，希望克蘿伊回想起這件事情時，能有正面情緒。

即使我向克蘿伊保證，這件事並不表示她在學校從此就必須開口說話，但她仍否認曾經發生過這件事，而且，直到現在仍然否認。

學校比正常程序更早確認了哪位老師將是克蘿伊三年級的導師，我也確認了所有的中年級老師都上過美琪・強生的選擇性緘默症基本課程，這樣才不會有人對克羅伊不正確地施壓，而且所有人才能瞭解如何和她溝通。在她念三年級時，我也開始和她進行許多活動，包括吹泡泡等搞笑遊戲，這些活動都沒有要她做出選擇的壓力。此外，我也在游泳課時，協助克蘿伊與另一個同學在水裡能夠比較自在。

這些事情似乎都有助於克蘿伊在和我相處時更有自信，而效果立即在我對於她的詞彙理解能力做重新評估時顯現。這次的評估過程中，克蘿伊同意，即使不十分確定，她仍然會嘗試選出答案（不過，同意得有些勉強）。結果，標準化分數大受影響，提高了十五分之多，這與我對她內在能力的瞭解接近多了。這個結果又大幅增強了她的自信，從此，她開始對我調皮搗蛋。我才發現，原來她遊戲時作弊不是為了贏，而是為了確定我會輸！

克蘿伊升上三年級的轉換過程很順利。我在學校裡就是負責中年級的，所以能

第十五章

一位老師，幫孩子找到了聲音

夠密切觀察她的進步。她的自信逐漸增強了，有時候會忘記自己身在何處，老師們甚至可以看到她在奔跑（當時她以為沒有人注意她）。她的自信顯現於以下幾個方面。

三年級時，克蘿伊的動作變得比較放鬆，以前會封閉而焦慮地撕（我們說是「殺」）面紙，現在則會發出「身體聲音」，例如：用手指或尺敲桌子、跺腳，有時會彎過身，伸長手去寫教室裡的白板。她還對著全班表演傀儡默劇「頭兒、肩膀、膝、腳趾」，娛樂感十足。當舉行集會，大家依序進場時，她甚至能演奏鋼琴。此外，她也開始錄下自己的「身體聲音」，允許我播放給一些特定的教職員聽。在一位極有耐心的老師全心協助下，她第一次能夠參與體育課和遊戲時間。她的每一個進步（例如：丟和接手球）我都會得知，由我幫助她持續嘗試，以使她不會否定自己的進步而退縮。當她在家裡遠離所有刺探的目光時，她的媽媽也會幫助她練習這些動作。

注意到了嗎？我彷彿不經意地寫到克蘿伊在集會中彈奏鋼琴，其實這是一件大事！其中包含淚水，不過不是她的淚水。按照克蘿伊事先所同意的，她的媽媽在外面等候，我則是在禮堂裡面。我在克蘿伊面前努力地克制自己，等她表演完才悄悄溜出去，然後澎湃的情緒如洩洪一般，我和克蘿伊的媽媽在禮堂外面，為孩子的巨大進步低聲哭泣。這件事說明了協助選擇性緘默的孩子，是多麼令人情緒激動的工作。你會投入很多的情感，但是你的收穫更多。

這不禁讓我想到我和克蘿伊是如何溝通、協調，與獲致瞭解。我們主要是透過

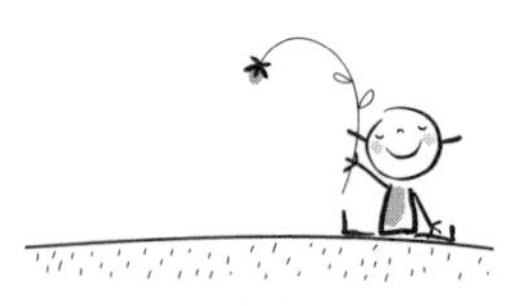

書寫和畫圖，利用小白板以方便擦掉重寫。克蘿伊喜歡掌控小白板，如果我說出一些選項，她就會畫幾個方塊，在裡面打勾或打叉來表達她的喜好。每次我畫出方塊，依照她精確的標準來看總是不夠工整，於是她就擦掉重畫。經由這樣的溝通方式，我得知克蘿伊會傳簡訊給幾個六年級的女生，她多麼希望第一次和她們玩的時候就開口說話。這不但顯現出第一次經驗的重要性，而且說明了選擇性緘默症不是自己的選擇、不是頑固或叛逆，而是源自深沉的焦慮。

然後，我第一次聽到了克蘿伊真正的聲音——她咯咯的笑聲，就像突破瓶塞而出的香檳酒。前面提到過她的幽默感，所以我便以此來設計說話的練習。我特別選擇愛笑的朋友加入我們，克蘿伊放鬆了，笑聲就跑出來了。接下來，我便順勢引導她發出一些搞笑的聲音，例如：彈舌頭，以及吸氣摩擦上顎。

雖然這些好像都是微小步伐，但對克蘿伊而言卻是很大的進步！幫助選擇性緘默的孩子需要持久的耐心，陪伴孩子一小步、一小步地前進。不管步伐多麼微小，都要維持動能，不要停滯下來，這點非常重要。

為了幫助克蘿伊繼續進步，我成為她四年級的導師。我只教她拼字，因為在我們學校，導師不用教每一個科目，不過我還是能夠每天和她接觸。現在她每天會遇到更多老師，「豎起拇指」成為她的第一個溝通方式。接著，我們借助科技來帶動進步。首先，克蘿伊在家錄音再帶給我聽，內容包括：和媽媽、姊姊的對話，朗讀文章，以及問我一些問題，所以就好像我和她遠距離對話。起先，我自己聽她的

第十五章

一位老師，幫孩子找到了聲音

錄音，然後我聽的時候她在隔壁房間，最後我們在同一個房間裡，就是她、她的聲音和我同在一起。

第一次聽到克蘿伊的聲音，令我情緒潰堤，幸好當時我獨自一人。一直以來我都刻意「低調」（不要有壓力，時候到了，你的聲音自然會出來），如果她看見我欣喜流淚，那就很難說服她，我們對於她的選擇性緘默症抱持輕鬆的態度。

後來，我們對於接下來誰可以聽到錄音，達成了共識。每位老師都先在克蘿伊不在場時才聽，聽到之後會讓她知道。即使是事先認為自己可以保持客觀冷靜的老師，在聽到她的聲音之後也受到震撼，感動不已。她的聲音是一個平常小女孩的聲音。我們預期聽見什麼呢？我也不知道。不過我們的第一個反應都一樣——她聽起來平凡又正常！

在克蘿伊中年級階段，我們設計了逐步漸進的過程，讓她以錄音的方式，向老師們表達她的學習狀況。其中包括：向科學老師解釋「力」，說出法文數字（她的腔調優美），甚至向老師訴說困擾。在整個過程中，她都擁有朋友的支持。我們提醒班上每一位同學，克蘿伊還沒找到她的聲音，但是她慢慢會找到，所以我們總是為她保留寬鬆的空間。

克蘿伊念四年級時，我看到英國廣播公司的一個關於選擇性緘默症的節目，其中有個叫芮德的女孩子，以傳簡訊的方式與她爺爺溝通。我覺得這可能是個好方法，可以讓克蘿伊和老師們做「即時」溝通。我們嘗試過用小白板，但是像這樣向

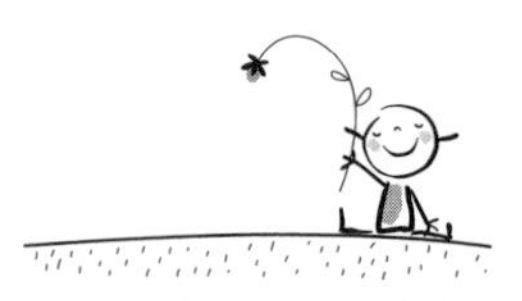

人「展示」的溝通方式，對她來說仍然相當公開而艱難。我買了兩支配備極為陽春的手機，一支是黑色，另一支是粉紅色，兩支都儲存了對方的號碼，所以可以專門用來互相傳簡訊。這個做法很成功，克蘿伊不但可以在課堂上回答問題，而且會讓我知道她的困擾。當然，她用的是粉紅色的那支手機。而神奇的是，其他孩子總是非常接納。我先前曾經煩惱，當孩子們看到有人使用手機（雖然是支陽春手機），會有何反應，事實證明我多慮了。一旦孩子們看到了，而我也解釋了原因，大家就接受了。類似情況在學習支援的介入工作中，經常可見。

克蘿伊升上五年級後，我繼續擔任她的導師。班上進行一個說謎語的活動，同學會被指定提供全班謎語。克蘿伊怎麼參加呢？她和我達成共識，她會把謎語錄音在一張語音明信片上，然後我可以播放給全班聽。這對克蘿伊來說是跨了一大步，因為大多數的同學都和她同校好幾年卻從未聽過她的聲音，所以這需要仔細考慮。最後我們兩人都同意，讓其他幾個同學也使用語音明信片，這樣大家就不會直接知道那是克蘿伊的聲音。輪到她說謎語的時候，她會先離開教室，就說是去替我跑腿，目的是播放時她不在場。然後等全班聽完，我會說明那是克蘿伊的聲音。

但我還是犯了一個錯，我忘記告訴克蘿伊最要好的朋友這是怎麼回事。一切按照計畫進行，克蘿伊去我的辦公室拿東西，我則在教室播放她的謎語。我注意到，她最好的朋友對我怒目相視。她一個字也沒透露這是誰的聲音（這點必須予以肯定），只是坐著、瞪著我，眼神充滿憤怒。謎底揭曉之後，孩子們紛紛詢問這是誰

第十五章

一位老師，幫孩子找到了聲音

提供的。我直視著克蘿伊的朋友，不但說明是誰提供的，而且解釋克蘿伊知道我要播放，所以她才會出去。她的朋友立刻變得放鬆，我也為沒有事先知會向她道歉。

這個階段的重點是，讓全班瞭解，當克蘿伊回來時，不要表現得大驚小怪。她最害怕的事情就是，一旦大家聽到了她的聲音，每個人都會注意她。

後來，也是五年級時，我舉辦了一個跨學年的詩歌朗誦活動。全校每一位同學都要背一首詩，對所有同年級的同學朗誦，然後每一個年級選出四名同學做代表，朗誦給全小學的同學聽。克蘿伊也不例外，所以她盡力地背詩和錄音（當然她選的是一首搞笑的詩）。我們向全年級同學播放錄音，她也在場，這又是邁進了一大步。她允許每一位老師都來聽，所以現在已經有許多人聽過她的聲音。同時，克蘿伊的朋友圈也擴大了，甚至在學校當大人聽不到時，她可以和一些朋友說話。

接著又是轉換階段的時刻，克蘿伊上六年級了，我們必須考慮她升上中學的最佳利益。我們覺得換學校應該有好處，她可以重新開始，因為現在她開口說話主要的障礙是：過去從未這樣做，很難打破固著的模式。一旦到了新的學校，便不會有人預期她的沉默，她就比較容易開口。我們主要的目標，是讓克蘿伊上中學時可以說話。因此，在五年級升六年級的暑假期間，我安排了幾次家庭訪問。

我們先是設法使用電話來溝通。剛開始，我不能說話，只能聽。我會傳簡訊問克蘿伊一個問題，例如：「你早餐吃什麼？」給她時間準備答案，然後傳簡訊給我，讓我知道她要打電話了。我接起電話之後保持沉默，讓她說話；她則是開啟擴

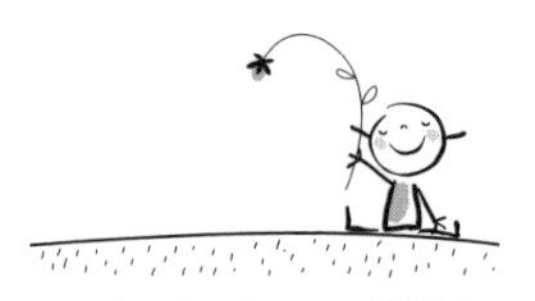

音功能，講完答案就掛斷。慢慢地，我可以說「哈囉」和「再見」；然後可以在電話裡說出問題，雖然仍是事先安排和演練過的，不過比較像是對話了。運用電話的好處是，可以在假日進行，因此不會中斷練習。即使我去度假，還是可以維持固定的「聊天」時間。

如先前所說的，我們必須保持動能，不斷地一小步、一小步前進。因此，我把使用電話的方法運用在家庭訪問。我們已經玩了「釣魚趣」紙牌遊戲一段時間，作為說話的練習，克蘿伊的進步緩慢而穩定。我找了特別有空的一天進行家庭訪問，我要待多久都可以。以下是當天情況的紀錄：

一開始，我們先隨意聊天，也就是說，我和克蘿伊的媽媽聊天，而克蘿伊則跟妹妹玩耍。

然後，我們運用「悄悄融入」的技巧玩釣魚趣遊戲。她們在玩的時候，我就站在同一個房間離她們不遠的角落。我勉強可以聽到克蘿伊在輕聲說話。但吸引我注意的是，克蘿伊的妹妹剛開始聲音也變得很小——妹妹只有六歲，所以當她忘記我在那裡時（她看不見我），就又恢復了正常說話。這個觀察很重要，顯示了妹妹會模仿姊姊的行為，因而有陷入選擇性緘默症的風險。

我先前說過，我對克蘿伊一直極為開放和誠實，她也承認妹妹的確如我所形容。雖然我擔心克蘿伊可能因此感到壓力，但我還是覺得，她應該瞭解她自己的困難可能

第十五章

一位老師，幫孩子找到了聲音

會影響到妹妹，這很重要。

接著，我叫克蘿伊到樓上去，用我的手機錄音，從A到老K錄下玩釣魚趣所需要的號碼。這樣做了幾次之後，她錄音的聲音變正常了，於是我建議她在樓上自己的房間裡，用我的手機打電話給我。剛開始，她很明顯是用擴音功能，我建議她直接對著手機，複誦我說的字母和數字：我說A，她就說A；我說2，她就說2，以此類推，每次她都能以清楚而正常的聲音複誦。於是，我要她走去樓上的客廳，重複同樣的過程。接著我要她坐在樓梯中間複誦，然後移到通往樓下客廳的門口（我保證會背對門口），接下來，是在走向客廳的通道上、坐在我身後的沙發上。接著是複誦時不用手機。然後我要她直接站在我身後，複誦我講的話——此時，她的聲音變得非常尖細和緊繃，不過仍是真音而非氣音。

接著，我和克蘿伊玩釣魚趣，她全程看著我的背影說出她要的牌。她的聲音還是小聲而尖細，但絕對是真音，而且每次都能讓我聽懂。然後，我們又玩了一次，這次她的媽媽和妹妹也加入了。

在我離開之前，我引導她為我帶的餅乾說出「謝謝」，最後跟我說「再見」。

如今回想起來，我還是不知道，我怎麼能夠用若無其事的態度完成這些事情。我的心臟狂跳，我好想為她的進步而開心大叫！但是我知道，只要我流露出任何大驚小怪的訊息，一切就破功了。我冷靜地走向車子，開過轉角，直到她家已在視線

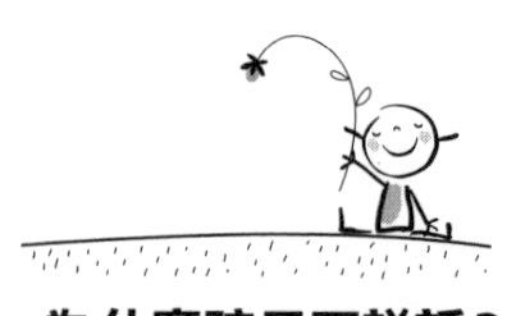

之外，我才放任積壓的情緒隨著淚水傾瀉而出。這種心情只能和瞭解的人分享，於是我打電話給一位親近的同事，她一路參與了整個過程。我們一起盡情發洩。

六年級是關鍵的一年，同事們經常透過電子郵件告訴我關於克蘿伊的各種進步。她完成了考試，回答所有的問題，得到了較為接近自己能力的成績。在學校的才藝表演中，她參與舞蹈演出。她也在分享大會上扮演一頭牛，播出事先錄好的「哞～」，不但整間小學的同學，還有許多家長也都聽到了。她也參加夏季節慶的牛仔競技，在眾目睽睽之下一試身手。她還參與科學複習搶答，按鈴之後舉起白板回答。

教育銜接的過程頗為曲折，為了讓她進入規模夠小、能協助她發展的學校，我們必須陳情。我們繼續保持聯繫。怎麼可能不聯繫呢？我們的互動如此密切。她在中學可以說話，但是焦慮並未神奇地消失。如我先前所說的，選擇性緘默症並非出於自願。上中學後，她說話總是輕聲細語，而且大多是為了回答直接的問題而開口。她想念以前在我們學校的朋友，不過我們學校有兩個女生和她念同一所中學，她已經與其中一人較親近。她的焦慮表現於身體不舒服，剛上中學時每天生病，但如今已不會了。然而，她在學校仍然無法輕鬆進食，因此必須依賴上學前好好地吃頓早餐，以及放學後一回到家的安全懷抱馬上吃東西。

我不知道會不會有那麼一天，克蘿伊終於能和我自在地講話。雖然我不能否認我很想和她自在地聊天，但我不重要，重要的是克蘿伊，一直是如此。經歷困難的人永遠是重心，必須如此，這就是我的工作本質。我們的任務是設計步驟以推動進步，永遠保持耐心，並且不讓自己的情緒影響孩子。這份工作的收穫，值得所有投入的每分每秒、付出的耐心，以及流下的眼淚。

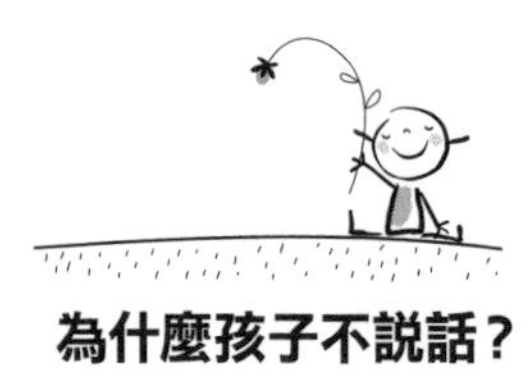

【第十六章】

假如沒有選擇性緘默症，我的人生會有何不同？

——卡爾・薩頓、家長道恩，與莉茲、溫蒂和金柏莉

選擇性緘默症使我在成年後深受其苦，最明顯的是憂鬱症。如果沒有選擇性緘默症，我相信可以減少我許多年的苦難，而這些是完全可以避免的。我不是特例，因為憂鬱症糾纏著許多選擇性緘默的成人，無論他們當初是為何陷入其中的。因此，我強烈支持要盡量提早幫助選擇性緘默的孩子，才能避免他們未來受困於心理問題。正如前兩章清楚說明的，只要方法正確，選擇性緘默症當然可以治癒。我的生命經驗是最糟糕的示範之一，因為我在小時候完全沒有受到任何的協助或支持。

第十六章

假如沒有選擇性緘默症，我的人生會有何不同？

長久以來，選擇性緘默症一直是我人生的一部分，所以很難想像如果沒有它，我的人生會是什麼樣子。不過，我相信如果沒有它，我應該可以實現小時候的願望，成為教授（在電腦科學的領域）。雖然達成目標所需的條件，我大部分都做到了，但我卻必須離開學術界，因為多年來承受選擇性緘默之苦，已讓我深陷心理疾病。不過，撇開我的心理疾病不談，教授必須講課，這對我個人而言不可能做得到。

我博士班生涯中唯一試圖演說的經驗，是在維也納的一場研討會，結果慘不忍睹。在半小時的演說時間中，我有十五分鐘都在停頓或結巴。接著提問時間沒有人發問，我滿臉羞愧地離開。我難受極了，偷偷地躲在廁所裡痛哭。然後我離開了那所大學，在市區漫無目的地亂晃。我感到生命彷彿結束了。我晃進了一座美麗的小教堂，它就坐落在維也納市中心一條主要人行道附近。我並沒有宗教信仰或靈學造詣，但是一走進教堂，我便體驗到類似宗教和聖靈的洗禮。不知道是因為教堂內的美麗裝潢、我內心深沉的沮喪，還是從看不見的角落傳來管風琴歡喜的樂音，一股念頭自我的內心深處湧現：「不管發生什麼事，一切都能安然度過。」從此以後，我總是隨身帶著這個訊息，並且經常回想。的確，即使充滿挑戰，我大部分的人生真的都能安然度過。到目前為止，我已經又造訪這座教堂三次。

重點是，如果在我小時候，人們能夠更認識選擇性緘默症、更多的支持，我相信我所經歷的心理壓力（尤其是二十幾歲時）是可以避免的。事實上，在我人生的任何時刻，都不曾針對選擇性緘默症接受過治療。小時候，我的緘默行為從未被視

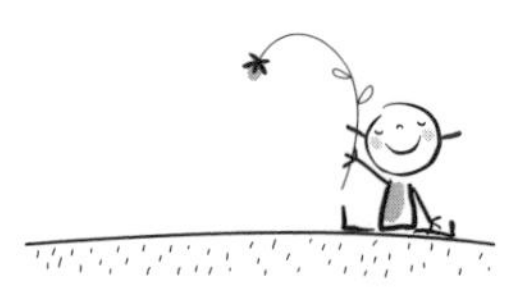

為需要或可加以幫助。比如從青少年至青年時期，我在家裡年復一年地比手畫腳，一聲不吭，但是，我母親和繼父似乎並未注意也不關心。成年後，即使我努力尋求相關資源的協助，卻似乎沒有特定為這類症狀提供支持的管道。因此，我必須（和所有的選擇性緘默成人一樣）在沒有專業支持的狀況下，奮力擊敗它。

由於我的年紀較大，在我經歷選擇性緘默症的時期（以前叫做「自願性緘默」），這個症狀還很少人注意到。幾乎沒有任何專業人士有相關經驗，因此，支援體系根本不存在。希望將來的孩子比我幸運，不必重蹈我的悲慘經驗。

然而，值得注意的是，許多人在幼年時錯過了黃金治療期，或是被教育和醫療體系忽略與遺漏，另外有些人雖接受治療但效果不佳。對於這群人來說，相關的心理治療服務顯然不足。心理治療的資源有限、競爭激烈，因此害處較為外顯的症狀往往優先得到經費，例如自殘、反社會行為和飲食失調等，這些病症彷彿把人變為利刃，會傷害自己或別人的身體。而由於一般認為選擇性緘默症溫和無害（但其實它可能衍生可怕的心理問題），所以資源分配的順序往往殿後。

選擇性緘默症嚴重影響了許多年輕人的人生成就與心理狀況，破壞力不容小覷。我經營選擇性緘默者支持團體，也負責協調和聯繫許多選擇性緘默成人、他們的父母與專業心理治療人員。我並認識一些三、四十歲的成人足不出戶（因為選擇性緘默症、廣場恐懼症與憂鬱症），無法獨立，完全依賴年邁的父母照顧。

換個角度來看，如果我一輩子不曾因為選擇性緘默症而感到如此羞愧，如果我

第十六章

假如沒有選擇性緘默症，我的人生會有何不同？

比較可以接受自己和所有人都不一樣，那麼，人生會怎麼樣？其實，要是我從來不曾感受別人異樣的眼光，即使我無法說話，但或許仍可以相對快樂地生活，畢竟有許多聽障人士遭遇類似選擇性緘默者的困難，他們也可以快樂地過日子。事實上，我有好幾年想要當個苦行僧，因為這樣我的行為就很正常，就能被接受。

我年輕時最沉重的擔憂之一，就是我永遠無法結婚、擁有自己的家庭，因為我罹患的病症令我非常羞愧，我相信沒有人會接受我。然而，現在我結婚了，擁有一個令我驕傲的成年女兒，而且當我又犯了選擇性緘默的毛病時，我最親密的家人都能認可和接受。終於，我清楚地瞭解到，其實我一開始就不應該以選擇性緘默症為恥。

我花了好多年才終於釋懷，能夠坦然地以這本書來闡述我的生命經驗。我終於能夠堅定地說：我不會因為選擇性緘默症而覺得丟臉。它讓我吃了很多苦頭，嚴重影響了我的年輕歲月，而且沒有任何人提供支持或治療。即使如此，我已經盡我所能地做到最好，獲得了能力所及的最大成就。因此，我為什麼要覺得羞恥呢？

選擇性緘默的成人需要學會自我接納，就如我終於接受自己。我想我一輩子都無法真正地完全痊癒，但我也覺得，不管我說不說話，我都應該被接納。除了自我接納之外，選擇性緘默的成人以及小時候曾經緘默的大人，常常有一股熱情，希望促成一些改變，讓未來的小孩過得更好。我也是如此，所以才會和雪莉兒一起創辦「我說」（iSpeak）支持團體，也才會出版這本書。此外，我也深切地渴望說出自己的故事。

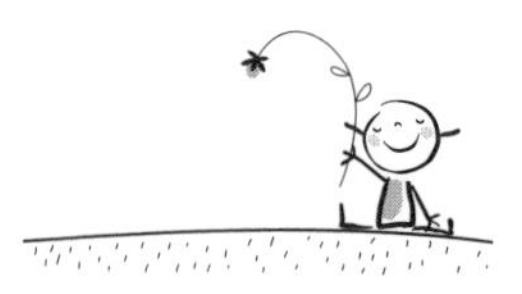

如果沒有選擇性緘默症，人生會有什麼不同？以下收錄了幾個人的想法。有些人雖然在其他篇章坦誠地敘述了自己的經歷，但因為覺得這個問題勾動了複雜的情緒，所以沒有參與。

首先是母親道恩的心聲，對於資賦優異的兒子，她深切擔憂他的未來。專業人士似乎鮮少重視選擇性緘默症，但是兒子卻因而無法發揮任何他所擁有的才能，這令道恩感到非常失落。

母親道恩的心聲

如果沒有選擇性緘默症，湯姆的人生會有什麼不同？這絕對是最難回答的問題，它勾起了我太多的情緒。

湯姆十三歲了。說話這件事，幾乎對任何人來說都是直覺反應，他卻必須為此受苦掙扎，為此我非常傷心。即使是最內向的人，在必要時也可以開口說：「我受傷了」、「我很害怕」或「我很寂寞」，但湯姆做不到。他永遠無法說出「我覺得這很有趣」，或是「這好無聊」。如果問他問題，他會在腦海裡狂喊答案，但是卻怎樣也無法放聲說出來。

我好生氣！為什麼他得受這種苦？這是怎麼造成的？他會不會好？這個世界到

底能不能看見湯姆有多麼聰明？難道他永遠無法用他神奇的腦袋改變這個世界？無法做出貢獻或留下什麼？除了最親近的家人，永遠沒有人知道他多麼搞笑，擁有多麼獨特的幽默感。除了我們，沒人對他有任何瞭解，因為他無法說話。

如果湯姆不必面對這麼多阻礙，他一定會有很多朋友，他的學業成績一定是頂尖，將來應該會成為數學教授，他會很快樂、熱愛生命……

但是，在真實世界中，在此時此刻，湯姆的生活和我的理想差了十萬八千里。在真實世界中，我只希望他能夠出門走走，至少說些話，足以應付基本生活所需。我不奢望他能侃侃而談，我的願望只是他能在商店裡說「謝謝」，甚至只要他能夠走進商店。我的心願是，湯姆能夠和家以外的世界聯繫，因為除非很快有奇蹟發生，否則他永遠也無法做到這些事情。而且，我擔心如果家人不在了，誰能幫助他？情況不該是這樣的！為什麼像湯姆這樣的孩子找不到任何協助資源？為什麼他們不受重視？為什麼沒有人重視選擇性緘默症？為什麼湯姆碰到的專業人士一點也不瞭解選擇性緘默症？這樣是錯的，它摧毀了孩子的一生。

第十六章

假如沒有選擇性緘默症，我的人生會有何不同？

莉茲的故事

我經常在想，如果我沒有選擇性緘默症，人生會有什麼不一樣？如果我在幼兒

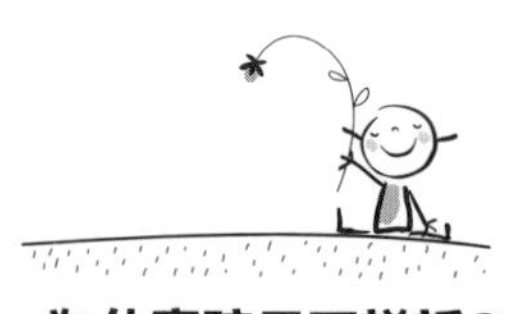

為什麼孩子不說話？

時期就得到正確幫助，我會比較有成就嗎？我能確定，我會比較快樂，也比較能夠自信地做出人生的選擇，而非出於恐懼。

小時候，我經常做白日夢，活在自己的小小世界中，那裡感覺比較安全。我喜歡坐車長途旅行，我可以一直坐著，在腦子裡編故事。我的想像力非常豐富，連學校老師都注意到我有音樂、藝術和寫作的才華。長大後，我常常寫作，我發現當我有一些意見和想法，卻還無法勇敢說出來時，寫作是很棒的表達方式。

雖然懷抱夢想，但從學校畢業之後，我還是找了內勤工作，接電話、開會、與同事合作，這些事情並不適合我極度內向的個性，我常常勉強掙扎著，覺得自己動作又慢又彆扭。我做過好幾份內勤工作，雖然很想做好一點，但是我的選擇性緘默症、缺乏自信和焦慮總是阻礙我。我討厭犯錯，一旦犯了錯就不容易恢復原本的狀況，更別提什麼「從錯誤中學習」。我老是擔心自己會搞砸，背負著很深的罪惡感。我記得曾在無意間聽到，一位求職顧問在電話裡形容我「不會做出什麼轟動世界的大事」。其實，那正是我心裡想要做的！然而在身邊的人們看來，我總是孤僻又冷漠。

對我而言，認識選擇性緘默症是挑戰它的第一步。過去，我因為無法盡我所能做好事情而有罪惡感，覺得責任好重好重。但是，對別人來說輕而易舉的事，我還是做不到。我無法跟任何人討論我的問題，因為連我也很怕自己講話聽起來很可笑，就算只是說「哈囉」都非常費力。

不過，後來我發現原來不是只有我這樣，我並不孤單。要是早知道，我的人生就會輕鬆很多。我為過去的自己感到悲傷——那個害怕上學的小女孩；那個懼怕上班，但即使承受了巨大壓力、身體不適，仍然堅持下去的年輕女孩；還有那個想要交朋友，卻永遠想不出該說什麼的女生。現在我瞭解，許多人和我一樣曾受緘默之苦，而且仍然孤立無援。我還瞭解，其實只要大家對選擇性緘默者多一些諒解，以及盡早幫助他們，他們的生活就能好很多。

安靜的孩子經常被忽略。人們總以為害羞可以隨時間而克服，但是當它延續，孩子會有不安全感，恐懼和焦慮在心中生根，最終控制了孩子每天的生活，我就是這樣。但願我能夠抹去在焦慮中度過的那些年，重新享受人生。我也想要在工作上更有成就。但事實上，我花很多時間觀察，像個旁觀者，不敢參與其中。

我們都有不安全感，但是這不應該限制我們人生的發展。還有很多聰明、有創意的選擇性緘默小孩正在受苦和掙扎，如果給予他們正確的幫助，不知其中有多少孩子，未來將能「做出轟動世界的大事」。

溫蒂的故事

我很難想像如果沒有選擇性緘默症，我的生命會有什麼不同，因為它就像是我

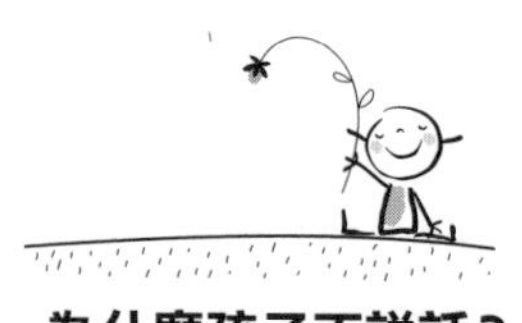

不可或缺的一部分。若沒有選擇性緘默症，我就不太是同一個人，我的個性就會不一樣。至少我是這麼覺得。

選擇性緘默症影響了我的許多選擇，也因為它，逃避跟別人來往成了我的一種生活方式。無論處在什麼情境中，我總是必須思考如何應付人際壓力，這使我的人生受到很大的限制。

如果我說，沒有選擇性緘默症，我的人生便會一切美好，那是在開玩笑；不過，一路走來確實應該會輕鬆很多。我還是屬於泛自閉症，還是面對著所謂「正常」人不必面對的挑戰。我敢說，如果我沒有選擇性緘默症，與別人來往時一定會犯更多錯誤，因為我話不多，說話的對象也少，所以可能避免了我與太多人來往，觸怒了許多人而得承擔後果。然而這樣一來，我也少掉了從錯誤中學習的機會，無法獲得足夠的人際交往經驗與必要的練習，以改進人際技巧。與別人相處時，我可能需要臉皮厚一點，但我沒辦法。不過，最後我的社交技巧可能會變好，會更有自信，不至於到了現在這個年紀還如此羞澀和彆扭。我可能會找到一種自己的交友方式，與別人相處時不會覺得這麼焦慮。如果我沒有選擇性緘默症，我可能已經學會了以自己的方式提出主張，不至於到現在還容易被擺弄。

我向來覺得自己還是個孩子，如果我沒有選擇性緘默症，可能會覺得自己比較像大人。也許，我比較能放手去做一個大人該做的事，比如找一份適合我的個性的工作，以及找到融入這世界的方法。這樣也能讓我比現在更經濟獨立，或許我就會

第十六章

假如沒有選擇性緘默症，我的人生會有何不同？

感到比較有能力選擇自己想要的生活方式，像是想住哪裡、自己住還是和別人一起，以及如何安排人生。

如果我沒有選擇性緘默症，我可能不會一直如此孤立。我永遠不會是社交寵兒，我個性內向、喜歡獨處和擁有私密空間，但是孤立到這種程度並不完全是我自己的選擇。當你無法和人交談，便幾乎不可能交得到朋友。

當然，選擇性緘默症也影響了我和家人的關係。如果沒有它，我就比較容易跟媽媽和姊妹們維持關係。我已經有一段時間不和她們住在一起，也不常見面，所以一旦見面就變得難以開口。我和兒子說話也不容易，雖然我們還住在一起，但他們長大了，再加上我覺得自己還像個孩子，我沒有太多想說的話，也難以掌控家庭狀況，因此經常充滿無力感和恐懼。如果我沒有選擇性緘默症，我應該會與親近的家人發生更多摩擦，但是或許我能學會如何為孩子設定界線，並且在他們長大後還能維繫關係。

我努力的目標並不是變得「正常」，而是成為我有潛力成為的人。我還在學習那到底會是什麼樣子，但我知道，那不是符合神經發展常模的人。現在我不會想要成為那樣的人，我欣賞自己的獨特。沒錯，如果我不用面對選擇性緘默症的挑戰，也不如此懼怕這世界和生活於其中的人，那麼我應該更容易能「做自己」。

回顧人生，我很驚訝地發現，這些困難已經跟了我一輩子，可以回溯到好久以前。雖然如此，但我想此時我該對自己寬容一些。我只能當我自己，而且我做的事

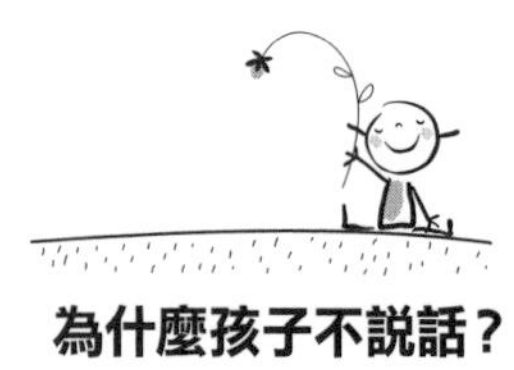

（或不做的事）並沒有妨礙。我需要找到一個方式對世界說：「這就是我，接受我，不然就走開。」

金柏莉的故事

誰要和「安靜小姐」同組呢？不要讓她老是自己一個人站在一旁，像個可憐的小孩，沒有人要和她玩！（笑聲四起。）

這段話出自我在二〇〇七年「有幸」遇到的一位偽善老師。她宣導肺病的可怕，說自己看過家人掙扎著呼吸，看著一個人因肺病而死實在難以承受。這位老師咳嗽很嚴重，經常溜到教室外面大過菸癮。當時我修她的護士助理證照課，我四十三歲，她則是五十幾歲。這位老師幫我取了「安靜小姐」的綽號。我上課時踴躍舉手發言，就算不知道答案，我仍為自己感到驕傲。在四週的課程中，我的參與比小學一整年還要多！即使如此，她還是把我當箭靶，以蔑視的評語和汙辱的綽號攻擊我。

沒有選擇性緘默症，我還是屬於泛自閉症，但是這個老師可能就不會為難我。很諷刺地，她挑中我當作霸凌的對象，而我竟然無法對她說：「這樣做很不專業

第十六章

假如沒有選擇性緘默症，我的人生會有何不同？

耶！你算哪門子的老師？」

我看起來很懦弱嗎？很好欺侮嗎？我不這麼覺得。如果我沒有選擇性緘默症，我想想看……首先，我的成長過程中可能會惹上很多麻煩！

因為亞斯伯格症，當有人對我感興趣或約我出去時，我經常不解風情。我的反應慢半拍，然後當終於瞭解發生了什麼事，我也表達不出來，這時輪到了選擇性緘默症來壞事。因此，我總是無法向對我有意思的人回報情意。我回想曾對我示好的人，並且想像如果我的聲音肯聽我使喚，我能怎麼回應。馬上浮現腦海的就有：丹尼、藍尼、馬利歐、電影院裡的那個人，還有那個快遞人員！如果我能說話（在我會意之後），會怎麼樣呢？選擇性緘默症的確讓我保持貞潔，不是嗎？

上中學的時候，有時我會受邀參加聚會，兩、三次是女生們的過夜聚會，一次是在一個很酷的男生家慶祝畢業……雖然很多人都參加過這些活動，但我卻沒有。對於這些邀請，我只能搖頭拒絕。平心而論，如果我沒有選擇性緘默症，我會擁有更多和別人共度時光的回憶，也會做更多別人認為理所當然的事，比如慶祝成長的活動。

關於選擇性緘默症偷走了我哪些經驗，還有其他不堪回首的痛苦回憶，我無法在此分享。嘿！如果你讀過我在這本書其他篇章中的分享，你可能正在想：「她之前誠實、坦白、不假修飾，簡直到了痛苦的程度！為什麼現在突然有所保留？」讓我告訴你原因：其他篇章的話題比這一章容易得多。我要怎麼想像自己形影不離的

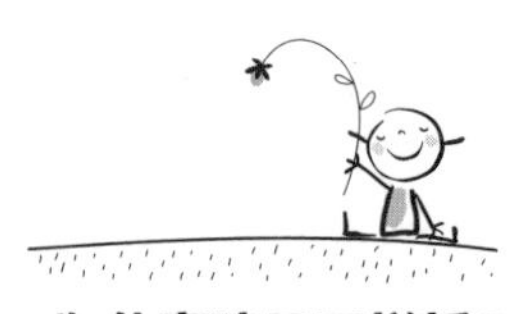

一部分從不存在呢？而既然我有豐富的想像力和敏銳的心靈，我就嘗試看看。以下是我的想法……

如果我沒有選擇性緘默症，當別人誤解我時，我會挺身直言。我會擁有更多的機會，並且較少被欺侮。我將不再只能在腦海裡吶喊，然後煙消雲散，沒人知道。我會被「聽見」。

我要分享一個令人肝腸寸斷的經驗。我先生患了殘酷的絕症。二〇〇〇年到二〇〇五年他在死亡邊緣掙扎期間，我發現了美國歌手亞當・杜里茲（Adam Duritz）的音樂。他最近公開自己罹患心理疾病的消息，這或許能解釋為什麼我對他寫的歌詞格外認同，它充滿象徵、哀悼，和奇異、流動的意象。我在丈夫過世兩年之後，遇到修課時那位霸凌我的老師。有一件事她倒是說對了：眼看別人去世的確很難承受。說來像是陳腔濫調，但亞當的音樂真的陪伴我度過了那段時間。直到今天，他寫的歌仍然充滿著不同層次的意義，印證我當下的生命經驗。我的女兒是跨性別者，她想要變性。你知道嗎？亞當的最新專輯裡正好有一首關於跨性別的歌。

我曾經欣賞亞當的現場表演十幾次，每次都是特別的經驗。幾年前我參加他的演唱會，坐在貴賓席。間奏的時候，亞當會走到我這排座位旁邊的走道，喝一杯水。當他第六次經過我的朋友艾爾和我旁邊時，艾爾（他一點也不內向）大叫：「嗨！亞當。」亞當轉頭看著我們，就在距離我一呎之處。我不只是迷住，我簡直驚呆了！艾爾和亞當擊掌，我的聲音卡住了。幾分鐘之後，亞當再次經過我們身旁，艾爾又大叫：「亞當！」亞當又近在咫尺，我可以就近清楚地看到他的每一條雷鬼髮絡。我的機會來了，我想告訴他，他的音樂在我生命最悲慘的期間，安慰了我，並且持續幫助了我的生活。「太精采了！」艾爾握住亞當的手說。亞當謝謝他，停頓了一下，接著回到舞台上。

由此可見如果沒有選擇性緘默症，我的人生會如何不同。我會在亞當停下腳步的時候，說出我心裡的話。我會告訴他，在親人垂死的哀傷中，他的音樂帶給我活著的力量，讓我釋放了最原始的情緒。沉默，不代表我內心空洞。

當我走在大賣場裡，聽著擴音器播放的音樂，我總是在腦子裡哼著那些歌。我想像著人們走過我身旁，轉過頭來看著我，因為我逍遙自在地唱著歌。人們看到我時，流露出逗趣的表情。我做著像這樣的白日夢：當車上播放著歌曲，在我腦子裡，我就是那個紅燈時跟著收音機哼歌的人。是的，如果沒有選擇性緘默症，我就會是那個人。但事實上，我是**這個人**，這樣也很好。

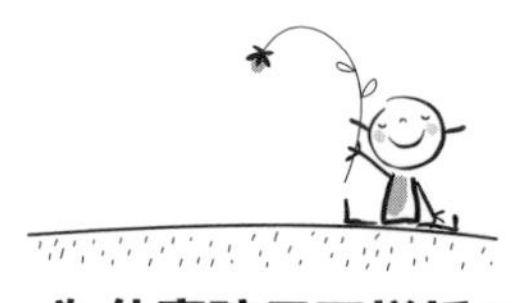

【第十七章】

他們的生命故事

——卡爾・薩頓、丹妮兒、貝絲和瑞秋

在本書最後一章，由三位成年人分享她們的生命故事——丹妮兒、貝絲和瑞秋，她們都曾在童年時期（或是直到長大之後依舊）經歷選擇性緘默症。我認為我自己的生命故事最終是正面的結局，而她們三位也是如此。事實上，本書最後的高潮是其中一位竟然成為公眾演說家，並且從事面對媒體的工作。

其實，還有一些選擇性緘默的兒童或成人，後來的發展似乎令人跌破眼鏡。本書先前提到的海倫・基恩，後來成為喜劇演員和電台主持人。有「大膽字匠」稱號

第十七章

他們的生命故事

的瑪波・瓊斯成為表演詩人。卡翠絲・霍斯利獲選為二〇一二年至二〇一四年的英國「國家桂冠說書人」。另外，柯絲蒂・海斯勒伍德成為二〇一三年英國小姐。

當然，這些故事證明了，對於一些選擇性緘默者而言，改變是可能的。但是我們不能忘記，對於許多選擇性緘默的年輕人而言，即使只是基本的日常溝通也似乎遙不可及。尤其值得重視的是，我從「我說」（iSpeak）支持團體的家長得知，有些有溝通需求的孩子，小小年紀就已經被心理和語言服務機構放棄，理由是他們「對於治療毫無反應」，其中有的孩子才七歲！本書所強調的重點之一是，選擇性緘默症可能持續至中年，甚至老年。因此，忽略孩童的需求的後果，可能是將他們推向一輩子的心理問題，這真是可惡。結局美好的生命故事固然可喜，但是不要忘記，並非所有選擇性緘默者都如此幸運。

無論如何，選擇性緘默症都不是愉悅的經驗。雖然許多小孩可能在兒童時期就克服了選擇性緘默症，但是當它持續至青少年甚至成年，那真是令人痛苦又煎熬。我自己因而罹患了創傷後壓力症候群，二十出頭時的孤立和壓力至今經常糾纏著我。那時我沒有任何支援，沒有任何選擇性緘默症的專業協助，而我也無法向父母求救。雖然我可能已經釋懷，坦然地將我的經驗寫在這本書中，也可以肯定地說我接納自己，但是那段經歷的傷痛無法經由任何諮商或認知行為治療來減輕。

我強烈地認為，如果我在孩童時期受到足夠的協助（假設當時存在著我所需要的協助），我就可以避免後來大部分的傷痛。這就是我想藉由這本書所傳達的最重

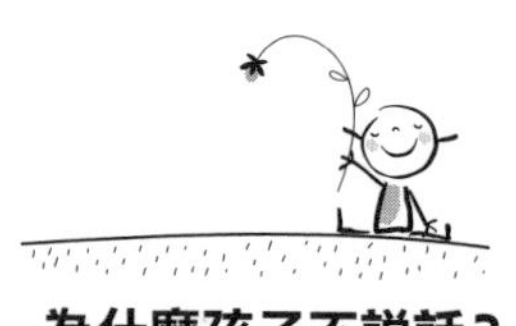

要訊息，我在此最後一次強調：**盡早在幼年時期幫助選擇性緘默的孩子，才能避免未來的煎熬。**

在接下來的三則故事中，首先是由丹妮兒道出她的生命經驗（她也在本書其他篇章中多次分享）。雖然她可以說是痊癒了，也經常在媒體上宣導，希望提升社會大眾對於選擇性緘默症的理解，但是她在日常生活中仍然常常嚴重焦慮。接著是貝絲的故事，她從宗教中找到了痊癒的力量，後來並且喜愛公眾演說。最後，瑞秋敘述她充滿困難的人生歷程，從她的故事中，也可讀到選擇性緘默症近來的歷史背景。

瑞秋的故事想要傳達的重要訊息是：只要有決心（最好還有環境的支持，否則就更加困難），選擇性緘默者也能實現人生的願望。希望這也是這本書所傳達的訊息。如同唐娜．威廉斯在本書序言所說的，選擇性緘默症就像其他任何病症，並不能以此來論定一個人。

丹妮兒的故事

從我有記憶以來，選擇性緘默症就占據我生活很大一部分：從孩童時期完全受制於緘默，到青少年時期以激烈手段打敗它，乃至於現在它留下嚴重的焦慮，影響了我的日常生活。

第十七章

他們的生命故事

幼年時期在學校，我天真無知，沒有察覺自己和同學不一樣。我在學校從不覺得辛苦，朋友總是很多，老師們雖然不瞭解選擇性緘默症，卻非常體諒和支持。小學階段大致也是類似狀況，我有很好的朋友和老師。

我開始感到困難是因為碰到一位代課老師，她似乎不知道我有選擇性緘默症，或至少不曉得它的嚴重性。她教的第一堂課是英文課，我們必須完成寫作練習。為了鼓勵我們，老師答應給我們貼紙，所以寫完之後，我們要到老師的桌子那裡，拿作業給她看。我的朋友們一個接著一個拿到貼紙了。輪到我時，我拿作業讓老師看，她批改之後問我想要哪一張貼紙，我指著其中一張，但她並不直接給我，而是堅持我要說出貼紙上是什麼動物。當然，我無論如何都不可能做到，所以我就回座位。在所有朋友之中，只有我沒有拿到貼紙，雖然我和他們同樣努力地完成了作業。現在回想起來，這件事似乎微不足道，但當時對九歲的我而言卻是天大的羞辱。從那一刻開始，我才瞭解自己和朋友、同學們有多麼不一樣。

不過，這位老師還未放棄讓我開口的企圖，當天後來又發生了更嚴重的狀況。我們必須完成分組口語作業，這當然不是選擇性緘默的孩子所擅長的，但是我通常不會有問題，因為導師在開學時就給了我一個白板。我們開始分組，我像平常一樣和我最要好的朋友一組，我們開始討論，我把意見寫在白板上。但是幾分鐘之後，代課老師走過來沒收我的白板。她拿走了我唯一的溝通工具，而且把我的夥伴調到別組，留下我剩下的整堂課都自己枯坐。即使當時年紀還小，我也能感受到一股怒

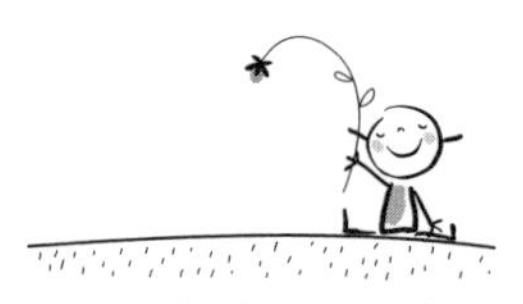

火油然而生。這個女人怎能如此無知？那天直到放學，我都勉強忍住淚水，不知如何處理自己憤怒的情緒。我回家之後，爸媽向學校表達抱怨。隔天，導師叫我到教室外，為前一天的事向我道歉，告訴我，那位代課老師再也不會來這所學校。但是對我而言，傷害已經造成。那一天奪走了我對於選擇性緘默症的天真無知，我開始明瞭我和其他同學有多麼不一樣。

升上中學之後，類似的事件變得更頻繁，而且有些同儕會霸凌我（見第八章〈選擇性緘默症與霸凌〉）。八年級的數學老師尤其刁難，他好像很喜歡孤立我。有一次，我因前次上課發生一些事而無法離家上學，不管任何人說什麼或做什麼都沒有用，數學老師竟然強迫我掛急診去看心理醫師。有一段時間，我下課時會被同年級的一個女孩霸凌，上課時則被數學老師霸凌，萬一當天有代課老師還可能再被他們霸凌。不用說也知道，學校絕對是我最不想去的地方！

在中學第一年接近結束時，我開始每天嚴重的恐慌發作。那時我十二歲，上學隨時面臨被霸凌的壓力。七年級的最後一學期，我大部分時間都缺課，因為沒有人知道如何幫助我踏入校門。當時，我已經看過七位心理醫師，沒有任何一位充分瞭解選擇性緘默症，甚至連只是稍微懂的都沒有。升上八年級之後，我有一位新的導師，她每天早上幫助我上學，並且在學校保護我。如果沒有她，我可能連踏入校門都辦不到。

升上九年級後，我被診斷為中度憂鬱症，正在看第十位醫師，並服用貝他阻斷劑和煩寧來控制焦慮。我仍然每天會恐慌發作，而隨著來自老師和同學的霸凌變本加厲，我的焦慮也更嚴重。

有一次在學校又度過地獄般的一天之後，我決定了，雖然我的心理醫師反對，但我還是要轉學！

爸媽立刻和我一起上網尋找學校。我很快地排除了附近的公立學校，因為我知道我的國小同學在那裡。最後，我們找到了一所小型的私立學校，它看起來非常適合。不過我明白，轉學的計畫若要成功，我必須第一次踏進學校就能開口說話——不知為何，我竟然辦到了！不久之後，我就開始上學了。雖然我仍然嚴重焦慮，但是選擇性緘默症不說話的那部分真的過去了。我還是得不斷地對抗焦慮和憂鬱，但我總算維持著相當正常的學校生活。

在新學校就讀不到六個月後，二〇〇八年十一月，我十五歲生日的前幾天，英國廣播公司的一位製作人聯絡我，問我願不願意參加一部選擇性緘默症的紀錄片。雖然我才剛克服它沒多久，我還是想要把握機會，分享自己的經驗來幫助別人。拍攝《我的孩子不說話》是一段漫長而艱辛的過程，儘管紀錄片殺青之後，我的故事不過播出二十分鐘，但事實上，我們從二〇〇九年三月到八月，總共拍攝了大約一百五十分鐘的影片長度。

毫無疑問地，拍攝過程中最困難的部分是我在商店試圖買巧克力棒。播出的影片中並未包括這一幕之前的好幾個小時，當時有一位心理學家在一天之中的不同時

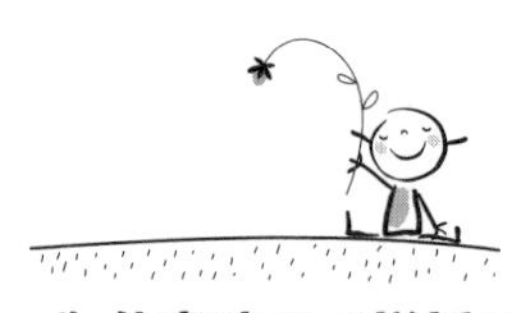

點測量我的心跳。在拍攝過程中，我還戴著心跳偵測器，這增加了我的壓力，更何況有一組巨大的攝影機和錄音設備緊跟著我，這一切令我不堪負荷。我變得怒不可遏，一部分原因是氣自己無法達成任務，同時也氣製作人設計這個場景讓我出糗。在影片中，你可以看到我拒絕回答所有問題，最後負氣走掉。此時，那位當天專程從布里斯托到此地一起拍攝的心理學家，叫我坐進她的車裡，她讓我看一張圖，上面標示著我剛剛在商店裡心跳的起伏，並向我解說。她幫助我冷靜，繼續進行接下來的拍攝工作。

支撐我度過艱難拍攝過程的，主要是一股信念：我正在做的事可以幫助別人。對我來說，這就是讓我完成拍攝工作的唯一動機。

近幾年來，我繼續分享我的故事，希望喚起社會對於選擇性緘默症的關注與理解。我為幾個心理網站寫過幾篇文章，其中一篇轉載於一份地區性報紙。在二〇一五年一月初，英國廣播公司第四台播出關於選擇性緘默症的節目《找到你的聲音》，我參與了這個節目的錄製工作，主持人海倫．基恩對我有很大的啟發，能夠接受她的訪問讓我深感榮幸。

未來，我要持續為選擇性緘默症發聲，希望有一天，大家對它不再陌生。

第十七章

他們的生命故事

貝絲的故事

從有記憶以來，我就深受選擇性緘默症之苦。我害怕說話，彷彿隔著玻璃窗看世界，不知道如何與其他小孩產生聯繫。我想，這並非單一因素所引起，而可能是許多因素加在一起，包括我非常內向而獨立的個性，以及在家裡的小孩排行中間。我有一個叔公，他在整個成人時期都不願說話，所以或許也有遺傳因素。我在一個充滿愛的幸福家庭中長大，記憶所及並不曾經歷任何創傷。

幼年時期，我在學校幾乎不曾開口，所以沒有朋友。雖然我通常可以直接回答別人的問題，但要表達情緒幾乎不可能。我記得有一次，與家人圍坐著餐桌時，我非常想知道假日要去哪裡玩，卻無法開口詢問，只能在心中巴望哥哥或弟弟提出這個問題。我總是極力地避免引起別人的注意，常常希望自己變成隱形人。

小時候，我的耳朵感染經常復發。要是我沒躲在房間裡，而是到廚房繞來繞去，媽媽就知道要問我是不是耳朵痛。我從來不和可愛的祖父母或其他親戚說話，除非是直接回答問題。在成長過程中，我總是覺得在社交場合非常難以自處。

開始上小學時，我家這條街上新搬來了一個女生，我和她成為最好的朋友，我的童年因此大不相同。和她在一起時，我很有自信，有時候會大聲講話，也常常耍寶搞怪。到了十幾歲時，我有時還會晃去她家，在那裡待一會兒再離開，從頭到尾不發一語。

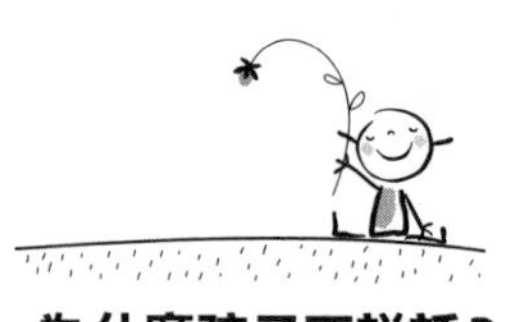

在我整個求學生涯中，像是點名應答這樣基本的事情，也會令我焦慮到想吐。去店裡買東西時，如果需要和店員說話，我寧願離開。大多數社交場合對我來說都非常可怕。還好，我和最好的朋友發展出一個小團體，我在這個小圈子裡大多能做自己，度過許多好玩的時光。不過，我從不穿上面有標籤或繡字的衣服，聽音樂時也總是戴著耳機。生活中每一個可能招來議論的地方，我都盡可能地隱藏起來。此外，噪音和人群總會令我備感壓力。

在中學會考中，我有兩科表現不如預期，因為考試時筆沒水了，我卻無法舉手要求換一枝筆。

大學畢業那年，我搬去了一個新的城市，開始從事科學研究員的工作，結了婚，生了孩子。那是我人生中最艱難的一段時間。我的老朋友們不是去旅行就是在玩樂，享受著二十幾歲的美好人生。我愛我的工作和新的家庭，但是我覺得極為寂寞。那時，我還不知道是什麼阻礙了我和別人交往，以及為什麼有時候我說不出話來。

後來，我搬到離家鄉近一點的地方，懷了第二個孩子，我感覺好些了，但是內心的恐懼還在。醫療專業人員和新交的朋友覺得我有憂鬱症，因為不管我心裡感覺如何，我的外表看起來總如此靜默，而且幾乎沒有笑容。除非認識我很久了，否則一般都會覺得我很冷淡、怪裡怪氣、性情乖戾，對什麼都提不起興趣。

直到最近幾年我才瞭解，原來我和人交往很困難，是因為恐懼封閉了我。

在餐廳叫侍者過來、打電話叫水電工，諸如此類日常所需，對我而言都是艱鉅挑戰，造成無比的壓力。我知道我的孩子錯過了許多童年樂趣，因為我無法在校門口與其他家長互動，所以會來家裡和他們玩的朋友少之又少。如果在街上有陌生人和我說話，我會僵住，無法開口。去美髮院是一場噩夢，如果碰到認識的人，即使我把他歸類為好朋友，我仍會想要躲起來，因為我不知如何熬過那段時間。

擺脫選擇性緘默症是一條漫長而艱苦的道路，至今，我尚未走完。我能夠逐漸克服害怕被注意與被評論的壓力，主要是因為基督教的信仰。我還記得靈光乍現的那一刻。那天，我推著嬰兒車，走進一家商店，像往常一樣害怕碰到熟人。突然，我頓悟了——我相信上帝愛我，祂比任何人都瞭解我，祂創造出這樣的我必定有祂的目的。所以，如果別人不瞭解我、不喜歡我，或是認為我不好，他們一定是錯的！

從此以後，每當在社交場合中，我都會不斷地告訴自己：「我不必為我是誰或我說什麼而感到丟臉。」每當我無法開口，或是擔心講錯話，我也會練習不再說自己是「怪胎」，或者說「我討厭自己」。我用正面的話語來取代：「或許我說了蠢話，但是沒有關係，我不必是完美的。」

我在二十五、六歲時，也接受了很棒的諮商。當時，我的心理問題已經影響到生理的發聲部位。我的聲音氣若游絲，講電話有困難，並且影響我擔任產前檢查講師的工作。諮商師幫助我思考，我們所說的話以及我們說話的方式，如何形成自我認同，還協助我處理低自尊的問題。

我開始為自己設定每日的挑戰。恐懼已經控制住我人生的絕大部分，這個事實

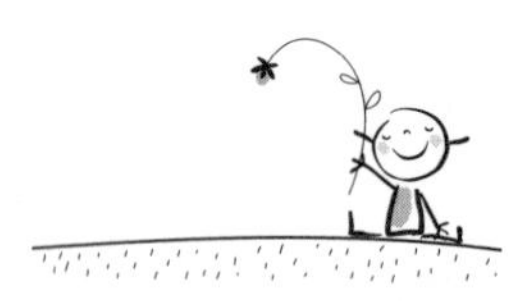

愈來愈令我挫折和沮喪。所以我每天都做一件令自己害怕的事，例如：打電話、開車繞圓環，或是在學校操場向一位媽媽打招呼。漸漸地，這些事情累積起來，真的改變了我。我甚至克服了長期以來對於蜘蛛的恐懼，讓家人驚訝不已！最終，我決定再也不要只因為害怕，就拒絕嘗試任何事。

三十幾歲時，我開始做公開演說，驚訝地發現自己不但喜歡這麼做，而且事實上還頗擅長！和別人聊天時，一開始儘管很困難，但是後來也能聊開。現在，我在許多場合進行演說，包括研討會、地方電台，甚至是我們鎮上的嘉年華會。

大約四年前，我有了重大突破，第一次主動跟陌生人閒聊。在那之前，我只有當非說不可時，才會向不認識的人開口，例如診所的櫃檯小姐。我從未找人攀談或簡短問候。但是那次，我主動跟露營區廁所的一個清潔人員聊天，這對她可能是家常便飯，沒什麼，對我而言卻是天大的進步！我走出廁所時，覺得自己像巨人一樣高大！直到現在，當我和陌生人侃侃而談的時候，自己都還會嚇一跳。

我仍然在面對挑戰，其中最大的困難之一是我的臉部表情。幾年前，我教會了自己微笑，結果得到令我驚喜的正面反應。多年以來，我因面無表情而受到許多傷人的批評，直到現在我還是覺得露出適切的微笑比說話還累。在成長過程中，當其他人在學習社交的規則和細節時，我都錯過了，現在還需迎頭趕上。此外，人群依舊讓我相當焦慮。

不過我現在的人生，和過去簡直是天壤之別。我的故事傳達了一個重要訊息：

改變是可能的。能夠站在許多人面前，和他們分享這個事實，令我感到非常興奮。

瑞秋的故事

我在二十世紀中期，出生於一個中下階層的家庭。

我最早的記憶是四歲時，爸爸嫌棄我，說我是討厭鬼、是個錯誤。我很怕爸爸，因為他似乎總是對我生氣。他下班回家時，我會躲在椅子後面。五歲時，媽媽叫我去買一條麵包。我從來不曾獨自出門，後來為了躲避街上的大狗而跑回家，沒有買麵包。媽媽勃然大怒，對我大吼大叫，還打我，叫我再出去買。從那一刻開始，我就覺得這個世界很不安全，並且有一種強烈的被父母遺棄的感覺。

上小學後，發現我的新老師竟然如此大費周章地，在教室裡安排各式各樣的好玩活動，真是讓我受寵若驚。老師們既善良，人又好。我的功課很好，也交到了很多朋友。學校真是個快樂的地方，記憶中，這個時期的我外向、活潑又充滿好奇。然而，我仍然害怕爸爸的不斷批評、吼叫和呼巴掌。爸爸常常罵我「智障」、「水腦」，令我很沮喪，但只要我敢表示意見，他就敲我的頭。媽媽似乎也嫌棄我，對我很冷漠。我相信自己一定很愚蠢、很糟糕。在家裡保持安靜、讓自己變隱形，似乎比較安全，而且爸媽會向其他親人稱讚我安靜又乖巧。

長大之後，我才知道其實媽媽很少出門，她完全被爸爸操控著，並且避免和直系親屬以外的人有任何接觸。

升上中學之後，我逐漸感到說話困難。學校的規定非常嚴厲、老師動輒霸凌學生，而且來自中產階級背景的女孩們不接納我。這些因素讓我深信，自己說任何話都是愚蠢的，都會被取笑。由於我很怕某些老師，所以我躲在衣帽間，不敢上他們的課，結果被處罰。我的成績一落千丈，老師們都覺得我沒救了。但是私底下，我飢渴地閱讀著，包括經典文學、科學和哲學。在青少年時期，一對一談話成為我比較自在的溝通方式。在學校裡，我喜歡和其他同樣是社交邊緣人的女生來往，我也和當地青少年男孩親熱溫存，從中得到慰藉。

在整個求學階段，爸媽都不贊成我學習、讀書和交朋友，也不讓我追求自己的興趣和想做的工作。我放學後喜歡在當地圖書館讀百科全書，但有一次，爸爸把我從那裡抓回家，我直到晚上一個人睡覺時才敢哭出來。

爸媽要求我提早離開學校，去工作賺錢，回報他們的養育之恩。因此，我離開了家，到大城市和朋友合租房間，半工半讀，終於被一家女子學院錄取，開始實現接受高等教育的夢想。我住在學校裡的宿舍，遠離任何熟悉的地方，發現自己僵住了，無法和同學或老師說話！雖然我渴望交朋友、建立歸屬感，但是我的狀況啟動了一種惡性循環：其他人批評我太安靜，我總是獨自一人；我不受歡迎，又引起了負面的注意，雪上加霜，讓我變得愈來愈無法說話，結果別人對我更是避之唯恐不及。

校長找我談話，叫我振作起來。學校裡沒有學生支援體系，走投無路之下，我向家庭醫師求助，他把我轉診給一位精神科醫師。這位醫師說，我要住院才能得到幫助。

於是，我住進了一家老舊的精神病院，建築是維多利亞風。那裡的醫師承諾要幫助我，但是並未解釋我到底為什麼會變成這樣，只說我有憂鬱症。

接下來一年的時間，我住在總共大約有五十位女患者的病房中，所接受的治療包括：每天吃氯普麻（Largactil）等共約三十顆藥，每週三次全身麻醉的電痙攣治療，以及兩次的深度睡眠療程，就是反覆使用安米妥鈉（sodium amytal）等藥物讓我進入睡眠。此外，我每天睡前吃「水合三氯乙醛」（chloral hydrate）這種鎮靜劑。為病人進行胰島素昏迷療法是這個病房的慣例，但是我拒絕了。至於說話方面的治療，則是完全沒有。

雖然如此，我記憶中的這家醫院是一個溫馨的社區。所有的醫師和護理師都很親切，對於當時才十幾歲的我來說，他們幾乎代替了我的父母。醫院裡還會舉辦電影欣賞及體育等活動。我覺得自己受到歡迎，有安全感，而且我的極度安靜也被接納。我還和一個男病患發展出一段感情。

將近一年之後，我出院了，重新回到租屋生活。我找到一個比較安靜的工作環境，交到了新朋友，並且停止吃藥。

到了二十幾歲，我對開口說話和對於人群的恐懼逐漸消褪。我鼓起勇氣回學校

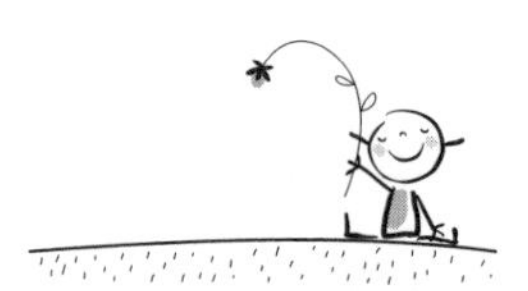

念書，雖然有時候在課堂上發表意見和參與討論非常困難，但是我感受到被接納、被瞭解，也交到了朋友。經過這些年，時代進步了，整體態度比較寬容，學習支援體系也開始運作了。

後來我進入職場，工作內容包括教書、演說，以及其他高度吸引人群注意的職務，我刻意藉此挑戰自己的說話障礙。我熱愛我的工作，並且發展出一些幫助自己的技巧，例如：小心翼翼地選擇座位，使用麥克風，妥善地準備資料，先在小組討論中說話來破冰，以及總是提早到達，並且展現高度的可信度和組織力。我學習採取一種態度：如果某件事不盡理想，下次我會做得更好。

結婚、生養小孩、享受快樂的家庭生活，也是正面因素。現在我退休了，我喜歡追求自己的興趣，並且擁有活躍的社交生活。無法說話的壓力已經褪去。我覺得緘默的經歷使我更有同理心，我總是設法鼓勵那些在某些情境之下，看起來惶恐不安的人們。

附錄

面對選擇性緘默症，
需要長期的耐心與毅力。

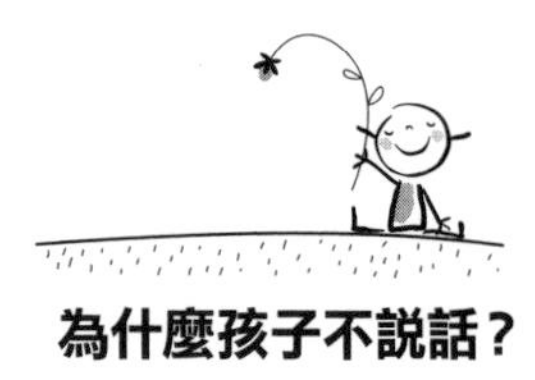

【附錄一】⑧

幫助新伴侶加入有選擇性緘默孩童的家庭

文◎美琪・強生（《選擇性緘默症資源手冊》作者）與薇薇安（口語及語言治療師）

一般說來，選擇性緘默的小孩與一直同住的人相處起來最自在，通常包括：父母、兄弟姊妹，以及祖父母等其他向來住在一起的成員。因此，當一位新的、較不熟悉的成人要融入家庭時，便可能產生問題。

當單純患有選擇性緘默症的小孩（沒有其他合併症）處於自在、熟悉的環境時，他們能夠和人說話及互動，表現得合乎自己的年齡與個性。然而，在孩子的親近家人與超出孩子舒適圈的人們之間，存在著明顯的「斷開點」——當核心家人以外的人進入家裡時，孩子的焦慮通常會明顯升高，此時，典型的選擇性緘默症特徵便開始出現：通常孩子會變得比平常壓抑；臉部表情可能凍僵（無法微笑或回應）；無法說話（即使有人主動和他講話）；孩子可能明顯地迴避眼神接觸；可能變得沮喪；可能無法在別人的注目下吃東西；可能想要躲起來，避開客廳；可能只能和一位熟悉的成人輕聲耳語。若是年幼的小孩，當不熟悉的大人對他說話時，他可能會完全僵住。如果旁人並未深入瞭解孩子的焦慮，那麼孩子所有的行為看起來都像是抗拒或不喜歡那個外人。

幫助新伴侶加入有選擇性緘默孩童的家庭，不管對孩子本身或是孩子的主要照顧者而言，都可能壓力極大。壓力來源之一可能是：期待新伴侶盡快勝任家長的角色，與孩子建立親近的關係。當這個目標無法順利達成時，孩子的父／母與新伴侶之間可能會產生挫折或摩擦，這只會加重孩子的焦慮。如果家人原就擔心或預期孩子會討厭新伴侶，那麼選擇性緘默的行為會強化家人的想法，孩子可能因此被誤解為叛逆。若孩子的父／母試圖為小孩辯解，也許會被認為是過度保護，甚至更糟糕地，或許會遭到指控對新伴侶不忠誠。

因此，幫助新伴侶加入有選擇性緘默孩童的家庭，可能是一項艱鉅的挑戰！但是，如果能夠充滿同情與諒解，以「一次一小步」的方式進行，建立彼此信任的關係是有可能的。

⑧作者註：經英國選擇性緘默症資訊及研究協會同意，本附錄一轉載自該協會所發行的手冊。

正確的做法與錯誤的做法

正確的做法……

詳細解釋孩子的狀況，並提供證明文件，也可鼓勵新伴侶上網搜尋或閱讀有關選擇性緘默症的資訊（參見附錄四、五）。

記住，新伴侶的初步印象可能是孩子不喜歡自己，因此他或她可能覺得困惑或失望。這情有可原，因為一個不說話、不看人也不笑的孩子，當然會給人這樣的印象。你必須強調，孩子的行為只是反映他的焦慮，這點很重要。

新伴侶或許需要一段時間來消化相關資訊，因為這可能與自然本能正好相反，這點你要諒解。此外，無論他感到多麼受傷、無助、生氣或挫折，你都必須保持冷靜，因為你若對伴侶表現出任何不悅、失望或提出不合理的要求，都會讓孩子在他／她面前更難放鬆和正常動作。

去除所有加諸於孩子的說話壓力，直到他們感到自在而自然能開口。你和伴侶應該繼續跟孩子說話，如常讓他參與所有的家庭活動，但是避免直接問他問題；也要讓孩子清楚感受到，你的伴侶喜歡孩子的陪伴遠甚於聽到他說話。如果孩子有兄弟姊妹，他們的參與可以增加孩子的熟悉感，並且讓孩子的注意力不致集中在你的伴侶身上，這樣有助於讓孩子習慣與新伴侶相處。

當孩子每一次嘗試溝通時，無論是以口語或任何其他方式，都要正面而溫暖地回應。用手指、點頭、畫圖、聽故事，以及分享足球、自行車和游泳等活動與興趣，這些都是寶貴的溝通方式，每一次的溝通都更進一步地接近開口說話。

你和孩子應該盡可能找機會短暫地離開其他人，這樣他才可以盡情和你說話，傳達一些緊急的需求，而不必壓低聲音、對著你的耳朵講。當孩子與伴侶長時間相處時，這點格外重要。

首先，當伴侶不在時，讓孩子與你共度較長的高品質時間，這有助於減輕孩子的焦慮、讓孩子回復到平常的自我，並且自在地說話。理想狀況是，你的伴侶慢慢地逐漸加入這些時間：先待在你和孩子附近；然後當個旁觀者；最後，當孩子習慣在他／她面前以正常音量說話時，加入你和孩子的遊戲或活動。

向你的伴侶說明，孩子無法自在說話與互動只是暫時地退步，只要給他時間、毅力和耐心，情況會好轉的。同樣地，也向你的孩子說明，說話和放鬆會隨著時間過去而愈來愈容易。

你還是如常地教養孩子，完全負責他的日常生活紀律和管理。如果你把責任交給伴侶，孩子的焦慮可能會大幅增加。不同的情境，對於選擇性緘默孩子的影響是很大的，扮演權威角色的成人可能讓孩子很害怕，而能夠當孩子可信賴朋友的成人則好很多。因此，你的伴侶應該專心與孩子建立信任關係，而非急著擔任家長的角

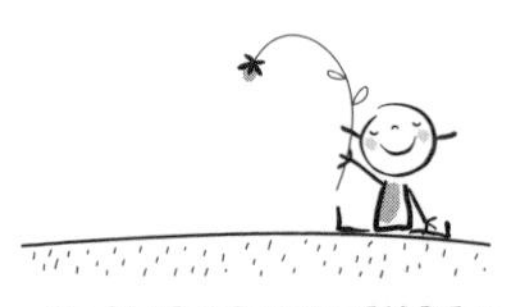

色。要記得，還有一個缺席的父親或母親，孩子和他／她也許可以或無法說話。

關於家庭情況的改變，必須告知學校，因為這也許會影響孩子在家庭以外的行為。所有的變化對於選擇性緘默的孩子來說都不輕鬆，即使只是生活裡一點小事情的改變也一樣。但是，只要給予他們充裕的時間，去準備、瞭解和調整，他們也可以快樂地適應新環境。

錯誤的做法……

不要覺得你必須在孩子和伴侶之間做出選擇！努力取得伴侶的瞭解和支持，他／她的合作最終會讓一家人變得更親近。

別問引導性的問題，例如：「你為什麼討厭約翰？」

年紀還小的選擇性緘默孩子不大可能懂什麼是「焦慮」，所以他們無法以焦慮的感受來解釋自己的行為。事實上，他們可能根本沒有意識到自己的行為很奇怪。迴避眼神接觸、不說話和表情僵住之類的行為，是人受到引發焦慮刺激時的本能反應。孩子並非刻意去思考，換句話說，這些行為並不是事先計畫的。若你暗示孩子他討厭某個人，他可能會受引導做出結論，表示同意，只因為你是大人！

對於主張零容忍、快速解決問題的親戚或朋友，不要覺得有壓力或很沮喪。選擇性緘默症尚未受到普遍的認識和理解，因此，對此不熟悉的人，可能會試圖挑戰或糾正孩子，以為可以便宜行事，輕易解決——但你一定已經發現了，這只會讓狀況更糟糕。任何對於選擇性緘默小孩有經驗的家長都會告訴你，這需要長期的耐心與毅力。

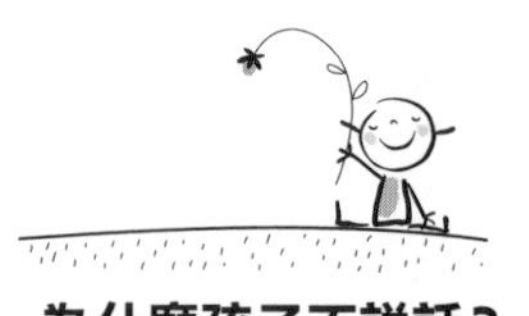

【附錄二】

我不喜歡學校的理由

文◎洛琳（選擇性緘默者，寫於十二歲時）

老師們沒什麼用處，同學們則是既糟糕又煩人。

大多數的規則毫無意義，只是想要把我們變成不會思考的機器人，這樣我們才不會失控。

其實除了學校，還有很多選項會讓我更快樂，但是沒有任何人注意到這件事。

學校浪費我太多時間，它太早開始，太晚結束。

我在學校幾乎沒有學到任何東西，反而從網路和書本裡學到比較多。

附錄二

我不喜歡學校的理由

如果你剛好不懂某件事，或是不擅長某一個科目，你就會被處罰。

我並不享受任何一堂課——原因可能是老師、班上同學，或是教導科目的方式就是引不起我的興趣。

老師們不瞭解，有些人的學習方式和別人不一樣。

學校的宗旨並不只是教育我們，它還試圖控制我們和訓練我們服從。

學校裡每個人都自以為比別人優秀，所以覺得不需要尊重別人。

我不喜歡當每個人都趕著去上課時，我可能被擠到緊貼牆壁，無路可逃、無法呼吸。

針對你的惡意謠言滿天飛，你還會被取難聽的綽號。這些都會跟隨你全部的學校生活，永遠不會被忘記。

有一段時間，我回家作業多到做不完，加上必須同時完成三份報告，簡直快被淹沒。

下過一陣子雪之後到處是冰，可是學校不會因此放假。我經常在冰上滑倒，而且高年級男生會拿冰丟人（不是雪，是冰），當作樂趣。

只要你和別人有一丁點不一樣，你就會被霸凌。老師們也不喜歡你打扮成自己想要的樣子，例如：染頭髮違反規定。

學校裡面冷死了，但是你不准在室內穿外套或厚毛衣。

學校從不傾聽你想說的話，如果你去建議一些改進的事項，你會被處罰。

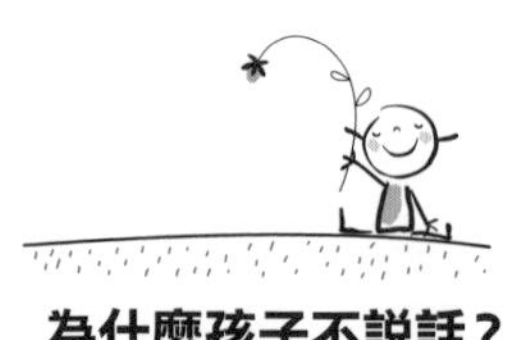

在學校，你沒有隱私權。

學校很不衛生。你會發現，桌子底下的口香糖已經黏在那兒好幾年。我還曾經看到水槽裡有一個三明治。

如果你在教育過程中並不快樂，只是等著它結束，那麼你就不會記得曾被教過什麼，你只會失敗。

自殺、自殘、心理疾病和未成年吸菸，都是受到學校的影響。

當你被強迫去做一件事，那你自然可能不會盡全力去完成它。

學校助長霸凌、歧視，和社交恐懼。

愛因斯坦討厭學校。

你若想要接受優質的教育，並不一定非得上學。

我想要去民主式的學校，在那裡，學生和老師若提出改進意見，都會被接受。他們教育的目的是幫助小孩成長為獨特的個人，他們的規定和限制比公立學校少得多。可惜的是，離我家最近的民主式學校在倫敦，而且它只接受小學生。

我也喜歡華德福學校的概念。它和民主式學校類似的地方是，鼓勵小孩做自己，讓小孩選擇自己想要的教育。但是很可惜，伯明罕地區沒有華德福學校。

我也認為，我應該會喜歡在家自學。我花費的時間應該比在公立學校少得多，而且我前面所說的許多問題就不會發生，這樣生活應該會輕鬆很多。

還有一種類似在家自學的方式，叫做「非學校教育」（unschooling）。學生可以在家修課，並且可以自行選擇學習內容，不必遵循任何課綱。另外，還有線上學校，你可以在家舒服地透過網路上課，並且按照適合自己的速度學習。

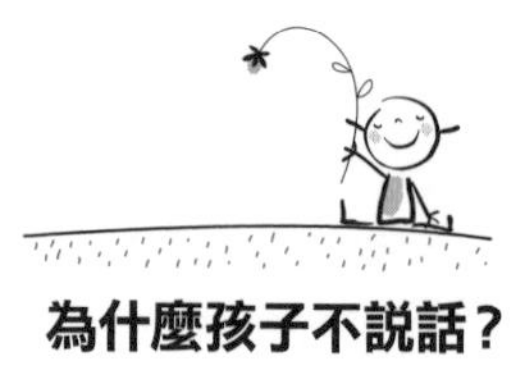

【附錄三】

本書譯者、台灣選擇性緘默者家長的分享

這些有苦說不出的靈魂（文◎本書譯者黃晶晶）

「選擇性緘默症」這個名稱，很容易引起誤解。其實，無聲的掙扎絕非自己的選擇，深刻的焦慮也不只是不說話而已。《為什麼孩子不說話？——選擇性緘默症，一種選擇不了的沉默焦慮》這本書裡的每一則故事，都出自極端受苦的靈魂深處，值得我們體會和致敬。它包括從幼兒一路到成人的真實經歷，打破了「只是害羞」、「長大自然會好」等刻板印象，並且描繪出這群低調隱晦的人們，生命的多

附錄三

本書譯者、台灣選擇性緘默者家長的分享

樣性與複雜度。

書裡有許多台灣社會亟需省思之處。例如，對於選擇性緘默症延續至青少年和成人的嚴重性，仍普遍缺乏意識。「及早協助」是痊癒的關鍵，但目前早療與鑑定仍欠缺這一塊。在這本書中，為了孩子持續進步，特教老師變成導師，一直帶到畢業；但在台灣，編班缺乏彈性，孩子好不容易進步了，往往又被打回原形。書裡惡化至足不出戶的緘默兒，藉由網路修課和在家考試繼續學業，但在台灣，他們將被迫輟學。

感謝素昧平生的寶瓶眾俠女相助，讓這本書得以於二〇一七年出版。適逢台灣選擇性緘默症協會成立，它的新聞稿說道：

> 這群人「默默承受著忽略和誤解，除了生活和情緒挑戰，還要面對教育和工作機會的剝奪，甚至需要獨力對抗整個體系的無知。」

盼望經由推廣開啟各界的關懷與努力，創造對選擇性緘默症者更友善的環境，將來可以有類似本書的台灣版選擇性緘默症者親身故事集。

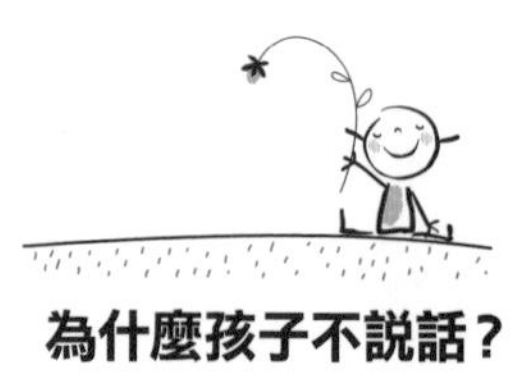

小皮的故事（文◎皮媽）

二〇一七年國中會考，小皮創下緊急換考場的首例，讓許多人第一次注意到選擇性緘默症。我想說說他的故事，因為或許一個孩子的堅持不懈，可以感動一些人，可以改變世界一點點……

男孩變成小木偶

小木偶皮諾丘從木頭變成真正的男孩，到世界各地歷險一番。但你相反，在家活潑多話，在學校卻舉步維艱，沒有人聽過你的聲音。每當有人要你說話，你就喉嚨卡住、動彈不得，連抬頭看人都做不到。你曾因無法舉手說要上廁所，上課尿褲子。還有一次你在操場僵住，被球打到頭，很痛卻無法開口求救，後來大家一哄而散，剩你孤單地杵在那裡。只有回家，你才變回真正的小男孩。

你有時是小男孩，有時是木頭人，彷彿身上裝著開關，讓人很困惑。有人說你是受虐兒，才會如此退縮。也有人說你是媽寶，要我放手讓你獨立。有人說你不屑說話、排斥人。還有人說，你長大自然會好。即使知道你是選擇性緘默症，卻沒有人看到你深深的焦慮，因此沒有人伸出援手。

台語課要上台朗誦課文，你僵在台上，老師罰你站到下課。體育課要連續跳繩十下才能下課，可是你全身凍住，始終不能下課。你上課太緊張筆握不穩，字寫得像歪歪斜斜的螞蟻，老師要求你重寫。午餐吃不完，老師罰你站著吃，原本就僵硬的你更是無法下嚥。同學搶走你心愛的玩具，把玩具舉得高高地說：「你說話我就還你啊，你不是會跟你媽說話嗎？」你用盡力氣想說話，表情痛苦而扭曲，但就是擠不出聲音……很難想像你日復一日面對的是什麼。

附錄三

本書譯者、台灣選擇性緘默者家長的分享

青春是無聲的默劇

轉眼進入青春期，你更無法發出聲音，即使是咳嗽、笑，也更無法動作，像在學校寫字、吃飯。別人以為你拒絕人，所以避開你，你更孤獨了。每一次你想說而說不出、想動而動不了，都是莫大的壓力吧！於是一次一次挫敗的累積，忽然有一天，你完全無法說話，真的變成小木偶了，即使在家裡。從前那個多話好動的孩子哪裡去了？我從你的眼神裡看到害怕，你不知道自己為何這樣。我從你蠕動的嘴唇，知道你多麼想說話；從你緊握的雙拳，知道你多麼想和別人一樣自由自在……

孩子，對不起，我現在才知道，你打的是隱形的敵人，是沒有人瞭解的戰爭。敵人用牢籠困住你的聲音，綁住你，讓你動彈不得。你孤軍奮鬥、屢敗屢戰，沒有叫苦，沒有失去眼睛的光亮，你真的好勇敢。但我不知如何才能讓人看見，你木然的外表下，有著豐富的內在和溫暖的心。我也不知道，在無聲掙扎中努力求學的

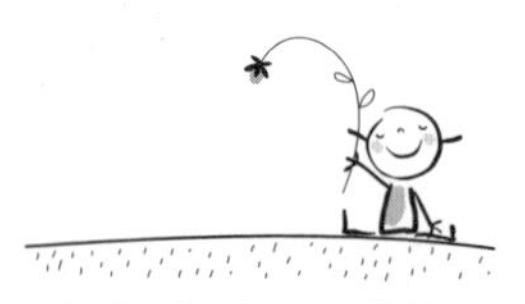

你，無法表達和考試，如何有機會發揮能力。其實就連不依賴別人的生活，對你都好像遙不可及。

無數的會議、一幕又一幕的生活場景中，彷彿只有我和你站在一起，所有其他人報以好奇、質疑的眼光，檢視著我們的錯誤、批判著我們。幾年前不理會我們求助的那些人，怪我沒有尋求資源而放任你惡化。我請教資源在哪裡，他們回答：「應該很少……可能根本不存在吧！」我耳際彷彿聽見一首熟悉的歌：Sometimes it feels like you and me against the world……我想放棄、想逃走，但我看到你的堅持不懈。於是我沒有權利消沉太久、傷心太久，我要蛻變成一個更勇敢的人，因為我是你的媽媽。

放榜的時刻

當會考成績揭曉，我感到好驕傲，因為你堅持到最後一刻。為了進學校參加模擬考，你一次一小步耐心地練習，每一步都是煎熬，足足九個月才克服了恐懼和僵硬。但在會考的特殊考場，你將意識空白、無法書寫、吃飯。

我們向教育當局反應了一年多，都沒有得到協助。即使知道會考可能全部零分，你仍然按著進度念書。眼看只剩一個月，你每天三次到考場練習，每次都失敗。

附錄三

本書譯者、台灣選擇性緘默者家長的分享

我看著你緊繃顫抖的樣子，心裡好不捨。每晚我總會說笑話，等你睡了再獨自流淚。

老師、官員、朋友都勸我們放棄。「孩子願意努力，我要支持他。」我說。

「但是社會不瞭解選擇性緘默症，體制不支持你們。」其他所有人說。

但我們決定不缺考，你模擬考成績優異，而到了特殊考場卻導致全部零分，甚至需要急救——藉由你的困難，或許大眾能看見「選擇性緘默症」。

考前一晚八點，我們突然接到通知可以在模擬考的位置應考。隔天陪考時，赫然看到報紙說你創下會考首例、特教的里程碑，感覺像是犧牲打莫名其妙地變成了安打！

陪伴緘默者的路程，也像等待放榜。遺傳、環境、際遇、運氣，許多因素交織，讓有些人好轉，而有些人惡化，直到揭曉時刻才知道結果。我怎麼也想不到在幼稚園畢業典禮大方致詞的你，竟然陷入此般無聲的困境。原來你經歷的是逐漸惡化至完全緘默的「進行性緘默症」（progressive mutism），是選擇性緘默最嚴重的形式。為什麼你必須承擔這份辛苦？儘管世界報你以誤解和孤獨，你仍然報世界以善良和堅忍。

我很久沒聽到你的聲音，但我還看得到你的笑容，你依舊朝著你的夢想努力著，希望你，堅持到最後一刻。

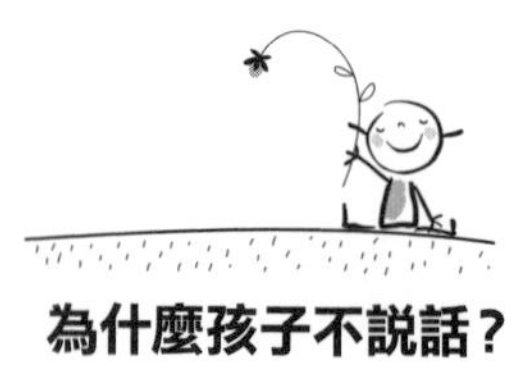

以屏的故事（文◎以屏媽）

每每要進入校門時，以屏就像快被推下懸崖般充滿恐懼、全身顫抖……

我以為女兒只是太害羞、太怕生

凌晨將近四點，天快亮了。我勉強撐著昏昏欲睡的大腦，仔細聆聽女兒滔滔不絕地分享她的新鮮事，還不時發出爽朗的笑聲。我好想偷偷錄下她的聲音，好想讓大家「聽見」她說話，十六年來能這樣聽到她聲音的人大概不超過三個吧。

以屏讀幼稚園小班時，整年說不到五句話，而且聲音奇小，有傳言說她是個啞巴。但她總是見到媽媽後，馬上開心地說起一整天學校裡各種好玩的事，我和老師的擔憂每次都在那一瞬間消逝。害羞、怕生，一直跟隨著她到了國小。每年，我都會刻意詢問老師她在校的狀態，以及需不需要就診，但幾乎都是得到「還好啊」的答覆。孩子的問題始終存在，我依然不清楚她在外為何不說話，又覺得問題沒那麼嚴重地過下去。（其實在校有些人已經會欺負她了，但她從來沒提過，我知道有人叫她啞巴，但我也只是說不要理那些人而已。）

國中一年級時，學校輔導室可能發現她與眾不同，開始介入。但女兒心裡並不是很舒服，她覺得她沒有跟人不一樣，不懂為何要被輔導，而且輔導老師跟她說話彷佛把她當成智能不足似的。其實我很感謝學校發現了，但對學校的方式存有很大的疑惑。而且學校並沒有對家長或孩子說明細節：到底是要做怎樣的輔導？輔導的目標是什麼呢？一切都不清不楚。一學期下來，只得到女兒覺得整件事很無聊的結果。

附錄三

本書譯者、台灣選擇性緘默者家長的分享

不說話的女孩

大約在六年前一個下午，我還在為女兒總是「害羞到無法表達」、「說不出話」這件事情困擾，試著在網路搜尋打下「不說話」三個字後，我看到「選擇性緘默症」這樣的字眼，趕緊點閱了相關的影片。真的是如雷轟頂，長期的困惑終於解密了。之後我閱讀許多文章，盡量瞭解台灣有多少這類的正式研究，希望找到幫助女兒的方法，但資訊真的非常少。當時我只能針對她會接觸到的重要的幾個人進行教育，包括親人和師長，但大家都有聽沒有懂，總反覆要我多帶孩子走走、見識見識……真的很無力。

所幸她的國中同學對她很好，經常主動邀約她參加活動、找她說話，我又覺得一切似乎沒那麼嚴重。但透過導師表達，我知道她還是很安靜、不主動，深沉的憂心始終沒有解除。我們只是幸運地遇到一群好的老師和同學，這裡的幫助其實就是不幫助，忽視孩子的不同，給予最大的善意對待。雖然導師不是特教老師，但由於本身幼時遭遇霸凌，意外有一套自己的做法，讓我們安穩的度過國中階段，像是中了一支好籤。

但好景不常，升上了升學主義導向的高中，班上充滿了競爭氛圍。老師每堂點名學生起立作答，堂堂讓女兒覺得高壓，每天都怕被點到名，一旦被點到後，整堂課幾乎什麼都聽不見了，成績也一直掉落。雖然我已經在開學時找導師溝通，但導師也是似懂非懂，而且選擇只告訴主要科目的老師，表示「這孩子比較安靜、怕講話」而已。此外，導師開始非常關心她的一切，怕她因為不說話喪失權益、怕她不說話被同學排擠……總是關注她。女兒非常害怕成為焦點，卻也常要接受導師突然問她：「好不好？」「可以嗎？」之類的問題，常讓她心驚膽戰，心裡的壓力一直累積，最後終於被音樂老師引爆了。

心裡的壓力炸彈引爆了

音樂課老師要求要開心活潑，要大聲唱出來，女兒就是無法達到要求，根本無法發出聲音。老師態度越來越強硬，覺得女兒不受教，開始嗆她，在課堂上便說她浪費大家的時間、浪費老師的時間，就是要她開口，不然就是零分！結果就是：女兒被擊垮，老師不覺得自己錯了，導師來解釋誤會，最後女兒拒學在家。雖然之後我陪著女兒去輔導室待著，希望讓她重新回歸校園，但是我發現每每要進入校門時，她就像快被推下懸崖般充滿恐懼、全身顫抖，輔導室的介入並沒有多大的用處。

附錄三

本書譯者、台灣選擇性緘默者家長的分享

我們也尋求心理醫生的幫助，一方面聽到醫生認為整個校園的輔導機制不夠積極，但專業的療程也讓我發現並不專業，所有的建議似乎傾向治療自閉症的方向，對我們的幫助並不大。醫生說，女兒的社交能力幾乎退縮成七歲孩童，我突然意識到自己要如何面對未來的狀況了——陪伴女兒成了唯一選項。雖然是單親家庭，會一下就沒了經濟來源，但我還是決定把工作辭了，陪伴女兒度過她的黑暗期，我瞭解到，我才是我女兒最專業的醫生。最終，我們離開校園，也沒有再進醫院了。

理解，就是最基本的幫助

女兒休學後，決定重考念職校。在家這段時間，她整個人放鬆，心理健康狀況幾乎恢復了，不像拒學時，她與人講話像隻驚弓之鳥。

但是，重新開學之後呢？我們要再碰一次運氣，我們要乞求能再抽中一支好籤？

雖然我們知道自己要自強，但就像要有懼高症的人站上玉山頂看世界、要怕水的人在太平洋裡學游泳一樣，真的很難。我們要的是一種正確的方法、一個不被誤解的環境，以及一項被理解的病症。

另外，我真心希望這個症狀不再被人認為是家長不會教孩子，或孩子根本不受教了。

【附錄四】

選擇性緘默症協助資源：國外

機構網站

●iSpeak（我說）網站：ispeak.org.uk。

●Selective Mutism Information and Research Association（英國選擇性緘默症資訊與研究協會）FB粉絲專頁：https://goo.gl/Zr6CrF。

●Selective Mutism Association（美國選擇性緘默症協會）網站：www.selectivemutism.org。

●Selective Mutism Foundation（美國選擇性緘默症基金會）網站：www.selectivemutismfoundation.org。

●Groupe D'entraide et D'information sur le Mutisme Séléctif（法國選擇性緘默症

資訊與協助組織）網站：www.ouvririlavoix.fr。

●Mutismus Selbsthilfe Deutschland e.V.（德國選擇性緘默症自助協會）網站：www.mutismus.de。

●Knet（日本選擇性緘默症資訊交流團體）網站：http://www.kanmoku.org。

影片

●*My Child Won't Speak*（《我的孩子不說話》）紀錄片：二〇一〇年二月於英國廣播公司第一電視頻道首播，現可於YouTube頻道觀賞。

●*Beyond mute*（掙脫緘默的坎坷之路）ＴＥＤ演講影片：選擇性緘默者Shaela Niles以自己曲折的生命經驗為例，激勵人心的動人演說，可於YouTube頻道觀賞。

書籍

●*Can I Tell You About Selective Mutism?*（《可以聽我說選擇性緘默症嗎？》）：Maggie Johnson & Alison Wintgens, London: Jessica Kingsley Publishers, 二〇一二。

●*The Selective Mutism Resource Manual: 2nd Edition*（《選擇性緘默症資源手冊》第二版）：Maggie Johnson & Alison Wintgens: Speechmark Publishing, 二〇一六），尤其是〈Frequently Asked Questions〉（常見的疑問）、〈Creating the Right Environment: The Starting Point for Home and School〉（創造適當的環境：家庭與學校的起點）和〈Facing Fears〉（面對恐懼）這幾章。

【附錄五】

選擇性緘默症協助資源：台灣

選擇性緘默症諮詢與協助的單位包括：各縣市社會局早療機構、各級學校輔導室和資源教室、各縣市學生輔導諮商中心、各縣市與大學特殊教育資源中心、教育部學生事務及特殊教育司、衛福部心理及口腔健康司、醫院身心或精神科，以及心理諮商所或治療所。但是相關服務仍在起步階段，緘默兒的理解和權益尚待推動。

機構、個人網站

- 台灣選擇性緘默症協會籌備會：http://selectivemutismtw.blogspot.tw。

附錄五

選擇性緘默症協助資源：台灣

- ＦＢ社團「選擇性緘默症者&家長&老師的討論區」：https://www.facebook.com/groups/201513733329226。
- 關心選擇性緘默症者部落格：http://mutekid.blogspot.tw。
- 王意中部落格：http://blog.xuite.net/atozwyc/blog。

影片

- YouTube「Anita Huang」個人頻道：蒐集了多部相關影片，大部分有配中文字幕。

書籍

- 《選擇性緘默症資源手冊》（*The Selective Mutism Resource Manual*）：美琪．強生（Maggie Johnson）和艾莉森．溫特琴斯（Alison Wintgens）合著，黃晶晶譯。中譯本由心理出版社出版。
- 《偷聲音的妖怪不見了》：日文翻譯繪本，宮川比呂著，藤田陽生子繪，朱燕翔譯，台灣東方出版社出版。

國家圖書館預行編目資料

為什麼孩子不說話？——選擇性緘默症，一種選擇不了的沉默焦慮／卡爾．薩頓（Carl Sutton）、雪莉兒．弗雷斯特（Cheryl Forrester）；黃晶晶譯——初版.——臺北市：寶瓶文化, 2017.07
面；　公分.——（catcher；089）
譯自：Selective mutism in our own words: experiences in childhood and adulthood
ISBN 978-986-406-095-5（平裝）
1. 焦慮症 2. 親職教育
415.992　　106011866

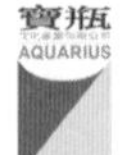

catcher 089

為什麼孩子不說話？——選擇性緘默症，一種選擇不了的沉默焦慮

作者／卡爾．薩頓（Carl Sutton）、雪莉兒．弗雷斯特（Cheryl Forrester）
譯者／黃晶晶

發行人／張寶琴
社長兼總編輯／朱亞君
副總編輯／張純玲
資深編輯／丁慧瑋　編輯／林婕伃
美術主編／林慧雯
校對／丁慧瑋．劉素芬．陳佩伶．黃晶晶
營銷部主任／林歆婕　業務專員／林裕翔　企劃專員／李祉萱
財務主任／歐素琪
出版者／寶瓶文化事業股份有限公司
地址／台北市110信義區基隆路一段180號8樓
電話／(02) 27494988　傳真／(02) 27495072
郵政劃撥／19446403　寶瓶文化事業股份有限公司
印刷廠／世和印製企業有限公司
總經銷／大和書報圖書股份有限公司　電話／(02) 89902588
地址／新北市五股工業區五工五路2號　傳真／(02) 22997900
E-mail／aquarius@udngroup.com

法律顧問／理律法律事務所陳長文律師、蔣大中律師
如有破損或裝訂錯誤，請寄回本公司更換
著作完成日期／二〇一六年
初版一刷日期／二〇一七年七月
初版三刷日期／二〇二一年十一月四日
ISBN／978-986-406-095-5
定價／三六〇元

SELECTIVE MUTISM IN OUR OWN WORDS: EXPERIENCES IN CHILDHOOD AND ADULTHOOD
by CARL SUTTON AND CHERYL FORRESTER, FOREWORD BY DONNA WILLIAMS

First published in the UK and USA in 2016 by Jessica Kingsley Publishers Ltd,
73 Collier Street, London, N1 9BE, UK. www.jkp.com
through Big Apple Agency, INC., Labuan, Malaysia.

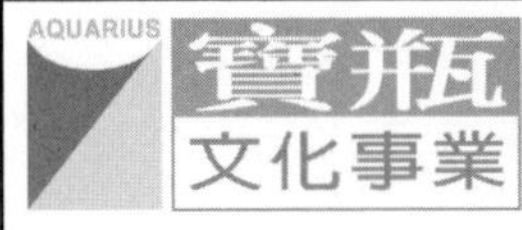

愛書人卡

感謝您熱心的為我們填寫，
對您的意見，我們會認真的加以參考，
希望寶瓶文化推出的每一本書，都能得到您的肯定與永遠的支持。

系列：Catcher 089　**書名：為什麼孩子不說話？──選擇性緘默症，一種選擇不了的沉默焦慮**

1. 姓名：＿＿＿＿＿＿＿＿＿＿　性別：□男　□女
2. 生日：＿＿＿年＿＿＿月＿＿＿日
3. 教育程度：□大學以上　□大學　□專科　□高中、高職　□高中職以下
4. 職業：＿＿＿＿＿＿＿＿＿
5. 聯絡地址：＿＿＿＿＿＿＿＿＿＿＿＿＿＿＿＿＿＿＿＿＿＿＿＿＿＿＿＿
   聯絡電話：＿＿＿＿＿＿＿＿＿＿　手機：＿＿＿＿＿＿＿＿＿＿
6. E-mail信箱：＿＿＿＿＿＿＿＿＿＿＿＿＿＿＿＿＿＿＿＿
   □同意　□不同意　免費獲得寶瓶文化叢書訊息
7. 購買日期：＿＿＿ 年 ＿＿＿ 月 ＿＿＿日
8. 您得知本書的管道：□報紙／雜誌　□電視／電台　□親友介紹　□逛書店　□網路
   □傳單／海報　□廣告　□其他
9. 您在哪裡買到本書：□書店，店名＿＿＿＿＿＿＿　□劃撥　□現場活動　□贈書
   □網路購書，網站名稱：＿＿＿＿＿＿＿＿　□其他＿＿＿＿＿＿＿
10. 對本書的建議：（請填代號　1. 滿意　2. 尚可　3. 再改進，請提供意見）
    內容：＿＿＿＿＿＿＿＿＿＿＿＿＿＿＿＿
    封面：＿＿＿＿＿＿＿＿＿＿＿＿＿＿＿＿
    編排：＿＿＿＿＿＿＿＿＿＿＿＿＿＿＿＿
    其他：＿＿＿＿＿＿＿＿＿＿＿＿＿＿＿＿
    綜合意見：＿＿＿＿＿＿＿＿＿＿＿＿＿＿＿＿＿＿＿＿＿＿＿＿＿＿＿＿＿＿＿＿＿＿＿＿
11. 希望我們未來出版哪一類的書籍：＿＿＿＿＿＿＿＿＿＿＿＿＿＿＿＿＿＿＿＿＿

讓文字與書寫的聲音大鳴大放

寶瓶文化事業股份有限公司

（請沿此虛線剪下）

廣　告　回　函
北區郵政管理局登記
證北台字15345號
免貼郵票

寶瓶文化事業股份有限公司　收

110台北市信義區基隆路一段180號8樓

8F,180 KEELUNG RD.,SEC.1,

TAIPEI.(110)TAIWAN R.O.C.

（請沿虛線對折後寄回，或傳真至02-27495072。謝謝）